DR. MÁRCIO VELASQUES

EMAGRECIMENTO DA VIDA REAL

Todos os direitos reservados.
Copyright © 2021 by Editora Vital

Direção editorial
Silvia Vasconcelos
Produção editorial
Equipe Editora Pandorga
Preparação e Revisão
Henrique Tadeu Malfará de Souza
Simone Castro
Diagramação
Fakel Barros
Composição de capa
Fakel Barros

Texto de acordo com as normas do
Novo Acordo Ortográfico da Língua Portuguesa
(Decreto Legislativo nº 54, de 1995).

Dados Internacionais de Catalogação na Publicação (CIP) de acordo com ISBD

V434e	Velasques, Dr. Márcio
	Emagrecimento da vida real / Dr. Márcio Velasques. - Cotia, SP : Pandorga, 2021.
	334 p. ; 16cm x 23cm.
	Inclui índice.
	ISBN: 978-65-87140-49-0
	1. Medicina. 2. Saúde. I. Título.
2021-3534	CDD 610
	CDU 61

Elaborado por Vagner Rodolfo da Silva - CRB-8/9410

Índice para catálogo sistemático:

1. Medicina 610
2. Medicina 61

2021
IMPRESSO NO BRASIL
PRINTED IN BRAZIL
DIREITOS CEDIDOS PARA ESTA EDIÇÃO À
EDITORA PANDORGA
Rodovia Raposo Tavares, km 22
CEP: 06709015 – Lageadinho – Cotia – SP
Tel. (11) 4612-6404
www.editorapandorga.com.br

SUMÁRIO

EU, POR MIM MESMO 5
PREFÁCIO: QUE BEBÊ FOFINHO!.............................9

PARTE 1 - INTRODUÇÃO...13
1. O MAU EXEMPLO DESDE O BERÇO.....................14
2. OS 12 PILARES DO EMAGRECIMENTO DA VIDA REAL.........20
3. EMAGRECER PARA SEMPRE..................................37
4. FOCA, QUE EMAGRECE..42

PARTE 2- OS 12 PILARES DO EMAGRECIMENTO DA VIDA REAL...52
5. EMAGRECIMENTO NUTRICIONAL.........................56
6. EMAGRECIMENTO NOTURNO................................85
7. EMAGRECIMENTO MUSCULAR..............................94
8. EMAGRECIMENTO INTESTINAL...........................111
9. EMAGRECIMENTO EMOCIONAL............................122
10. EMAGRECIMENTO MEDICAMENTOSO..................141
11. EMAGRECIMENTO POR VITAMINAS E MINERAIS............155
12. EMAGRECIMENTO HORMONAL............................210
13. EMAGRECIMENTO SUPLEMENTAR.......................265
14. EMAGRECIMENTO FUNCIONAL............................291
15. EMAGRECIMENTO ESTÉTICO...............................309
16. EMAGRECIMENTO FAMILIAR................................318
AGRADECIMENTOS...329
GLOSSÁRIO...331

EU, POR MIM MESMO

Antes de começarmos a falar sobre emagrecimento, o grande motivo deste livro, deixe eu me apresentar.

Meu nome é Márcio Velasques, sou médico, mais conhecido como Doc, apaixonado por novos conhecimentos, principalmente ligados à medicina integrativa, à longevidade e ao emagrecimento. Meu foco real é o tratamento das causas das doenças, e não apenas dos sintomas. Acredito que as pessoas devam ser tratadas como seres da vida real, afetadas por emoções e compreendidas como um todo. Esse é o fundamento do meu trabalho, como você vai ver ao longo do livro.

Mas, para ser bem sincero, isso não começa assim, não! Na verdade, eu não queria fazer parte desse grande grupo da saúde. Minha *vibe* era totalmente outra: com 15 anos, meu sonho era ser músico. Desde garoto, meus "dotes artísticos" no violão chamavam a atenção de familiares e amigos. Isso me levava a me imaginar cantando para multidões, fazendo sucesso – sonho meu... Eu achava que seria o novo Alexandre Pires – sim! Gosto de samba e pagode. Mas, conforme o tempo foi passando, percebi que aquela vida não era para mim. Nem de longe! E aí, chegando naquela fase da vida em que temos de decidir um rumo, para onde correr?

Lembro como se fosse ontem minha mãe vindo me contar que eu tinha passado na faculdade de Medicina. Sim, isso mesmo, minha mãe que foi ver isso para mim! Como eu disse, no começo eu não tinha interesse nenhum em entrar nesse mundo. Para falar a verdade, eu via aquilo mais como uma obrigação. Venho de uma família envolvida com a área da saúde: meu pai é médico, e minha mãe, enfermeira. Convivia com a Medicina desde cedo, e essa era a única área que eu tinha certeza que não queria para mim. Meus pais trabalhavam muito, o que é normal nessa área, e eu cresci meio distante deles, acreditando que a Medicina era a culpada por aquilo.

Logo no primeiro semestre da faculdade de Medicina veio o primeiro desafio. Meu tio, irmão do meu pai, sofreu um acidente. Ao mesmo tempo, meus pais se desentenderam e se separaram de vez. Com isso, tive que largar a faculdade para ajudar meu pai. Minha mãe era seu braço direito e meu tio era seu braço esquerdo, literalmente. Com isso, assumi a missão de "quebra-galho" nos negócios da família.

E aí, não teve jeito. Imagine o cara que não queria se envolver com saúde, precisando trabalhar um ano inteiro em uma clínica, envolvido diariamente com problemas médicos. Resultado: voltei para a faculdade com outro olhar. Conheci novas pessoas, fiz amigos e finalmente comecei a tomar gosto pela Medicina.

Mas, acredite, nem tudo são flores. Essa fase de minha vida provavelmente foi a de maior provação. A grana era curta. Meu pai, por sua criação rígida, não era uma pessoa mão-aberta, como se diz no popular. Meu trabalho como estagiário era necessário, não uma opção. O dinheiro que eu ganhava era responsável por pagar os meus custos e meu sustento na faculdade. Não foi fácil. Tive ajuda de avô, tio, mãe – mesmo assim, foi tudo muito apertadinho. Graças a todos eles, consegui me formar.

Ah, antes que você pense: "Que pai ruim, que não ajudava o filho", quero dizer que provavelmente essa foi a melhor coisa que me aconteceu. Hoje eu entendo totalmente meu pai. A criação dele fora assim, e ele me ensinou como aprendera. Esse aprendizado, apesar de duro, rendeu muitos frutos. Hoje, cá estou eu, escrevendo um livro. Acredita como isso é incrível?

Bem, voltemos. Após a formatura, o que fazer? Um médico hoje, no Brasil, tem basicamente duas opções: fazer um programa de residência em um hospital, onde fica de 2 a 5 anos em regime fechado e aprende uma especialidade, ou fazer uma pós-graduação, que não exige dedicação exclusiva, mas também não lhe dá o título de especialista. Aprendi com meu pai – mais uma das coisas que agradeço a ele demais – que uma só especialidade é muito pouco para entender o paciente por completo.

Em minha opinião, este provavelmente é um dos maiores problemas na Medicina do Brasil: a ultraespecialização. Você se torna aquele tipo de médico que estuda tanto uma área, aprende tanto sobre determinada coisa, que quando o paciente chega com um problema que não diz respeito à sua especialidade você simplesmente o encaminha para outro colega.

Não me leve a mal. Acredito que esses médicos precisem existir, porém um médico precisa entender o corpo humano como um todo. Quando um paciente entra no meu consultório, não é um coração gigante, uma tireoide ou um útero, apenas; é uma pessoa com sentimentos, problemas, outros órgãos, que merece ser escutada, examinada como um todo.

Alguns dirão que me entendem, outros que não concordam comigo, mas tudo bem, a vida é assim. E assim sigo ajudando meus pacientes, do jeito que acho que deve ser.

No momento em que falo com você, estou indo para a minha quinta pós-graduação. Porém, como disse antes, no Brasil pós-graduação não pode ser divulgada, por regulamentação do Conselho Federal de Medicina (CFM). Então, como costumo dizer para os meus pacientes, digo apenas que sou um médico especialista em gente. E tenho ultraespecialização em me colocar na pele deles e fazer de tudo para ajudá-los.

Após essa explicação, tenho que lhe contar como foi minha "virada de chave". Quando eu comecei a enxergar a Medicina como vejo hoje.

Foi assim: quando eu terminei a faculdade, não trabalhava com o pensamento de uma medicina integrada. O poder do exercício, da alimentação, do controle do estresse e da Medicina juntos nem passava pela minha cabeça.

O que eu aprendi na escola é que doença é igual a remédio e ponto.

Mas essa visão ficou para trás no dia em que surtei. Eu não aguentava mais me matar de tanto trabalhar, sentia que não estava ajudando ninguém. As pessoas que eu tratava continuavam doentes, porque eu só estava focado em tratar os seus sintomas, e não os motivos pelos quais esses sintomas apareciam.

Ou seja: você está com pressão alta? Ótimo. Tome aqui um remedinho para controlar a pressão. Você está sem libido? Beleza. Pegue essa receitinha, passe na farmácia e compre um antidepressivo para o estresse. Você está com diabetes? Maravilha. Tome esse medicamento de oito em oito horas.

Só que se você toma remédio para pressão alta e não muda o seu estilo de vida, está estressado e não faz nada, está diabético e continua se empanturrando de carboidratos, nada vai acontecer. Você vai tomar remédios a vida inteira e ficar com a falsa sensação de que está tudo bem, quando, na verdade, não está.

Essa medicina tradicional estava me dando nos nervos. Foi quando eu caí em uma página médica, por recomendação de meu amigo Dr. Adalho Fregona, que falava sobre medicina antienvelhecimento. Aquilo me chamou a atenção! Eu estava me sentindo com 200 anos e, naquele momento, se existisse algo na Medicina que pudesse me fazer sentir melhor, seria maravilhoso.

Nesse momento, entra em cena a minha fã número 1 – minha amada esposa Camila. O curso que o *site* oferecia era bem caro, e nós éramos recém-casados, com um filho recém-nascido – Enzo. O dinheiro não faltava, porém aquele seria um artigo de luxo em nossas vidas. Mostrei para ela o curso e disse que o faria em uma próxima ocasião. Arrumei minhas coisas e fui trabalhar. Quando voltei para casa, adivinhe? Camila, então, com suas economias, comprou o curso, a passagem de avião, reservou o hotel e me fez uma surpresa.

Essa surpresa foi a chave para eu estar aqui com você, agora.

Aquele curso mudou a minha vida. Com ele eu entendi que eu precisava tratar o ser humano com um todo. Que a má alimentação ruim, o sedentarismo, o estresse e a montanha de medicamentos que tomamos são os principais responsáveis por perdermos anos de vida. E, com o que aprendi, consegui melhorar não só a minha vida, como também a vida dos meus familiares e dos meus amados pacientes. Espero transmitir um pouco desse aprendizado, para que você também possa mudar de vida!

Agora que já entendeu como tudo começou, posso lhe mostrar como começar uma vida nova, mais saudável.

PREFÁCIO
QUE BEBÊ FOFINHO!

— Ele nasceu um bezerro — dizia a mãe.
Seus pais o achavam lindo. Os parentes eram só elogios. Todos concordavam:
— Nossa, que bebê lindo, gordinho, rosado!
Sua mãe ficava orgulhosa sempre que alguém a parava na rua.
— Olha as dobrinhas, que coisa fofa! — dizia um.
— Dá vontade de apertar — completava outro.
A ideia de que uma criança gorda e grande é linda e saudável é cultural e está enraizada no subconsciente coletivo. Não há quem resista a um bebê gordinho.
E assim ele cresceu, cada dia "mais gordinho e mais lindo". A situação só começou a mudar no ensino fundamental. Os amiguinhos faziam chacota, botavam apelidos nele, que voltava para casa triste. Mas sua mãe sempre o confortava, dizendo:
— Não importa o seu peso, meu filho, você é o mais lindo por dentro.
Essa ideia cresceu com ele: não importa o exterior, e sim quem era internamente.
A mãe trabalhava o dia inteiro, chegava muito tarde e, como forma de compensação, buscava fazer a alegria dos filhos na volta para casa. Invariavelmente ela gritava:
— Mamãe trouxe surpresinhaaaas!
E lá vinha uma caixa de bombom, um sorvete tipo cone ou uma barra de chocolate, que eram devorados pelas crianças antes de irem para a cama.
Imagine que você tem dez anos, passa o dia na escola, volta para casa e fica com uma babá, que constantemente muda. Sua mãe, quando chega em casa, traz uma pilha de açúcar em

forma de doces, dos mais variados. Uma delícia! A mensagem era clara: a felicidade é doce e se mistura com a comida. Para uma criança, é o pior aprendizado.

Esse pensamento o acompanharia pela vida, se transformaria em hábito. O dia foi estressante? Isso se resolve com uma guloseima. Está triste? Brigou com a namorada? Um sorvete. Bateu uma tristeza? Que tal um chocolate?

Afinal, a felicidade é doce.

Pena que, à medida que o tempo passava, cada vez menos durava o período de felicidade, trazendo-lhe um mix de sentimentos.

Isso foi lhe causando uma tristeza infindável. Comer ainda o deixava feliz, mas por pouco tempo. Era como o efeito de uma droga: conforme o corpo se acostuma com os efeitos, eles ficam mais insípidos, mais rápidos, e isso leva à necessidade de uma dose maior, depois outra e outra...

Pior: olhar no espelho era cada vez mais difícil, mais doloroso. Seu corpo estava enorme, quase não se reconhecia. E isso só seria resolvido com outra guloseima.

Está se reconhecendo nesse círculo vicioso?

Se você se interessou por este livro, provavelmente está ou já esteve vivendo uma situação dessas. Ou sabe de alguém que passou ou passa por isso.

Pois saiba que esse é, provavelmente, um dos ciclos mais difíceis de serem quebrados. Parece não ter fim. Você não sabe o que vem primeiro: a tristeza ou a comida, a felicidade ou o peso.

Para concluir nossa história com um final feliz, vou te contar que essa criança venceu. Ela cresceu, aprendeu, praticou todos os ensinamentos de seus mestres, obteve os resultados que comprovam que mudar é possível. Montou uma clínica, ajudou muitas pessoas a saírem dessa situação, e agora passa a vida levando adiante esse conhecimento libertador.

Por isso, fique tranquilo. Por mais difícil que seja, é possível vencer. É possível sair dessa espiral. Já vi acontecer, já senti acontecendo.

Se quer aprender um protocolo que realmente vai fazê-lo emagrecer e evitar que volte a engordar, meus parabéns, você está no caminho certo!

Este livro é todo dedicado a pessoas como você, que sempre tiveram dificuldade em conciliar a vida real com o peso ideal.

Se você chegou até aqui, é porque é uma dessas pessoas. Então, vem comigo. Vou lhe mostrar, passo a passo, o que eu trilhei, desde a infância e a adolescência obesa até hoje. Se eu consegui, você também consegue, basta acreditar.

Quero que saiba que é um grande prazer ter você nessa jornada. Quero que entenda que meu compromisso contigo começou quando leu a primeira linha deste livro. Prometo resumir de forma prática tudo o que aprendi, desde 2008, quando se iniciou a minha história na Medicina.

O que eu desejo é que ao fim deste livro você tenha aprendido onde está errando, quais atitudes precisam ser mudadas ou melhoradas, como controlar a ansiedade, quais suplementos usar e por quê, como potencializar o seu sono e a sua alimentação, a história dos hormônios e como eles podem ajudá-lo a viver melhor.

E mais: quais são os melhores tipos de exercícios para cada pessoa, exames de rotina etc. Resumindo, quero que passe a enxergar a saúde da mesma forma que eu aprendi a enxergar.

Vamos juntos buscar uma vida saudável e plena!

Você está pronto para começar uma vida saudável?

Vamos lá?

Eu não ouvi o **sim**!

Fale logo o **sim**, deixe de ser malcriado! Você já tentou de tudo! Que tal tentar pra valer, dessa vez?

Só pode passar para a próxima página após dizer o **sim**.

PARTE 1
• INTRODUÇÃO •

1 O MAU EXEMPLO DESDE O BERÇO

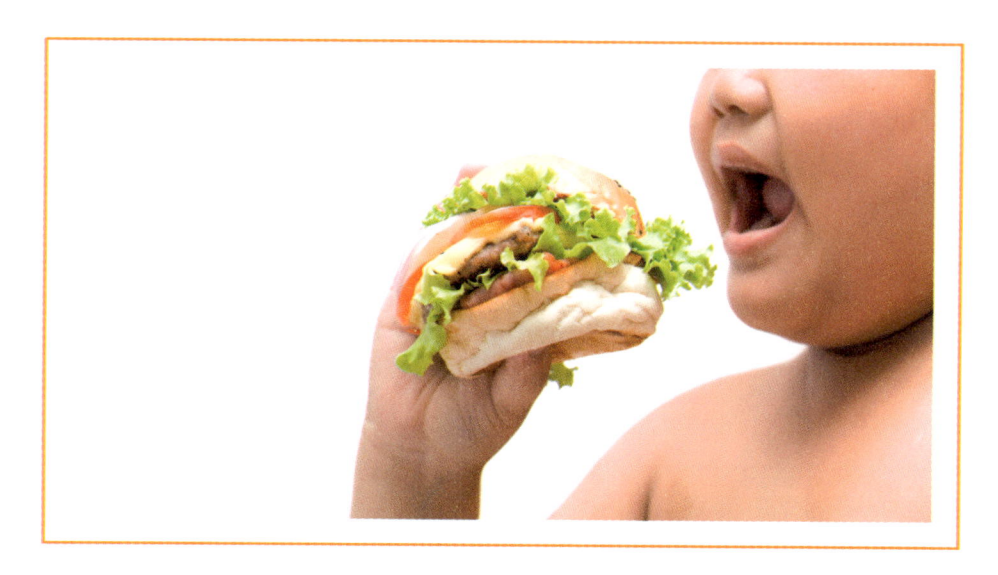

Comecei falando de obesidade na infância, então vamos seguir nessa linha. A história que narrei no início é real. Aliás, também é muito comum. De acordo com a Organização Mundial da Saúde (OMS), 9,4% das meninas e 12,4% dos meninos brasileiros estão dentro da faixa de peso considerada como obesidade.

No mundo, os dados mostram que em apenas quatro décadas o número de crianças e adolescentes obesos saltou de 11 para 124 milhões. E a entidade adverte: outros 123 milhões de crianças, adolescentes e jovens, com idades entre 5 e 19 anos, já apresentam excesso de peso e caminham para a obesidade.

O mais grave disso tudo não são os números que comprovam a existência de uma epidemia mundial de obesidade infantil (e de adultos também), mas o fato de que as pessoas ainda hoje associam a imagem de um bebê gordinho a saúde, quando na verdade é o contrário.

Não precisa ir muito longe: se você conversar com sua avó, com sua mãe, com sua tia, vai ver que todos acham que quanto mais gordo o bebê, mais saudável ele é.

— É lindo um bebê com dobrinhas — dizem.

E, se a criança está em seu peso ideal, aos olhos da maioria, ela tem algum problema de saúde. Essa é uma ideia que precisa ser combatida. Precisamos nos preocupar com a saúde de nossas crianças. Obesidade não é bonito, não é saudável, nem aceitável.

Você que é mãe, que é pai, deve saber que o acompanhamento do crescimento e da nutrição do bebê é um dos pontos mais importantes no início da vida. Esse acompanhamento deve ser feito duas vezes por mês. Nos primeiros três meses, especialmente, a criança não pode engordar mais do que 40 g por dia, o que dará aproximadamente 750 a 1.200 g de ganho de peso por mês. Qualquer grama a mais deveria acender a luz de alerta. A partir do 4º mês até um ano de vida, o ganho não deveria ser de mais do que 10 g por dia, ou seja, 300 g no mês.

Isso quer dizer que um bebê que nasceu com 3 kg deve estar pesando no máximo – no máximo! – 10 kg ao completar o primeiro ano de vida.

Em 2016, um garoto que nasceu na zona rural de Pacajus, interior do Ceará, ficou famoso por pesar 30 kg ao completar um ano. Todo mundo achou lindo! A criança virou celebridade na TV.

Dois dados me chamaram a atenção: ele havia nascido com 3 kg e 900 g, portanto um peso normal. E a família era de origem humilde. A OMS tem alertado que a ideia de que a obesidade é problema de país rico não é mais verdadeira. As populações de países pobres, mas não na linha da pobreza extrema, têm enfrentado cada vez mais problemas de obesidade. A questão, então, diz respeito a maus hábitos alimentares e ao sedentarismo.

Segundo estudos internacionais, entre 50% e 70% das crianças obesas serão adultos obesos. E em pelo menos 70% dos casos de obesidade infantil a família participou, por ação ou por omissão.

Como começa essa história, que muitas vezes acompanha a pessoa pelo resto da vida, e traz infelicidades, além de problemas de saúde sérios? Começa com a mãe, nos primeiros dias de vida do bebê. A criança chora, pois é o único jeito dela de chamar a atenção da mãe. A mãe a amamenta porque aprendeu que, quando o bebê chora, é sinal de fome. Esse é um distúrbio da percepção materna, que vem da própria educação – os pais, avós e amigos dela também pensam assim. Todos tendem a medir a qualidade da mãe pelo choro do bebê. Quanto mais gordinho e menos chorão bebê for, melhor mãe ela é. Resultado: o bebê chora, e a mãe o amamenta até que durma – "sinal de que está satisfeito".

Na verdade, o cérebro "se desligou" porque o fluxo sanguíneo caiu. Quando o estômago está muito cheio, há um desvio do sangue para a região do estômago e partes do intestino, para que a digestão do açúcar do leite seja mais rápida. Isso deixa o cérebro e o sistema nervoso menos irrigados, causa a interrupção do estado de alerta cerebral e a criança dorme – não apenas a criança, né? Se você come uma feijoada ou algo mais pesado, não sente sono em seguida? É isso. Isso vai acontecer sempre que comer alimentos ricos em carboidratos simples, como arroz branco, macarrão, doce, farofa, suco de frutas etc., os quais causam um pico de glicemia no sangue.

A mãe, que cresceu ouvindo que a criança só chora de fome – isso está até nas músicas de carnaval –, vê que o filho parou de chorar por estar com a barriguinha cheia e fica satisfeita. O bebê está alimentado, sequinho, com soninho. Ela oferece comida, e o bebê se acalma. Esse mecanismo, além de engordar a criança, prejudica a relação, pois automatiza uma maneira de a mãe se livrar do problema quando precisa realizar outras tarefas. O bebê incomodou? Tasca comida, que ele dorme. Ponto. E a vida segue.

Quando cresce um pouco, a criança aprende a pedir por comida, mas aí a mãe não entende ou não aceita o sinal de saciedade. Quer sempre que a criança coma mais. Quantas vezes sua mãe insistiu para que você continuasse comendo, quando você não queria mais?

Devemos entender que alguns ensinamentos que aprendemos com nossos avós tem outra função hoje em dia. A frase "só vai sair da mesa após comer tudo" tinha a intenção de manter a família junta à mesa pelo máximo de tempo possível. Hoje não comemos mais em mesas, pelo menos não a maioria. Comemos em frente ao computador e à TV. Mas o comer tudo continua vivo, independentemente de onde se coma.

A criança gordinha continuará fazendo sucesso em casa e com as visitas, até pelo menos uns 6 anos. Depois começam a aparecer as dificuldades de integração e para fazer exercícios.

Como no meu caso, uma grande causa para esse acontecimento surgiu com a Revolução Industrial.

Na Revolução Industrial houve a absorção do trabalho feminino pelas indústrias como mão-de-obra barata, o que definitivamente inseriu a mulher na cadeia produtiva. A mulher cumpria jornadas absurdas de até 17 horas de trabalho em condições insalubres e recebia salários até 60% menores que o homem.

No século XX as mulheres começaram, então, a se organizar, buscando seus direitos, o que levou à inserção cada vez maior do sexo feminino no trabalho. O crescimento da industrialização no Brasil foi um dos grandes responsáveis por essa inclusão.

Com tudo isso, a mulher precisou se ausentar do lar.

Você muitas vezes se preocupa com seu peso, com a alimentação, faz academia, mas na hora de cobrar a saúde de seu filho, que passa o dia sentado, horas no celular, horas na frente da tevê, comendo bobagens e acumulando gordura, vem à sua cabeça as horas que você passa longe dele. O filho é reflexo do que há em casa, por isso o apoio dos pais é fundamental.

— Ah, quando crescer, ele emagrece, doutor. Eu mesmo era gordinho na infância — comentam muitos pais, sem se dar conta da gravidade do problema. Porque, junto com a obesidade, vêm as complicações. Sim, crianças enfrentam os mesmos problemas que os adultos: doenças cardíacas precoces, síndrome metabólica, colesterol alto, hipertensão, depressão, diabetes tipo 2, asma, distúrbio do sono, baixa autoestima e, por conseguinte, problemas escolares, principalmente por causa do *bullying*, e assim por diante.

Eu enfrentei isso e sei bem como é.

— Mas, Dr. Márcio, isso é genético. Eu também fui assim.

Esse é outro erro comum. Os pais negligenciam a saúde dos filhos porque veem neles um espelho. Tem um fundo de verdade? Até tem. Mas isso não é desculpa.

Um estudo da Universidade de Copenhague, na Dinamarca, e do Instituto Karolinska, de Estocolmo, na Suécia, identificou os genes que controlam a regulação do apetite e fazem a adaptação dos hábitos alimentares do pai transmitido aos filhos. Foram identificados mais de 9 mil pontos de convergência dos genes, o que mostra que pais gordos terão filhos gordos.

— Ah, não falei, Dr. Márcio?

Calma, não fique tão alegre ainda. O mesmo estudo mostrou que maus e bons hábitos fazem toda a diferença. Os cientistas concluíram que a genética não é uma fatalidade irreversível. Basta que os pais mudem seus hábitos, antes de planejar a paternidade, para alterar o futuro de seus filhos. Isso porque os hábitos alimentares do pai também podem ser transmitidos aos genes do filho.

Do ponto de vista médico, acho que essa informação deveria ser incorporada às recomendações feitas às futuras mamães – não beber, não fumar, cuidar do peso etc. E os pais também deveriam se adaptar, cuidando do peso e da alimentação, não bebendo, não fumando etc.

Então é assim: tudo bem se você foi uma criança gorda que enfrentou problemas, pois seus pais achavam que estava tudo bem e até o incentivavam a comer porcarias. Na época deles era tudo novidade. O conhecimento não era difundido como é hoje. Veja só você: antigamente, médicos orientavam os pacientes a fumar. O que é inconcebível hoje antes era normal e aceitável. Mas isso não é justificativa para seus filhos estarem obesos, nem é uma sentença. Eles podem se livrar do problema, desde que você pare agora e mude seus hábitos alimentares, passe a praticar exercícios, enfim, passe a viver uma vida saudável.

Transmitir uma "genética gorda", digamos assim, pode ser complicado de ser evitado. E nem sempre a gravidez é tão planejada assim, mas se você está planejando inclua essa mudança – porém, mais que nunca, é necessário deixar de ser um exemplo ruim, de alimentação e de estilo de vida, e se preocupar com a saúde de seus rebentos.

Outro detalhe: jamais rotule seu filho. Tampouco o incentive dizendo que está bonito, nem diga que ele está feio ou faça brincadeiras, chamando-o de gordo etc. Não brinque com a obesidade. Um estudo publicado no periódico Psychological Science, da Association for Psychological Science, Massachusetts, EUA, mostrou que, quando isso ocorre, a criança tem mais chances de, de fato, engordar.

O professor Eric Robinson, do Instituto de Psicologia, Saúde e Sociedade da Universidade de Liverpool, que participou do estudo, acredita que os pais acabam transmitindo uma ansiedade aos filhos, os quais crescem e incorporam o medo de engordar. E esse medo, em vez de ajudar, só atrapalha.

Então, muito cuidado ao tratar desse assunto. Faça um acompanhamento médico desde o nascimento, para verificar se seu filho está acima do peso, e, caso isso aconteça, procure também um acompanhamento psicológico. Obesidade tem de ser tratada de forma multidisciplinar porque é multifatorial.

Está dado o recado?

Vamos em frente!

2 OS 12 PILARES DO EMAGRECIMENTO DA VIDA REAL

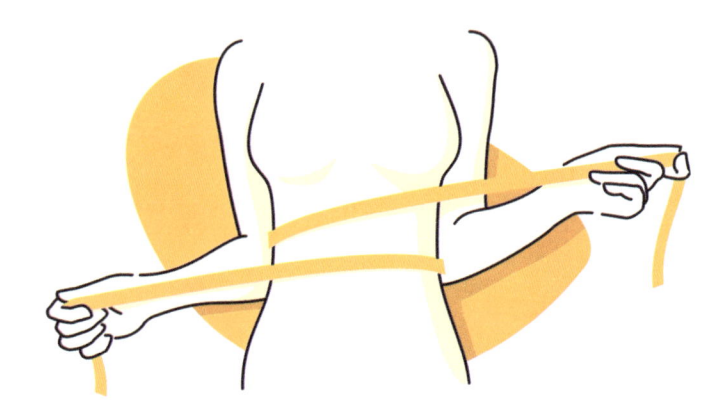

Vou começar este capítulo com uma libertação incrível!

Gostaria que você se preparasse, pois eu vou lhe ensinar algo que você vai usar a vida inteira. Algo tão poderoso que vai fazer com que as pessoas olhem diferente para você. Algo que eleve a sua consciência e o faça entender o que está fazendo. Vou lhe dar este conhecimento!

E se, no final de tudo, você não quiser usá-lo para a sua saúde, com certeza ganhará muito assunto para conversar no seu próximo encontro de família.

Um dos maiores problemas da humanidade hoje é a pandemia do sobrepeso e da obesidade. Quem diz isso não sou eu. E sim a OMS, a mais importante entidade de saúde do mundo.

Da década de 1980, quando a OMS passou a fazer esse acompanhamento, até 2008, a obesidade dobrou no mundo, afetando 205 milhões de homens (9,8%) e 297 milhões de mulheres (13,8%). Ou seja, mais de meio bilhão de adultos estava acima do peso em 2008. De lá pra cá, o problema só vem acelerando. Hoje, a estimativa é de que 1 em cada 5 adultos, em todo o planeta, esteja na faixa de peso considerada obesidade. Isso significa 1,6 bilhão de seres humanos sofrendo com o sobrepeso e suas consequências (diabetes, problemas cardíacos, hipertensão, cânceres, dentre vários outros).

O curioso é que isso acontece inclusive nos países de baixa e média renda. Mais para a frente, vou explicar o motivo. Estima-se que essa pandemia custe globalmente aos serviços de saúde cerca de US$ 990 bilhões por ano.

Sabemos que a predisposição genética faz parte do problema, mas não é determinante. Levar uma vida saudável, alimentar-se corretamente e fazer exercícios físicos regularmente evitam a obesidade. O que é realmente determinante, então, são seus costumes, sua cultura e seu modo de vida.

Como já falei, a mamãe e o papai, a vovó, os vizinhos e os amigos, a escola, os profissionais de saúde, a mídia e a cultura de entretenimento têm muita responsabilidade sobre o excesso de peso. Nossos ancestrais tinham grande dificuldade para conseguir alimentos e mais ainda para estocá-los. Isso levou ao desenvolvimento de um mecanismo para armazenar energia: a gordura.

Além de todas as influências que sofremos, nosso corpo guarda essa memória ancestral, acredita? É por isso que é tão difícil emagrecer. O resultado? Mais da metade da população com sobrepeso e crescendo (o peso corporal e os números da pandemia!). Hoje em dia, o sobrepeso é a regra. Nos cálculos da Organização para a Cooperação e o Desenvolvimento Econômico (OCDE), a obesidade irá reduzir o produto interno bruto (PIB) dos países em 3,3% entre 2020 e 2050. No Brasil, segundo o estudo, o impacto negativo da doença será ainda maior, com redução de 5,5% no PIB, sem contar as intempéries econômicas.

E não é só a questão econômica; a obesidade também reduz a expectativa de vida. O mesmo estudo prevê que, no período de 2020 a 2050, o excesso de peso irá reduzir a expectativa de vida das pessoas em 3 anos.

No passado, a preocupação do mundo era que pudesse faltar comida, devido ao crescimento populacional. Hoje, já tem mais gente morrendo pelo excesso do que pela falta de comida. E a cada dia fica mais difícil manter o peso por uma série de questões que vou enumerar agora:

DIETA OCIDENTAL — A dieta ocidental é a famosa dieta de *fast food*. Carboidratos refinados aos montes, açúcar, amido, uma chuva de glicose para o seu organismo que gera uma sobrecarga de energia, e o corpo, não promovendo o gasto calórico adequado, acumula as "sobras" em nossa barriga, coxas, braços, papo etc. Além disso, várias vitaminas e minerais importantes, que são essenciais para uma boa saúde, não estão incluídos no padrão de alimentação ocidental.

É, literalmente, uma dieta de matar porque, para nossa tristeza, além do peso, essa dieta gera doenças epidêmicas, pois o sistema imunológico do corpo responde a ela de forma semelhante ao combate de infecções bacterianas perigosas. Isso foi mostrado num estudo realizado por pesquisadores da Universidade de Bonn, na Alemanha. Os pesquisadores alimentaram ratos com o equivalente à dieta ocidental – muita gordura, açúcar e sal e poucas fibras – por um mês e constataram que as defesas dos animais se tornaram mais agressivas, desenvolvendo uma forte resposta inflamatória do tipo que pode acelerar o aparecimento de doenças como acidentes vasculares cerebrais, ataques cardíacos e diabetes. Isso é chamado de inflamação crônica subclínica.

O que acontece, segundo os cientistas, é que esse tipo de alimentação ativa um grande número de genes dentro das chamadas células progenitoras, e são elas que direcionam a resposta do corpo a agressões, como ataques de vírus. Isso gera uma resposta exagerada do organismo, estimulando um poderoso exército que ataca o próprio corpo. É por isso que você vê, cada vez mais, pessoas sofrendo com doenças e alergias que décadas atrás nem se imaginavam. Hoje existem mais de 80 tipos diferentes de doenças autoimunes, como lúpus, vitiligo, diabetes do tipo 1, esclerose múltipla, hepatite, doença de Crohn, psoríase, tireoidite de Hashimoto, doença celíaca, artrite reativa, anemia perniciosa etc. E as pessoas nem imaginam as causas!

SEDENTARISMO CRÔNICO – Aliado a essa alimentação ruim vêm a modernidade, os celulares, os computadores, os aplicativos, o transporte facilitado para todos os lados. A vida do ser humano ficou tão prática que, se quisermos, nem nos levantamos do sofá. Muitas empresas se vangloriam de colocar no seu marketing a frase: "estamos a um clique de você". Não percebemos que esse clique nos coloca tão perto, mas tão perto, que não precisamos nem nos mover para chegar lá. Com isso, há pouco gasto e muito consumo. Como resultado, a conta sempre pende para o lado do aumento do peso.

Na última década, o comportamento sedentário foi considerado um novo fator de risco para a saúde, indicando uma relação entre comportamento sedentário e circunferência da cintura e sobrepeso/obesidade. O Instituto Brasileiro de Geografia e Estatística (IBGE) indica que 47% dos brasileiros são sedentários[1]. Para a OMS, o Brasil é o país mais sedentário da América Latina e o 5º no ranking mundial[2]. Entre os jovens de 11 a 17 anos, o número é maior e ainda mais alarmante: chega a 84% (85% meninas e 78% meninos).

Uau, quase 9 de 10!

São os lindos bebês, cheios de dobrinhas, que a mamãe, o papai, a vovó e todo mundo acham lindos. Eles crescem grudados no celular e na TV, sem praticar o mínimo de 1 hora diária de atividade física recomendado pela OMS. Adivinha o que vão ser quando crescer? Obesos.

ALTERAÇÕES HORMONAIS – Os hormônios governam nossas vidas. São cerca de 50 tipos diferentes produzidos pelas glândulas endócrinas: hipotálamo, pineal, hipófise, tireoide, paratireoides, suprarrenais, pâncreas e as glândulas sexuais (dos ovários e testículos). São responsáveis pelo metabolismo, crescimento, sexualidade, dentre outros. Muitos deles, se não todos, têm alguma relação com o acúmulo ou a perda de peso.

Esses hormônios funcionam como chaves das células, são liberados na corrente sanguínea e procuram as células-alvo, com a função específica de permitir ou coibir algo. Assim eles promovem, por exemplo, o equilíbrio do apetite, da fome, da saciedade. Os principais a afetar esse equilíbrio (gordo/magro) são a insulina, a grelina, o GLP-1, o GIP e a leptina.

A insulina é um hormônio produzido pelo pâncreas que tem como função metabolizar a glicose, o açúcar no sangue, para a produção de energia. Ela atua como uma chave, abrindo as "fechaduras" das células do corpo, para que a glicose entre e seja usada para gerar a energia necessária para a pessoa se movimentar e fazer as atividades normais. Se faltar ou sobrar insulina, e por esse motivo a glicose no sangue subir a níveis maiores que 99 mg/dL, a pessoa é diagnosticada com pré-diabetes ou diabetes *mellitus*. A partir daí o controle da glicose na corrente sanguínea, fatalmente, passa a ser feito com o uso de medicamentos, ou até injeções diárias de insulina.

Pra você entender, quando a gente come, o intestino quebra os carboidratos que ingerimos em substâncias mais simples, dentre elas a glicose. Do intestino a glicose passa para a corrente sanguínea, que vai levá-la para todo o organismo e usá-la como fonte de energia. Quando o pâncreas percebe que o nível de glicose no sangue aumentou, ele secreta esse tal hormônio chamado insulina, que tem a chave que abre as células. É como a chave que abre a boca do tanque de combustível do seu carro. Se você não tiver a chave, o combustível vai ser derramado, o tanque continuará vazio e o carro não vai a lugar algum, não é? E aí, se você é sedentário, come, come, come e não pratica nenhuma atividade para gastar energia, a concentração de glicose no sangue continua em excesso e o organismo passa a converter a glicose em triglicérides, que serão armazenados na forma de gordura. Compreende?

Outro hormônio que tem a ver com a gordura é a grelina, conhecida como o "hormônio da fome". É produzida pelo estômago e pelo pâncreas e serve para avisar que é hora de comer. Ela entra na corrente sanguínea e vai até o hipotálamo, que é a parte do cérebro que governa os hormônios. Chegando lá, ela avisa:

— Olha, a coisa está feia lá embaixo, você precisa comer urgente!

E aí o hipotálamo ativa o apetite. Isso quer dizer que, quanto mais altos estiverem os níveis de grelina, mais faminto você ficará. E, quanto mais baixos, menos você vai comer. Pra quem quer perder peso, essa é uma informação vital, certo?

Mas tem outro hormônio que atua junto. A leptina, também conhecida como o "hormônio da saciedade", é produzida no nosso tecido adiposo (ou seja, na nossa gordura corporal) e faz o controle da ingestão alimentar. Ela serve para fazer exatamente o contrário da grelina. Ela vai até o sistema nervoso central, o hipotálamo, e avisa que o estômago está cheio e que já pode parar de comer. Mas não é só para isso que ela serve: também tem a função da homeostase energética, que mantém os níveis de energia no nosso corpo estáveis o tempo todo.

Aqui, então, está um dos segredos que eu quero que você conheça: quando você faz um regimão daquele, passando uma fome desgramada, está restringindo calorias. Nos primeiros dias, beleza, você vai emagrecer e desinchar. Mas daí acontece uma coisa: seu corpo não vai entender que você quer emagrecer; ele vai entender que alguma coisa estranha está acontecendo, uma crise mundial, uma guerra, talvez, e que não tem mais comida suficiente no mundo! E sabe o que ele faz? Aumenta a produção de grelina e reduz a leptina, tentando restabelecer o equilíbrio energético.

Resultado: você terá muita dificuldade em manter esse tipo de estratégia em longo prazo, porque o déficit energético vem acompanhado do aumento da fome e da redução da saciedade, o que vai te deixar com mais fome. Além disso, o corpo promove uma diminuição do gasto energético e desliga tudo o que pode, tudo o que gasta energia, para poupar o máximo possível, prevendo um período de escassez. E isso o leva aonde? Direto para o sofá, querendo que o mundo acabe em barranco para morrer encostado.

Nesse momento, você deve estar se perguntando: o que fazer? É por isso que eu escrevi este livro. Dúvidas como essa surgem todos os dias, e é preciso alguém para esclarecê-las. Precisamos utilizar artifícios alimentares para aumentar a saciedade, como fibras, proteínas e gordura. Períodos de jejum para ajudar no controle da saciedade, apoio da família e amigos. Entenda: emagrecer não é fácil, você vai precisar de conhecimento nessa batalha.

Nessa linha, ainda tem o GLP-1 (*glucagon-like peptide-1*), hormônio intestinal que aumenta a secreção de insulina e inibe a secreção de glucagon e a produção hepática de glicose. Também atua sobre os mecanismos de apetite e saciedade, controlando a gordura corporal e o sistema cardiovascular.

Por fim, há o GIP (peptídeo inibidor gástrico), um parente do GLP-1, mas que é encontrado na mucosa dos intestinos. Ele aumenta a produção de insulina e reduz a absorção de água e eletrólitos no intestino delgado.

Todos estes, juntos, são responsáveis pela dificuldade em manter o peso, com a mesma dieta feita anteriormente, ou a dificuldade de perder peso reduzindo a quantidade de comidas diárias.

É o famoso "Antes eu fazia dieta e perdia peso, agora eu não perco mais, doutor", que eu ouço quase diariamente em meu consultório.

Como se não bastasse, com o passar dos anos, outros hormônios passam a dar a sua contribuição para o acúmulo de gordura corporal. Depois dos 40, homens e mulheres começam a enfrentar algumas deficiências hormonais, principalmente as ditas sexuais, como a testosterona nos homens e a progesterona nas mulheres, as quais geram um acúmulo de gordura na região abdominal. O contrário também pode acontecer, o excesso de estrógenos nas mulheres, tanto por produção interna como pelo uso de comprimidos anticoncepcionais. Isso também pode levar ao excesso de acúmulo de gordura visceral, no quadril e nas nádegas.

ANSIEDADE E ESTRESSE – Muito mais do que as pessoas julgam, esse pode ser o maior problema que enfrentaremos no século XXI. E não tem nada de novo aí. Na verdade, esses dois fatores representam o nosso sistema de defesa ancestral. O homem das cavernas desenvolveu a ansiedade como forma de preparar o ataque e o estresse como um auxiliar da defesa, diante de uma ameaça de um animal, por exemplo. Com um perigo iminente à vida, o hipotálamo ativava uma gigantesca quantidade de neurotransmissores, como a serotonina, cortisol, dopamina, noradrenalina, *gamma-aminobutyric acid* (GABA), enfim, uma sopa de letrinhas que faziam os músculos ficarem tensos, a pressão se elevar e o sangue circular com mais intensidade. Tudo preparado para a reação. Caso o risco desaparecesse, o corpo voltava ao estado normal. O recurso acabou gravado no cérebro e até os dias atuais entra em ação diante de situações interpretadas como ameaças.

O problema é que hoje esse sistema é ativado por qualquer coisa – por exemplo, quando você espera a namorada para um encontro, ou se prepara para uma prova ou uma entrevista de emprego. E aí a situação se complica, pois nosso mundo gira a uma velocidade muito mais rápida do que a maioria de nós consegue acompanhar. Pensa só. Todos os dias é despejada em cima de nós uma quantidade absurda de informações. Nosso poder de assimilação é colocado à prova constantemente. TV, internet, trabalho, família, amigos, faculdade, escola, é tanta coisa que não acaba sobrando tempo para uma pessoa muito importante: você mesmo.

Geralmente escuto no consultório as seguintes frases – e não se sinta mal se disse qualquer uma delas em algum momento; é totalmente compreensível, se você vive nesse mundo:

— Estou tão estressado que preciso comer algo gostoso hoje.

— Hoje o dia foi tão cansativo que eu não vou preparar nada, vou comer o que tem. (E o que tem geralmente é ruim).

— De noite eu tenho muita vontade de comer e acabo atacando a geladeira.

Esses são os sinais de que o seu dia está totalmente abarrotado de estresse. Nesses casos, a fome é o menor dos males. O problema é quando aparecem os sinais de nervosismo, medo e insegurança exagerados, gerando sintomas físicos, como falta de ar, palpitações, apreensão excessiva, fobias, tonturas ocasionais e, às vezes, insônia, crises de pânico e outros.

SONO – É uma das primeiras coisas que cortamos quando estamos com o dia atribulado, não é?

Quanta vezes já escutei:

— Eu não tenho como dormir, Márcio. Estou com tantas coisas para fazer que só vou dormir de madrugada.

Ou então:

— Quando chego em casa é o horário que eu tenho para me distrair e ver TV (geralmente até à 1 da manhã).

Para quem diz isso, tenho a triste notícia que agora pode não impactar muito, mas infelizmente é a mais pura verdade científica: quem dorme após as 23 horas está se matando todos os dias.

É isso mesmo que você leu: se ma-tan-do!

O aumento do risco de doenças crônicas em pessoas que perdem seu ritmo circadiano é absurdamente maior do que nas pessoas que dormem 8 horas por noite. Câncer, infarto, derrames, diabetes, problemas de memória, comprometimento das funções metabólicas e endócrinas. Tudo isso é muito mais prevalente em pessoas que dormem 6 horas ou menos. E a obesidade não poderia ser diferente. Pouco sono gera a desregulação dos hormônios grelina e leptina, fazendo com que você não consiga controlar a alimentação ao longo do dia.

O contrário é real: dormir bem emagrece e é fundamental para a saúde física e mental. Porque é durante o sono, por exemplo, que o organismo produz o *human growth hormone* (HGH), o chamado hormônio do crescimento.

— Ah, mas nem estou mais em idade de crescimento, doutor.

Pode ser, mas esse hormônio produzido pela glândula pituitária rejuvenesce a pele, os músculos e ossos, recupera as funções de órgãos como coração, pulmões, fígado e rins, revitaliza o sistema imune, diminui os riscos de ataque cardíaco e derrame, melhora a captação de oxigênio em pacientes com enfisema e previne a osteoporose. Um estudo publicado no New England Journal of Medicine[3] mostrou que 21 homens, entre 61 e 81 anos de idade, tratados com HGH sintético, mostraram uma redução na flacidez e no acúmulo de gordura localizada e tiveram aumento na massa muscular. Após seis meses de uso, houve um aumento de 8,8%, em média, de massa muscular, sem a necessidade de exercício, e a redução de cerca de 14,4% de gordura, sem dieta.

Além disso, com pouco sono, são liberados o cortisol e o hormônio adrenocorticotrófico (ACTH), hormônios relacionados ao estresse, que em quantidades elevadas ou baixas podem provocar prejuízos cognitivos, aumentar a ingestão de alimentos pela redução de leptina e aumento de grelina, além de aumentar a irritabilidade e alterar a resposta imune. É por isso que, quando a gente dorme pouco, geralmente acorda de mau humor.

E, se isso não for motivo para você ir dormir, saiba que pouco sono aumenta a resistência do corpo à insulina, complicando ainda mais o controle do diabetes, predispondo-o à depressão.

Por que você acha que o nome é meia-noite? É porque é o meio da noite! No meio da noite já era para você estar dormindo há muito tempo, e não vendo TV ou no celular.

Então, já pra cama!

DISBIOSE INTESTINAL – A Medicina se aproxima cada vez mais de uma resposta que há muito tempo já é conhecida, mas que foi muito ignorada. A frase de que todas as doenças começam no intestino, atribuída ao pai da medicina moderna, Hipócrates, nunca foi tão real. Ele disse: "Que seu remédio seja seu alimento, e que seu alimento seja seu remédio".

Muitos podem não saber, mas há trilhões de microrganismos, incluindo bactérias, fungos e vírus, no interior de seu trato gastrintestinal. Você tem em seu corpo aproximadamente o mesmo número de microrganismos, principalmente no intestino grosso, que o de células. O microbioma humano, esse conjunto de bactérias, vírus e fungos que compõem o organismo, difere imensamente de pessoa para pessoa, dependendo de dieta, estilo de vida e outros fatores. Eles influenciam tudo: a saúde, o apetite, o peso, o humor, e essa alteração pode ser responsável pelo aumento do peso por diversos mecanismos, desde a alteração da função da insulina, como a inflamação crônica subclínica, que acontece em nível celular, gerando perda da função das células acometidas, podendo estar associada ao quadro da obesidade.

A disbiose intestinal é um desequilíbrio da microbiota intestinal, provocada por bactérias ruins ou estranhas ao organismo, que podem reduzir a capacidade de absorção dos nutrientes, causando carência de vitaminas. Embora, nesse momento, seja uma das partes mais pesquisadas do corpo, ainda há um longo caminho a ser percorrido para se entender o intestino. Basicamente, quem tem disbiose geralmente traz um histórico de constipação crônica ou diarreia, flatulência e distensão abdominal, fadiga, depressão ou mudanças de humor, obesidade, dentre outros sintomas.

Se identificou? Procure um médico, mas, independentemente disso, ou antes mesmo disso, invista em sua alimentação. Você com certeza está comendo coisas que prejudicam sua microbiota, matando os microrganismos bacanas, que o ajudam, e dando forças para os que o prejudicam. Prefira alimentos ou suplementos alimentares probióticos como *Lactobacillus*, *Bifidobacterium* e *Lactococcus*, que são definidos como bactérias vivas ou leveduras e que, quando administrados em quantidades adequadas, beneficiam a nossa saúde ao proporcionar efeitos benéficos na dor abdominal, inchaço, flatulência, além dos tratos gastrintestinal, respiratório, urinário, da pele e da vagina nas mulheres.

TOXINAS – Por menos que você a veja, é impossível não sentir, principalmente se mora numa cidade grande. A poluição está em todo lugar, influenciando diretamente a nossa saúde, a nossa qualidade de vida e nos matando. Matando muito. São cerca de 7 milhões de mortes por ano, em todo o mundo, segundo dados da OMS[4].

Sabe aquela sensação de viajar para o campo, sair do carro, respirar bem fundo e dar um sorriso? Experimente fazer isso no centro da sua cidade. Aposto que, em vez de sorrir, possivelmente vá ter uma crise de tosse.

Há alguns anos, a agência de proteção ambiental norte-americana avalia as concentrações de tóxicos no ar, e, em mais de 90% das 60 mil regiões estudadas, os hidrocarbonetos eram superiores aos níveis cancerígenos desejados. Algumas áreas chegavam a ter mais de 100 vezes os níveis recomendados aceitáveis. Imagine isso hoje.

A poluição das águas é outro problema sério que enfrentamos e se divide em pelo menos quatro tipos, todos muito preocupantes: poluição sedimentar, aquela provocada por erosão, desmatamento ou extração de minérios; a biológica, causada por detritos domésticos e industriais lançados nos esgotos sem tratamento; a térmica, quando a temperatura de um ecossistema é elevada ou reduzida e, com isso, vários organismos não conseguem resistir, afetando diretamente a biodiversidade; e a poluição por agentes químicos, que pode ser intencional ou acidental, decorrente do descarte inadequado de resíduos contaminantes em cursos d'água, rios e mares.

Quer um exemplo prático? Aprendemos desde pequenos que o correto é sempre tomar água clorada e fluoretada, certo? Errado... O flúor, por exemplo, fez sucesso no passado como elemento inserido na água potável para evitar cáries na população, mas hoje sabe-se que em excesso pode causar fluorose dentária, um processo de malformação do esmalte que pode causar a perda da resistência do dente e até fraturas. Já o cloro, esse composto químico bastante utilizado para desinfetar e deixar qualquer tipo de água mais potável, em excesso pode ser altamente prejudicial ao corpo humano, competindo com uma molécula importantíssima para a função da tireoide, chamada iodo. Comentarei isso mais profundamente nos próximos capítulos.

Os problemas causados pelas inúmeras toxinas a que estamos expostos não param por aí. Há excesso de pesticidas nos alimentos, ou seja, é falsa a sensação de que estamos comendo legumes, verduras e frutas, então estamos bem. Para que isso seja verdade, é importante consumirmos alimentos orgânicos, que nem sempre estão disponíveis ou são muito caros. Mas eu recomendo; apesar do preço, o benefício gerado à saúde pode valer cada centavo no futuro.

Não bastasse, há ainda a ameaça dos metais pesados, ou melhor, metais tóxicos, que em nosso organismo atraem proteínas e enzimas, essenciais para o nosso corpo e que impedem o seu funcionamento correto. Também se ligam às paredes das células, dificultando o transporte de nutrientes, podendo gerar aumento de radicais livres. Os radicais livres, como dito anteriormente, são moléculas instáveis que se formam dentro das células. São produzidas em excesso devido a fatores como tabagismo, estresse, exposição aos raios ultravioleta e poluição. Dentre os malefícios comprovados está o envelhecimento precoce, por exemplo. Os sintomas podem variar desde um cansaço crônico, uma baixa concentração, queda de cabelos, até problemas imunológicos.

Os metais pesados mais comuns, encontrados em nosso meio, são mercúrio, chumbo e cádmio. O mercúrio, geralmente, é encontrado nos peixes e frutos do mar contaminados. Para evitar a ingestão, prefira peixes pequenos como anchova, sardinha e salmão, que tendem a não viver muito tempo e estão na posição inferior da cadeia alimentar. Peixes maiores, como o peixe-espada, o atum e o agulhão, tendem a comer os peixes menores, somando mercúrio aos seus corpos.

O mercúrio causa danos ao cérebro, rins e pulmões e pode provocar várias doenças. Uma delas é a acrodinia, a chamada doença rosa, a qual causa tremores, vermelhidão no tronco e membros, alterações neurológicas e gastrintestinais. Outra é a síndrome de Hunter, doença que afeta meninos entre os 2 e 4 anos de idade, principalmente, e começa mudando as formas físicas dessas crianças, deixando os lábios mais cheios, as bochechas aumentadas e arredondadas, o nariz mais amplo e a língua de tamanho maior, além de engrossar as cordas vocais, estreitar as vias aéreas, causando resfriados frequentes, aumentar o tamanho da cabeça (macrocefalia), provocar acúmulo de líquido no cérebro (hidrocefalia), aumentar o fígado e o baço, provocar hérnias e problemas na retina. Há também a doença de Minamata, que causa distúrbios sensoriais nas mãos e nos pés, danos à visão e audição, fraqueza e, em casos extremos, paralisia e morte.

No caso de consumo de frutos do mar com metilmercúrio, os sintomas incluem perda parcial da visão periférica, sensações de ardor ou agulhadas nos dedos, nariz e boca, perda da coordenação motora, fraqueza muscular (astenia), distúrbios da fala e da audição e redução das funções cognitivas (memória, percepção, aprendizagem).

Dentre os metais mais perigosos estão ainda o chumbo, que afeta o sistema nervoso, causando encefalopatia crônica, a qual leva a alterações no sono, dificuldades de raciocínio, confusão mental, esquecimento, mudanças de humor e de personalidade, falta de concentração, afetando os rins e levando a gota, insuficiência renal crônica e síndrome de Fanconi. Em crianças, pode levar a falha no desenvolvimento, crescimento lento e doença renal crônica, e insuficiência renal que pode exigir até mesmo um transplante renal. Em adultos, pode causar fraqueza com dores nos ossos.

A contaminação por cádmio acarreta diversos problemas de saúde, como desenvolvimento de hipertensão e doenças do coração, e a doença de itai-itai, a qual produz problemas no metabolismo do cálcio e ocasiona complicações como descalcificações e reumatismos.

> Agora, de todos os metais pesados, o mais comum é o alumínio, porque está literalmente nas nossas panelas, além do papel alumínio e dos desodorantes. Quando aquecido, pode lixiviar, ou seja, derreter-se em partículas muito pequenas e ser ingerido, acumulando-se em vários órgãos de nosso corpo, como o fígado, causando síndromes neurodegenerativas, déficit de memória etc.

AS PANELAS E SEUS PROBLEMAS

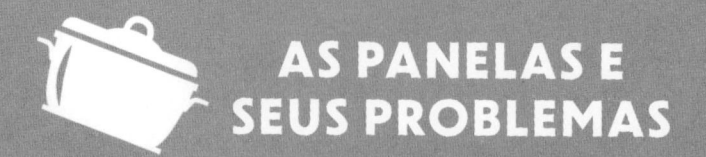

Preste atenção ao tipo de panela que você utiliza na cozinha, pois quase todas podem causar problemas para a sua saúde:

- As de alumínio liberam este metal pesado;
- As de aço inoxidável podem liberar níquel, que causa dermatoses, dermatites de contato, alergias, eczemas, rinite, sinusite, conjuntivite, alterações tireoidianas e adrenais;
- As de ferro, usadas em certa quantidade, são benéficas, porém em excesso são tóxicas e provocam diarreia, vômito e lesões do trato digestivo;
- As de cobre, em contato com o sal e alimentos ácidos, como tomate, limão e vinagre, podem liberar o metal, causando oxidação da vitamina A, diminuindo a vitamina C e provocando dores musculares e nas juntas, distúrbios no aprendizado, depressão e fadiga;
- As esmaltadas podem liberar chumbo e cádmio;
- As antiaderentes, revestidas com Tefal ou Teflon, têm em sua composição o ácido perfluoroctanoico (PFOA), o perfluoroctanossulfonato (PFOS) e o politetrafluoretileno (PTFE), todos altamente tóxicos para o organismo por serem polímeros fluorados sintéticos, relacionados ao desenvolvimento de câncer de rim e de fígado, problemas da tireoide, de coração, colesterol alto, imunidade baixa e outras complicações.

Prefira as de cerâmica. Pelo custo-benefício, seriam as mais bem indicadas.

Para completar a lista de poluições a que estamos expostos, vamos falar da eletromagnética. Hoje, o homem já nasce envolvido com celulares, *tablets*, televisores e todo tipo de aparatos tecnológicos que possuem campos eletromagnéticos de radiofrequência. Esses equipamentos elétricos e eletrônicos produzem um tipo de poluição imperceptível, capaz de influenciar o comportamento celular do organismo humano, danificar aparelhos elétricos e até desorientar o voo das aves. Ninguém pode vê-la, mas a poluição eletromagnética está espalhada por toda parte, ocupando o espaço e atravessando qualquer tipo de matéria viva ou inorgânica. Geralmente estão abaixo dos limites regulamentados, mas o impacto real na saúde devido à exposição prolongada ainda está sob investigação. Foram documentados por vários estudos a indução do estresse oxidativo, o dano do DNA, alterações que estão envolvidas no aparecimento e na progressão de diversos tipos de câncer, no metabolismo, em doenças reprodutivas, doenças neurodegenerativas e vasculares.

A International Agency for Research on Cancer (IARC) classificou, em 2011, os campos eletromagnéticos de radiofrequência como "possivelmente carcinogênicos para humanos". Por isso, evite ficar tanto tempo em celulares e dispositivos eletrônicos.

Estes são os principais responsáveis pela perda da saúde e ganho de peso em todos nós:

- Dieta irregular;
- Sedentarismo crônico;
- Alterações hormonais;
- Ansiedade e estresse;
- Sono;
- Alteração intestinal;
- Toxinas.

E aí, está gostando?
Continue comigo, que vamos aprender muito mais.

REFERÊNCIAS

1. OMS faz alerta sobre o sedentarismo no Brasil. ABESO, 10 set. 2018. Disponível em: <https://abeso.org.br/oms-faz-alerta-sobre-o-sedentarismo-no-brasil/>. Acesso em: 29 jan. 2021.
2. AMÉRICA Latina tem maior índice de sedentários; Brasil lidera. Agência Brasil, 5 set. 2018. Disponível em: <https://agenciabrasil.ebc.com.br/internacional/noticia/2018-09/america-latina-tem-maior-indice-de-sedentarios-brasil-lidera>. Acesso em: 29 jan. 2021.
3. Rudman, D. et al. Effects of human growth hormone in men over 60 years old. New England Journal of Medicine, n. 323, v. 1, p. 1-6, jul. 1990.
4. NOVE em cada dez pessoas em todo o mundo respiram ar poluído. OPAS Brasil, 1º maio 2018. Disponível em: <https://www.paho.org/bra/index.php?option=com_content&view=article&id=5654:nove-em-cada-dez-pessoas-em-todo-o-mundo-respiram-ar-poluido&Itemid=839>. Acesso em: 29 jan. 2021.

3 EMAGRECER PARA SEMPRE

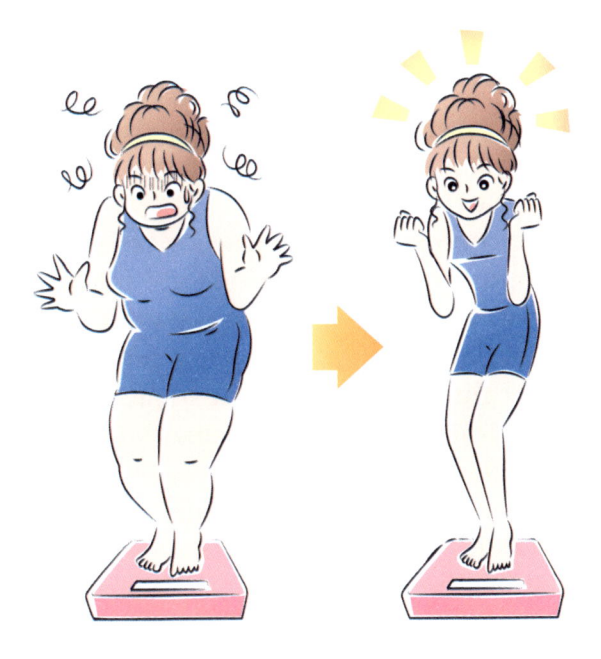

Não vou mentir pra você: é mais fácil emagrecer do que permanecer magro.

Não se trata de comer pouco para sempre, ou de fazer exercício para sempre. Nosso corpo sofre adaptações quando engordamos, parecendo que o normal é estar acima do peso e diante de qualquer deslize ele quer voltar a ser como antes. Parece que, para sermos magros, entramos em uma briga diária. E nós perdemos essa briga todos os dias. Por isso não podemos deixar que nossos filhos sejam acometidos por essa dificuldade desde o início da vida.

Em primeiro lugar, vou lhe mostrar os mecanismos em razão dos quais temos tanta dificuldade de permanecer magros. Depois, vou apresentar quais atitudes posso lhe ensinar para se manter no comando dessa batalha.

Está comigo? Ai de você desistir, hein?!

Só solte este livro após tê-lo trilhado inteiro.

Tô de olho! Vamos lá.

Esse é o conceito mais aceito para o ganho de peso no mundo, por isso tê-lo em mente é essencial, para saber se estamos no caminho certo ou se estamos na contramão da ciência. O ganho de peso é o resultado de um desequilíbrio entre o consumo total de energia – entendam-se calorias – e o gasto total de energia – entendam-se exercícios mais o gasto em repouso, gerados pelos processos fisiológicos do corpo. Falaremos mais à frente sobre no capítulo sobre exercícios.

Um grande problema surge para nós resolvermos: a questão não é só comer pouco. Você pode até jurar de pés juntos que está comendo pouco, como muitos e muitas fazem no meu consultório; mas de nada adianta comer pouco se a qualidade do alimento for ruim. E, para explicar o que seria um alimento ruim, quando estamos falando de emagrecimento, vou lhe falar sobre um conceito chamado densidade calórica.

A densidade calórica é a quantidade de calorias disponíveis em uma determinada quantidade de alimento. Calma, que eu explico com um exemplo: se formos comparar simples frutas e usarmos 100 g de peso-padrão, teríamos em 100 g de uva-passa 299 kcal e, em 100 g de morango, 32 kcal. Ou seja, não se assuste ao saber que, em termos de calorias, dá na mesma comer 100 g de uva-passa ou 1 kg de morango.

Tá começando a entender por que a quantidade de comida que você ingere pode não ter a ver com o fato de você engordar ou emagrecer?

Vou dar outro exemplo: em 100 g de tangerina há aproximadamente 53 kcal, e em 100 g de biscoito recheado (ou bolacha? Não vou entrar nessa polêmica!), desses que você compra até em farmácia e posto de gasolina, há aproximadamente 469 kcal. Acredita nessa montoeira de calorias?

Pois é.

Por isso temos dois problemas, muito comuns: o rótulo engana, e a gente nunca come apenas uma ou duas bolachas.

A questão dos rótulos é a seguinte: para que você coma tranquilo (e muito!), a indústria alimentícia escreve que "uma porção tem, em média, apenas 120 calorias". "Então beleza, né? Vou comer até rachar". Ninguém diz que 1 porção equivale a duas bolachas e meia. Entendeu o truque?

Não sei você, mas se alguém me der 2 bolachas e meia e me disser que só posso comer isso, me conhecendo do jeito que eu sou, eu mando... enfiar de volta no pacote, se você me entende!

É impossível! Você, que está acima do peso e já tem dificuldades com o controle, não vai conseguir comer duas ou três míseras bolachinhas. Até acredito que exista esse tipo de pessoa com esse nível ninja de controle, mas posso garantir que, nesse momento, conheço pouquíssimas delas – se é que conheço alguma.

Se você tem essa capacidade, parabéns! Tem meu respeito. Monte um curso ou um *reality show* e nos ensine, está perdendo dinheiro!

Tá. Então vamos comer o pacote inteiro e ver o que acontece. Um pacote de bolacha recheada tem aproximadamente 140 g do produto, o equivalente a 600 kcal. Ou seja, um pacote de biscoitos recheados equivale a 1 kg e 300 g de tangerinas. Qual desses o manteria com menos fome durante um dia?

O que estou falando aqui é um conceito. Entenda essa conta de equivalência peso/calorias porque aqui está o pulo do gato, e esse é o segredo para conseguir manter o peso. Porque, se o problema for a escolha, provavelmente seu erro não estará na comida, mas sim no motivo. Você está usando a comida como re-com-pen-sa. Se for isso, a forma de agir muda completamente para que você consiga emagrecer. Vamos entender bem isso.

MISSÃO

• Pegue aquele alimento de que você mais gosta, aquele que você não resiste e o faz furar a dieta;

• Entre na internet e pesquise;

• Veja quantas calorias ele tem em 100 g. Com isso você vai entender se o seu problema é realmente comer muito ou se é a sua escolha;

• Vou deixar uma página aqui para você anotar todos as equivalências peso/calorias de tudo o que você mais ama comer;

• Fazer essa tarefa e visualizar a lista vai ajudá-lo na hora de decidir o que e o quanto colocar na boca.

Vamos lá?

ALIMENTO/PESO	CALORIAS

4 FOCA, QUE EMAGRECE

Exercício feito? Quero ver, hein?! Certeza que fez? Tô de olho! OK, vou acreditar. Vamos em frente.

Agora pare e defina: você é do time que come bem e muito? Ou do tipo que come pouco, mas mal? Pior: é daqueles que comem muito e mal? Se for, está lascado!

Mas calma. Não deixarei ninguém para trás. Vamos focar, que você emagrece!

Primeiro quero falar com o tipo mais comum: o que come mal. Ou seja, se entope de alimentos altamente calóricos.

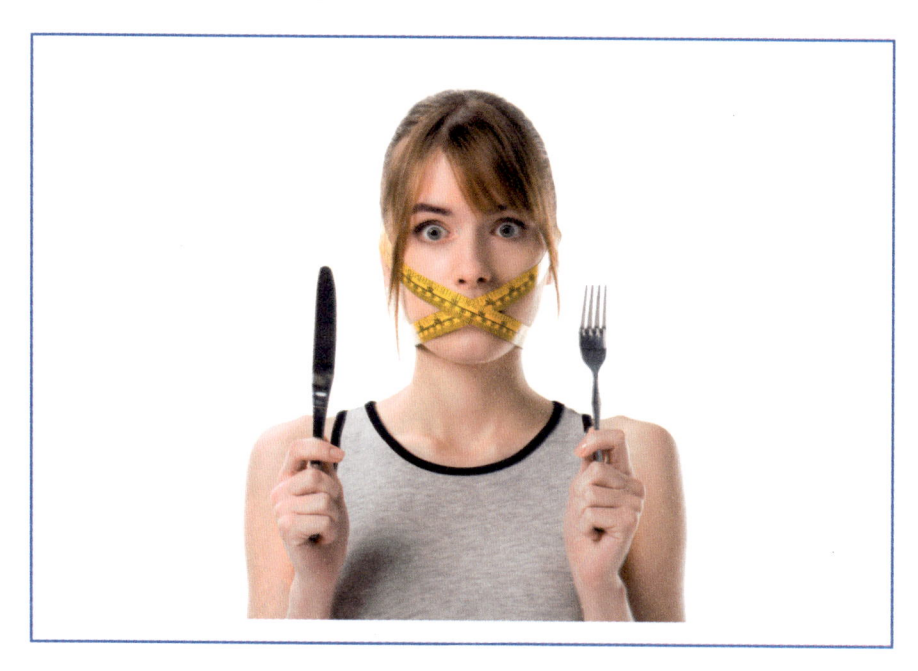

Um dos tratamentos que recomendo para você se chama *mindfulness* (em português, "atenção plena"). É um conhecimento muito antigo, que vem sendo usado principalmente com relação à dieta, com o nome de "alimentação consciente". Ou, se o seu problema é suportar a pressão do dia a dia: "redução do estresse baseado na atenção plena".

Para você entender, *mindfulness* é um treinamento da mente. E, ao contrário da meditação oriental, em que se deve ficar sentadinho e esvaziar a mente, pensando numa tela branca, no *mindfulness* você vai usar algumas técnicas para focar no momento presente e reduzir sensações negativas, como ansiedade e estresse. E você só precisa de 5 a 40 minutos do seu dia para obter ótimos resultados.

A prática da atenção plena inclui estar consciente para os padrões habituais de pensamentos, emoções e comportamentos e, assim, permitir respostas adaptativas.

— Pelo amor de Deus, Márcio. Como assim, estar consciente para padrões habituais de pensamentos? Do que você está falando? Vou emagrecer com a mente?

Calma, meu jovem aprendiz. Eu explico.

Segundo um ganhador do Prêmio Nobel, chamado Daniel Kahneman, temos dois sistemas operando em conjunto no nosso corpo.

O sistema 1 opera de forma automática e rápida, sem esforço nem percepção de esforço voluntário. **O sistema 2 requer atenção e mais tempo.**

Por exemplo: perceber que objeto está mais longe de você, fazer cara de nojo quando um prato de comida está feio, dirigir o carro em uma rua vazia. Você não precisa de um grande e complexo esforço para tomar essas decisões, pois elas já estão automatizadas em seu interior.

O sistema 2 necessita dar plena atenção às atividades mentais, como preencher um formulário, estacionar em uma vaga apertada, montar um prato com 100 g de brócolis, 50 g de arroz integral e 100 g de frango, ainda mais se você começou a dieta agora.

Em todas essas situações do sistema 2, você necessita de muita atenção e geralmente não se sai muito bem, ou nada bem quando não está com a atenção plena.

Aprender a dirigir um carro começa pelo sistema 2 e, com o tempo, passa para o 1.

A primeira vez em que você se senta no banco do motorista é difícil, pois deve decorar os 7 passos básicos:

> 1. Ajuste o banco, o espelho e o cinto.
> 2. Entenda as luzes do painel.
> 3. Conheça o câmbio do carro.
> 4. Ligue o veículo.
> 5. Engate a marcha.
> 6. Faça o carro andar.
> 7. Acelere.

Ajustar o banco não é problema. Basta aprender onde fica a alavanca e como funciona o esquema. O mesmo se aplica aos espelhos retrovisores e ao cinto de segurança. Mas há algumas regras aqui: ao regular o banco, você precisa observar se vai conseguir acionar os pedais de forma confortável, sem precisar esticar muito as pernas. A posição correta do banco é quando a sua perna esquerda (que aperta a embreagem) não fica totalmente esticada. Isto é, mesmo você acionando o pedal da embreagem até o fundo, sua perna deve ficar levemente dobrada.

O retrovisor interno é o primeiro a ser regulado e tem de visualizar todo o ambiente de trás do carro. Os externos, retrovisor esquerdo e retrovisor direito, devem manter a linha do horizonte no centro do espelho e mostrar o mínimo possível da traseira, a fim de reduzir ao máximo os pontos cegos.

As luzes do painel são um pouco mais complicadas. Você terá de recorrer ao manual do veículo para saber para que servem algumas delas. O câmbio, enquanto o veículo está parado, também é moleza: primeira pra lá, segunda pra cá etc.

O problema começa no quarto item da lista: ligue o carro. Como faço isso? Ah, sim, enfiando a chave nessa abertura e virando. Pronto! Motor funcionando. Sentiu um frio na barriga? Normal.

Agora você engata a marcha e começa a vivenciar o terror. Primeiro porque, para engatar a marcha, você deve pisar num dos pedais e pressionar. Qual pedal? Ah, sim, o da esquerda. OK. Aperta com o pé esquerdo o pedal da esquerda e com a mão direita movimenta a alavanca do câmbio para a posição da primeira marcha. Perfeito, motor funcionando, pé pressionando o pedal da esquerda, mão esquerda no volante e mão direita na manopla do câmbio, primeira marcha engatada; vamos para o próximo item da lista.

Não, ainda não. Calma! Você precisa olhar os retrovisores para ver como está o trânsito. Dá para colocar o carro em movimento? Se dá, acione com a mão esquerda a alavanca que fica atrás do volante, empurrando-a para baixo. Ela vai fazer acender uma das luzes do painel e luzes no lado externo do veículo, indicando que você vai colocar o seu veículo em movimento e para que lado.

Fácil, né? Pois bem. Agora, vagarosamente, você retira a força que seu pé esquerdo estava fazendo para pressionar o pedal da embreagem, o último da esquerda, enquanto seu pé direito começa a pressionar o último pedal da direita, o acelerador.

Ao mesmo tempo, use as duas mãos para virar o volante, da direita para a esquerda, para posicionar as rodas, fazendo com que o veículo se movimente, indo na direção em que as luzes, internas e externas, indicam que você pretende fazer o carro andar.

Esse processo todo é muito simples e rápido. Mas, até você aprender a força necessária para soltar um pedal e pressionar o outro, vai sofrer uma infindável e chata sequência de solavanco, morre, religa, solavanco, morre, religa, solavanco, morre, religa.

Entendeu como tudo isso é complexo?

Esse é o sistema 2 atuando. Você precisa de atenção plena nas primeiras vezes em que executa essas tarefas, porque elas não parecem apenas apavorantes, e sim impossíveis de serem executadas ao mesmo tempo. Enquanto você olha para o trânsito e posiciona seu veículo de forma a não atingir ninguém, além de mantê-lo em linha reta.

Depois de um tempo, seu cérebro decora e automatiza tudo isso. Você não precisa mais pensar para executar.

Quando chega a esse nível, você entra no sistema 1: dirige sem pensar. É como responder a uma pergunta simples: "Quem foi Pelé?" ou "Quem descobriu o Brasil?". Você não precisa de grande esforço para saber isso. Tá gravado. E você responde automaticamente.

Entendeu? O sistema 2 é mais complexo. Ele é recrutado quando precisamos realizar tarefas que necessitam de um conhecimento específico ou sejam mais rebuscadas, dependendo da nossa decisão para que ocorram o mais próximo possível do desejado.

É aqui que começam nossos verdadeiros problemas. Como eu costumo dizer, a maioria dos nossos problemas começa quando desejamos, do fundo do nosso coração, que nossos dias tenham mais horas.

Você já teve aquela sensação de que 24 horas é pouco tempo? Se sim, vai entender que, na maioria dos casos, tendemos a tirar tempo dos momentos mais importantes para a nossa saúde.

Primeiro, reduzimos as horas de sono; depois, de exercícios.

— Não tenho tempo.

— Você não sabe como anda minha vida.

São frases típicas de quem opera no sistema 1. Mas o problema realmente começa quando delegamos a escolha dos nossos alimentos para o sistema 1, rápido e automático. Porque não percebemos que entramos em modo automático e que o peso é a principal consequência dessa automatização.

Agora, quer uma ótima notícia?

O sistema 2, que demanda esforço mental, tem a capacidade de influenciar o modo como o sistema 1 funciona. Para isso utilizamos a técnica da atenção plena.

Não quero que você mantenha seu sistema 2 ativo o tempo todo, na sua cola diariamente como um *pitbull*, louco para avançar em você toda vez que vê algo apetitoso. Isso se torna cansativo e impossível de sustentar por toda a vida. Porém, preciso que você entenda que, da mesma forma que aprendeu a dirigir um carro ou andar de bicicleta – no início, você precisava de um controle mental ativo para não estourar o nariz no chão –, que o seu sistema 1 esteja sob controle.

Vamos praticar o *mindfulness*? Entendeu para que serve? Para você ter consciência do que é comer certo, pois assim o alerta vermelho tenderá a acender em sua cabeça toda vez que sentir estar comendo errado. Não que não possa, mas que pelo menos esteja de completo acordo com aquela situação, e entenda que ela é o "quase nunca" e não o "toda hora". OK?

VAMOS LÁ:

> ## CONCENTRE-SE NO AQUI E AGORA
>
> O *mindfulness* é uma forma de meditação, que sequer exige que você fique sentado e em silêncio. Vamos a um passo a passo. Cada etapa deve ter entre 3 e 20 minutos, não mais, OK?

RESPIRE — Comece se concentrando na sua respiração. De preferência, principalmente agora, no começo, sente-se em uma cadeira confortável, com os pés apoiados no chão, e passe alguns minutos sem fazer nada, só prestando atenção na sua forma de respirar. Faça isso lentamente. Sinta o ar, para dentro e para fora. Concentre toda a sua atenção na sua respiração. Sinta o ar viajar pela boca, descendo pela traqueia e entrando nos pulmões. Sinta seu corpo se mover enquanto empurra o ar para fora de seus pulmões.

ANDE — Levante-se devagar. Sinta suas pernas se moverem e seus pés tocarem no chão. Faça uma caminhada leve, prestando atenção a cada detalhe de seus movimentos. Concentre-se apenas no ato de andar. Depois, amplie isso para as sensações que a caminhada traz, o vento fresco, o sol quente, o cheiro da grama, um cachorro latindo a distância. Sinta o mundo enquanto caminha.

SINTA — Depois da caminhada, vamos a um *body scan*, ou seja, um escaneamento corporal. Sente-se novamente. Feche os olhos e volte a focar na respiração. Pense numa parte do seu corpo. Qualquer uma, a mão direita, o pé esquerdo. Concentre-se nesse ponto, enquanto continua respirando lenta e profundamente. O que sente no ponto escolhido? Agora sinta sua respiração fazendo sua barriga e seu peito se movimentarem. Sinta essa sensação. Desça mentalmente até a ponta dos pés. Sinta cada dedo, tente diferenciar um do outro. Vá para a sola dos pés e venha subindo, cada detalhe, o peito do pé, o tornozelo, a canela, e vá subindo. Uma perna, depois a outra, depois o tronco, a cabeça. Sinta cada detalhe de seu corpo, como tudo funciona, o que sente em cada parte.

Pronto. Pode voltar ao que estava fazendo. Faça isso diariamente, até que sua capacidade de se concentrar no aqui e agora esteja automatizada.

● CHEIO E SEM FOME

Se você é do tipo que come bem e não consegue parar de comer por estar sempre com muita fome, calma! Tenha fibra! Eu explico.

As fibras alimentares compreendem as partes comestíveis presentes nas frutas, legumes, verduras e hortaliças que resistem ao processo de digestão, ou seja, passam quase intactas pelo sistema digestivo, chegando ao intestino grosso inalteradas. Elas precisam ser metabolizadas por nossas bactérias intestinais para serem absorvidas, e são ótimas para nosso intestino e para nos dar a sensação de saciedade.

> Para você entender: há dois tipos de fibras, as insolúveis e as solúveis em água. As insolúveis dão a textura firme de alguns alimentos, como as frutas, verduras e hortaliças. Elas retêm uma quantidade maior de água, produzindo fezes mais macias e com mais volume. Dessa forma, ajudam o intestino a funcionar melhor.

Já as solúveis são mais macias. Depois de ingeridas, transformam-se num gel, permanecendo mais tempo no estômago e conferindo uma sensação maior de saciedade. Esse gel atraem as moléculas de gordura e açúcar, que são eliminados pelas fezes, além de ajudar a reduzir os níveis de colesterol e glicemia do sangue.

As fibras são como vassouras, varrem os resíduos alimentares e a gordura excedente na alimentação, pelo intestino. Dessa forma, baixam o nível de colesterol absorvido, promovem regulação do tempo do trânsito intestinal, atrasando o esvaziamento gástrico e tornando a digestão lenta e a absorção maior, o que dá maior sensação de saciedade. Ajudam na perda de peso, previnem a constipação e doenças cardíacas e permitem a fermentação por colônias de bactérias, ou seja, servem como alimento para as bactérias boas, e como fonte de energia para as células do cólon, podendo inibir o crescimento e a proliferação de células cancerígenas no intestino.

Outro benefício: são matéria-prima para a formação de ácidos graxos de cadeia curta e atuam no metabolismo dos carboidratos, auxiliando no controle da glicemia por formar um gel (pectina e goma) no intestino, o que torna mais lenta a velocidade de entrada da glicose na corrente sanguínea.

Segundo o FDA (Food and Drug Administration), órgão regulador e fiscalizador americano, o consumo ideal de fibras deve ser superior a 25 g por dia. O ideal é que um adulto consuma de 25 a 35 g por dia de frutas como maçã, pera, morango ou laranja, legumes como cebola, alho, milho, feijão verde e brócolis e leguminosas como lentilhas, grão-de-bico, feijão, ervilhas etc., além de alimentos à base de cereais integrais, como farelo de trigo, flocos de aveia integral, pão integral etc.

As fibras são essenciais para o bom funcionamento da microbiota intestinal (antes chamada de flora intestinal), responsável por digerir esses alimentos, transformando-os em ácidos graxos de cadeia curta, os quais têm efeitos protetores contra a obesidade induzida por dieta e a resistência à insulina.

Além disso, produzem butirato, acetato e propionato, que induzem hormônios intestinais e reduzem a ingestão geral de comida. Não entendeu? Fique tranquilo, teremos um capítulo inteiro sobre intestino mais à frente.

Os ácidos graxos de cadeias curtas (AGCC) são produzidos por meio da fermentação de carboidratos e proteínas, como fibras, prebióticos e probióticos (também vou explicar isso depois). Essa fermentação é realizada por bactérias anaeróbicas presentes no intestino grosso. O crescimento dessas bactérias é, portanto, benéfico para a saúde intestinal e, ao mesmo tempo, inibe o crescimento de bactérias patogênicas (ruins).

O aumento da concentração de AGCC também é bom para os sintomas da constipação – intestino preso, dificuldade para evacuar, fezes petrificadas. Além disso, geram peptídeos como o glucagon-1 (GLP-1) e o PYY, que regulam a saciedade por meio da produção e liberação de enzimas digestivas.

Se você não tem o costume de comer os alimentos que citei e que contêm fibras (acho difícil), existem pequenos quebra-galhos: fibras em lojas de cereais, como *psyllium*, glucomanano, goma guar, ágar-ágar, entre outras, as quais, quando usadas em receitas ou salpicadas sobre a comida, aumentam a quantidade de fibras por refeição.

Até aqui, você entendeu tudo o que está envolvido no mecanismo de ganho e perda de peso. Agora, você já tem o conhecimento necessário para aprender o emagrecimento da vida real.

Vamos lá?

PARTE 2
OS 12 PILARES DO
• EMAGRECIMENTO •
DA VIDA REAL

O emagrecimento da vida real é um programa de emagrecimento definitivo desenvolvido por mim, para ajudá-lo a entender todos os passos da sua vida que precisam ser modificados e para você conseguir emagrecer de uma vez por todas e nunca mais voltar a engordar.

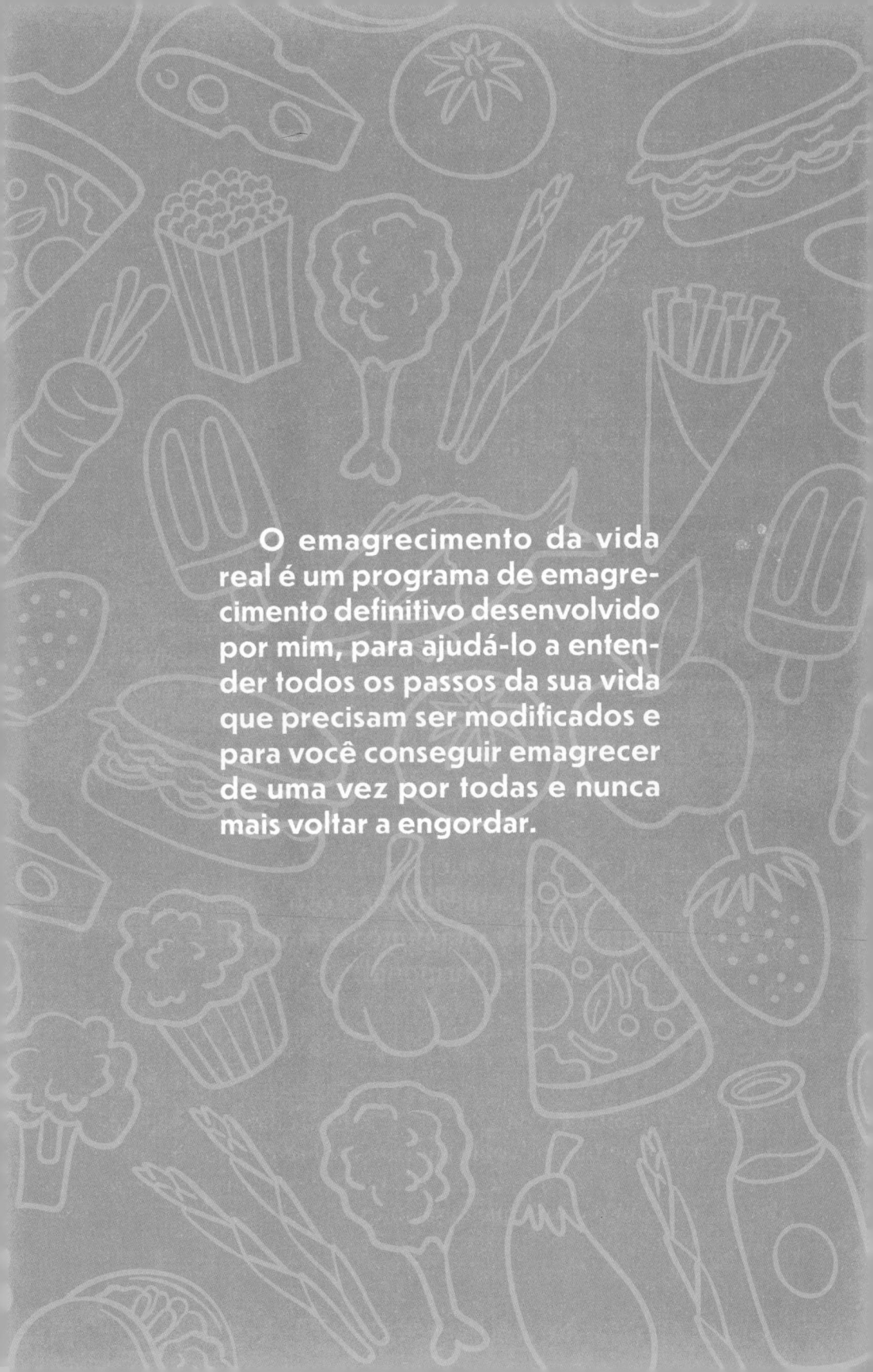

O primeiro pilar é chamado de pilar da construção, dividido em quatro conhecimentos específicos sobre o emagrecimento. É assim denominado porque é a base de que todos nós precisamos para termos uma estrutura sólida na chamada vida saudável que queremos montar.

Emagrecimento **nutricional**
Emagrecimento **noturno**
Emagrecimento **muscular**
Emagrecimento **intestinal**

O segundo pilar é o da ativação. Também dividido em outros quatro conhecimentos específicos. Nesse pilar, teremos o conhecimento de armas que podem estar atrapalhando o nosso emagrecimento e o atrasando, bem como correções para acelerarmos a perda de forma saudável.

Emagrecimento **emocional**
Emagrecimento **medicamentoso**
Emagrecimento **vitamínico e mineral**
Emagrecimento **hormonal**

O terceiro pilar é o da manutenção. Esse pilar foi desenvolvido a partir de quatro conhecimentos sobre emagrecimento, os quais todos precisam ter para alcançarmos a vida que tanto desejamos, com o corpo que desejamos.

Emagrecimento **suplementar**
Emagrecimento **funcional**
Emagrecimento **estético**
Emagrecimento **familiar**

Reunindo esses três pilares, em ordem, damos início ao conhecimento de que você precisará sobre o emagrecimento da vida real. Como eu costumo dizer para meus pacientes, dieta e treino é coisa de blogueiro, na vida real, "o buraco é mais embaixo". Vamos começar?

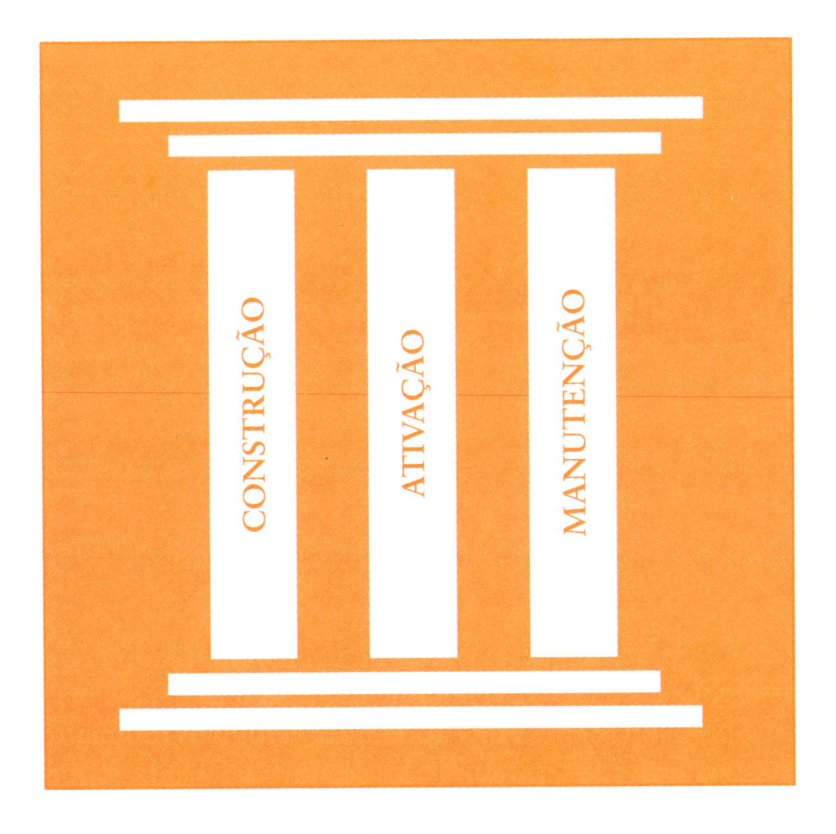

CONSTRUÇÃO — ATIVAÇÃO — MANUTENÇÃO

5 EMAGRECIMENTO NUTRICIONAL

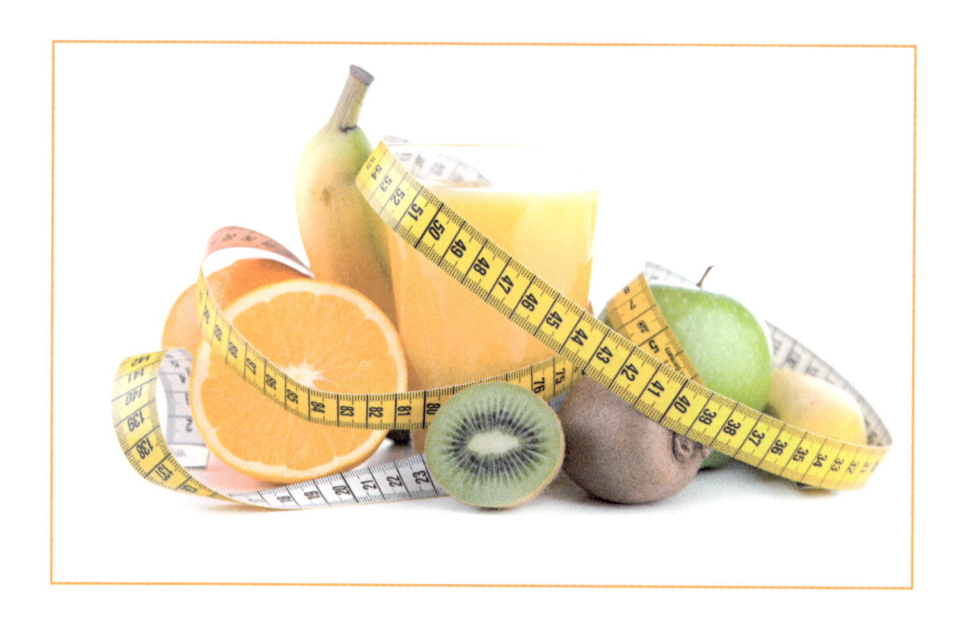

Não existe a dieta perfeita, que vai resolver a sua vida, e aqui está o motivo da existência do "emagrecimento da vida real". A ideia é que você entenda que todas as dietas funcionam; a questão é identificar em que momento da sua vida cada uma delas pode funcionar.

Somos seres cíclicos, de fases – há momentos em que estamos emocionalmente bem para fazer uma dieta cetogênica (< 10% de carboidratos), outros em que, se fizermos essa dieta, vamos nos estressar a ponto de querer matar alguém. Tem hora que o jejum intermitente se encaixa perfeitamente, pois o que mais preciso é não me preocupar em comer toda hora. Noutros momentos me encaixo na *low-carb*, ou numa hipocalórica (a cada 3 horas).

Todas são boas, todas funcionam, porém ninguém quer viver eternamente em efeito sanfona. E, para isso, você tem de escolher que estratégia alimentar mais se adapta ao momento real da sua vida atual.

Acredito que a consciência seja a base da mudança humana e do crescimento, portanto é esse processo de conhecimento que proporciona o início das mudanças em nossas vidas. O que quero dizer com isso é que, antes de iniciarmos nossa jornada, precisamos identificar nosso estado emocional atual. Onde e como estamos?

● COMO ESTÁ VOCÊ HOJE?

Só depois de responder a isso é possível definir aonde queremos chegar e o que estaremos dispostos a fazer. Vou ajudá-lo nesse processo de autoconhecimento, mas para isso é necessário:

> 1. Que você se observe – esteja mais presente, para identificar seus estados emocionais.
> 2. Que não rejeite seu estado emocional – entenda que somos seres cíclicos; ora mais focados, ora mais ansiosos, ora mais espirituais. Não importa, simplesmente aceite e faça o melhor por você mesmo, sem a necessidade de mudança de estado.
> 3. Que use sua emoção a seu favor. Isso mesmo! Quando você não rejeita sua emoção, extrai o melhor dela para usar a seu favor. Cada estratégia alimentar, cada dieta tem seu valor.
> 4. Quem é você neste momento? Mais à frente falarei em detalhes, porém basicamente entenda: para a maioria das pessoas, são as emoções que determinam o comportamento alimentar nos dias de hoje.

Identifique suas emoções.

Se conseguir se enxergar e identificar quem você é no momento, significa que não precisa fingir. Você tem o poder de dominar o seu dia a dia e aceitar que, sim, há momentos em que estamos bem, em outro estamos frágeis, em outros, guerreiros... Enfim, não somos iguais sempre.
No emagrecimento da vida real, sugiro que você adquira o conhecimento das dietas "top 5", utilizadas com a intenção de emagrecer e ter saúde. Vamos a elas:

1. JEJUM INTERMITENTE

O jejum é uma prática que existe desde tempos imemoriais em quase todas as culturas[1]. No começo era realizado basicamente por motivos sagrados. Jejuava-se coletivamente, em certas épocas do ano, com a finalidade de prestar uma **homenagem** a Deus, para que fosse concedida alguma graça. De fato, hoje em dia esse espírito ainda está presente em práticas como a quaresma católica ou o ramadã dos muçulmanos.

A verdade é que, com o tempo, foi descoberto que **o jejum pode trazer grandes benefícios tanto para o corpo quanto para a mente**[2]. De várias perspectivas médicas, essa prática pode ser abordada como um exercício que permite desintoxicar o corpo e contribuir para a cura de diferentes doenças. Jejuar beneficia a mente e o espírito, portanto exige um misto de vontade e renúncia.

Jejuar é um ato de austeridade voluntária. Por isso, fortalece a mente e contribui para aumentar a capacidade de **concentração**. De alguma maneira, deixa mais livre a mente para que se possa focar no conhecimento e no reconhecimento de si mesmo. É uma prova de vontade que, em todo caso, não deve ser levada ao ponto de violentar o organismo ou a mente.

O jejum nos lembra que temos o poder de renunciar, inclusive a algo tão fundamental como a comida. Privar-nos voluntariamente do alimento nos permite entrar numa nova perspectiva. É uma prática que nos obriga a voltar os olhos sobre nós mesmos, a percebermos com maior nitidez os sinais que nosso corpo envia e a identificarmos as emoções que nos acompanham.

As pessoas adeptas dessa prática afirmam que a percepção e a sensibilidade aumentam notavelmente durante os lapsos de abstinência.

O resultado dessa prática, quando feita de maneira correta, é muito benéfico para o mundo emocional. **Experimenta-se um maior poder sobre si mesmo, o que eleva a confiança e a autoestima.** Uma sensação de bem-estar é alcançada quando obtemos êxito e nos desenvolve a tolerância em relação à frustração. Observo na prática clínica que quem jejua costuma ser mais tranquilo, equilibrado e sensível consigo mesmo.

COMO FUNCIONA?

● POSSO COMER OU BEBER ALGO DURANTE O JEJUM INTERMITENTE?

Existem diversos tipos de prática de jejum. Há pessoas que não comem nem bebem nada em jejum, outras comem alimentos ricos em gordura durante o jejum. Porém, acreditamos (através da análise de estudos) que em jejum você pode beber água (pode ser com gás), chá sem adoçar e café também sem adoçar.

● POSSO FAZER ATIVIDADE FÍSICA EM JEJUM?

Antes de dizer se você pode praticar atividade física em jejum, é interessante alertar que a prática da atividade física em jejum não aumentará significativamente a queima de gordura nem acelerará o processo de emagrecimento. Sabendo disso, podemos afirmar que a prática da atividade física em jejum não é prejudicial, e o conceito de AEJ (aeróbico em jejum) seria o de exercícios de carga moderada em jejum. Cuidado com exercícios extenuantes se você não tem a prática do jejum. Eles podem gerar efeitos colaterais desnecessários.

A dica é: se o único horário em que a atividade física se encaixa em sua rotina é um momento em que você está fazendo jejum, não há motivo para não fazer a atividade. Contudo, lembre-se de que tudo se baseia na adaptação. Essa é uma condição-chave para o metabolismo e a queima de gordura.

Obs.: antes da prática, é importante ser avaliado por seu médico ou professor de educação física.

● COMO E QUAIS TIPOS?

O primeiro, para acostumar o corpo, é de 12 horas. Por exemplo, você janta até as 20 horas e come somente no outro dia às 8 da manhã. O segundo é o de 16 horas/8 horas, ou seja, ficar 16 horas sem comer e se alimentar em uma janela de 8 horas. Por exemplo, você janta às 20 horas e só come novamente a partir das 12 horas do outro dia. Então, come normalmente até as 20 horas, concentrando sua alimentação diária nesse período de 8 horas de intervalo. O terceiro é o de 24 horas.

Obs.: o de 24 horas também é conhecido como 5/2 (feito duas vezes por semana). Você almoça e só come de novo no almoço do próximo dia. Exige um pouco mais de experiência, mas nada é impossível quando se desenvolve a prática. O protocolo escolhido varia para cada indivíduo, e lembre-se de sempre ter o acompanhamento de um especialista.

A seguir, sugestões de cardápios de jejum intermitente de 12 horas, 16 horas e 24 horas.

JEJUM
INTERMITENTE

12h | **• JANELA ALIMENTAR DE 12h**

Ideal para iniciantes, com espaço de 12 horas para se alimentar e 12 de jejum. Por exemplo: jantou às 8 da noite, só toma café às 8 da manhã.

14/16h | **• JANELA ALIMENTAR DE 14/16h**

O grau de dificuldade aumenta só um pouco, ideal para seguir a partir do terceiro dia de jejum.

24h | **• JANELA ALIMENTAR DE 24h**

Protocolo mais avançado do jejum intermitente, deve ser feito no máximo 2 vezes na semana, por pessoas já adaptadas ao jejum intermitente.

CONSUMO DURANTE O JEJUM

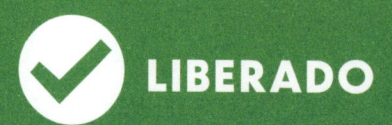

✓ LIBERADO

- Água
- Água com gás
- Água Sparkling
- Bicarbonato de sódio
- Café puro
- Chás de ervas
- Chimarrão (mate)
- Creatina
- Comprimidos (remédios)
- Multivitamínico

✗ PROIBIDO

- Açucar (todos os tipos)
- Água de coco
- BCAAs
- Caldo de ossos
- Chá com frutas (ex.: canela com maçã)
- Suco de frutas
- Temperos: (pimenta-do-reino, cúrcuma, canela em pó, gengibre em pó)
- *Whey Protein*

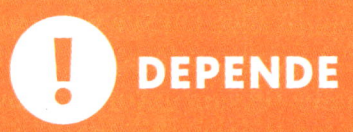

> **! DEPENDE**
>
> - Água com limão
> - *BulletProof coffee* (café turbinado)
> - Chiclete sem açúcar
> - Chá de canela
> - Chá de gengibre
> - Chá de hibisco
> - Eritrirol e xilitol
> - Glutamina
> - Nicotina
> - Ômega 3 (óleo de peixe)
> - Pré-treino
> - Refrigerante zero
> - Vinagre de maçã
>
> São alimentos e bebidas de poucas calorias. Teoricamente quebram o jejum, mas na prática não têm o poder de elevar a insulina significantemente.

2. DIETA CETOGÊNICA

Antes de falarmos sobre dieta cetogênica, precisamos esclarecer certo ponto da nutrição.

> **PRIMEIRO CONCEITO QUE DEVEMOS CONHECER: GORDURA NÃO MATA.**

Muitas pessoas têm o conceito errado de que as gorduras devam ser reduzidas ou até mesmo eliminadas de uma alimentação saudável.

ESSE É O MAIOR MITO DA NOSSA ALIMENTAÇÃO!

Durante décadas, por conta de pesquisas realizadas por um pesquisador chamado Ancel Keys, publicadas em veículos como a revista *Time*[3], a gordura saturada foi apontada como grande vilã e principal causadora do aumento de colesterol e doenças cardiovasculares. Por muitos anos, ovos, abacate, manteiga e outras fontes de gorduras boas perderam espaço para industrializados e ultraprocessados.

A indústria alimentícia americana, enxergando a alimentação como um negócio, começou a lançar produtos com baixo teor de gordura, os chamados *light* e *fit*.

Alimentos com baixo teor de gordura não são saborosos, pois a gordura é uma das responsáveis por melhorar a palatabilidade dos alimentos. Por isso, a gordura foi substituída por carboidratos refinados (açúcar), a fim de melhorar o seu sabor.

● A VERDADE!

Anos após anos, estudos demostram que o consumo de gorduras saturadas não aumenta a incidência de doenças cardiovasculares[4]; pelo contrário, observou-se que o alto consumo de carboidratos é que é o principal responsável pelo aumento dos níveis de colesterol.

Isso não quer dizer que você esteja liberado para consumir grandes quantidades de gordura; é importante entender que existem gorduras "boas" e "ruins".

Como disse uma vez um mestre, perguntado sobre qual é a pior gordura que existe:

— A pior gordura é aquela que está na sua barriga.

Sem brincadeiras, vamos logo para esse papo, que é sério.

Além da gordura saturada, outros tipos de gordura estão presentes, natural ou artificialmente, nos alimentos, como as insaturadas e as gorduras trans. A gordura na dieta ajuda o organismo a absorver determinados nutrientes, como as vitaminas A, D, K e E, e também são uma importante fonte de energia, proporcionando ácidos graxos essenciais.

GORDURAS BOAS X GORDURAS RUINS

IDEAIS E SAUDÁVEIS PARA COZINHAR E TEMPERAR: azeite, manteiga, *ghee*, óleo e manteiga de coco, manteiga de garrafa, óleo de abacate, gordura animal (animal alimentado de pasto).

A SEREM EVITADOS E PREJUDICIAIS À SAÚDE: margarina, óleo de canola, óleo de girassol, óleo de milho, óleo de palma, óleo de soja, gordura animal (animal alimentado com ração).

Então, qual é a diferença entre a gordura boa e a ruim? E quais devemos consumir em maior ou menor quantidade?

- **GORDURA SATURADA**

A maioria das pessoas consome gordura saturada em grande quantidade: cerca de 20% mais do que o máximo recomendado, segundo estudos feitos pela British Dietetic Association. A recomendação atual do Departamento de Saúde da Grã-Bretanha diz que, em média, os homens não devem comer mais do que 30 g de gordura saturada por dia, enquanto as mulheres não devem comer mais do que 20 g. Tais alimentos incluem manteiga, chocolate, bolos, massas folhadas e produtos feitos com carne, como salsichas e tortas salgadas.

- **GORDURA INSATURADA**

Uma dieta composta por gorduras insaturadas pode ajudar a diminuir os níveis do colesterol "ruim" no sangue e aumentar os níveis de lipoproteína de alta densidade (HDL-c), também conhecida como bom colesterol.

As gorduras monoinsaturadas e as poli-insaturadas são encontradas em muito alimentos, que incluem: peixes como salmão, sardinha e cavalinha; sementes e nozes; azeite de oliva; frutas, legumes e verduras, incluindo o abacate.

● GORDURA TRANS

As gorduras trans artificiais são feitas a partir de um processo de hidrogenação do óleo e são conhecidas como gorduras hidrogenadas. As gorduras trans artificiais também podem ser encontradas em comidas processadas, como biscoitos e bolos, e são às vezes usadas para prolongar a vida dos produtos nas prateleiras. Uma dieta rica em gorduras trans pode elevar o risco de **morte** por todas as causas.

● EXEMPLOS DE "GORDURA BOA"

ABACATE

- É rico em vitamina E (antioxidante) e proteína;
- Tem ácido oleico (o mesmo do azeite);
- Aumenta o HDL (colesterol bom);
- É hepatoprotetor (fígado);
- Diminui a infecção urinária;
- Promove o controle glicêmico dos diabéticos;

Obs.: existem poucas diferenças nutricionais entre o avocado e o abacate; ambos são ótimas opções, mas o avocado é mais prático para levar, embora costume ser um pouco mais caro que o abacate.

COCO

Fonte de gorduras boas, aumenta a saciedade e possui muitas fibras. Se optar pela dieta cetogênica, você pode levar pequenos pedaços de coco para o trabalho, para a aula, ou até mesmo antes de ir à academia. Você também pode consumir a quantidade de até 50 g e se sentir bem saciado(a), pois ele ajuda quem quer perder peso ou simplesmente inserir uma opção de alimento saudável no dia.

ÔMEGA-3

O consumo de alimentos industrializados (pães, bolos e salgados) e processados com gordura trans, e na forma de frituras com óleos de soja e margarina, eleva o consumo de ômega-6 (Ω6), que possui ácidos graxos pró-inflamatórios. De maneira geral, o padrão alimentar do brasileiro é rico em Ω6 e pobre em ômega-3 (Ω3), que é anti-inflamatório. A proporção entre os dois deveria ser de 3 6Ω/1 Ω3. O que vemos hoje é um total desbalanço dessa proporção, alcançando-se até 40 6Ω/1 Ω3, o que faz aumentar o risco de doenças crônicas.

BENEFÍCIOS E ATUAÇÃO DO ÔMEGA-3
(DOCUMENTADOS EM ESTUDOS)

- Diminui o HDL (colesterol ruim);
- Diminui placas de ateroma;
- Melhora sintomas de depressão;
- Melhora o sono;
- Promove a saúde dos olhos, da pele e dos cabelos;
- Auxilia no ganho de massa magra;
- Atua impedindo a progressão do Alzheimer;
- É anticoagulante;
- Traz benefícios na gestação;
- Melhora a perda auditiva;
- Atua no diabetes tipo 1;
- Diminui inflamações;
- Ajuda no emagrecimento;
- Promove a saúde do fígado;
- Diminui o déficit de atenção;
- Alivia cólicas menstruais;
- Melhora a hipertensão.

Agora entenderemos que a base da dieta cetogênica lembra bastante a das dietas *low-carb*, que reduzem a quantidade de carboidratos e aumentam o consumo de gorduras e proteínas, porém é mais intensa na restrição dos carboidratos. É a melhor estratégia alimentar que eu conheço para os momentos em que se está com a famosa "fome de leão". Ela utiliza como base a gordura, pois é ela que vai saciá-lo nesse momento.

COMO FUNCIONA?

Diminuímos a ingestão de carboidratos e os substituímos por gordura saudável. A redução de carboidratos coloca o corpo em um estado metabólico chamado cetose, em que a gordura fornece a maior parte da energia para o corpo. Quando isso acontece, o corpo torna-se incrivelmente eficiente na queima de gordura, pois transforma gordura em cetonas no fígado, fornecendo também energia para o cérebro. Outro benefício importante das dietas cetogênicas são as reduções nos níveis de açúcar e insulina no sangue. Isso, juntamente com o aumento das cetonas no organismo, traz vários benefícios para a saúde.

COMO FAZEMOS?

Essa é uma estratégia muito baixa em carboidratos, moderada em proteínas e rica em gorduras. As refeições são montadas mais ou menos assim: 75% de gordura, 20% de proteínas e apenas 5% de carboidratos.

Obs.: neste momento, você pode abusar mais da quantidade; o foco é atingir cetose, e não prender a quantidade de calorias. O ideal é permanecer nessa estratégia entre 3 dias e 6 semanas (segundo estudos), com no máximo 50 g de carboidrato/dia.

● ALIMENTOS PERMITIDOS

Você deve basear a maioria de suas refeições em torno destes alimentos:

- **Carne:** carne vermelha, bife, presunto, *bacon*, frango e peru;
- **Peixe:** salmão, truta, tilápia e sardinha;
- **Ovos:** prefira os orgânicos;
- **Manteiga;**
- **Queijo de *kefir* e queijos gordurosos e amarelos:** queijos não processados (*cheddar*, cabra ou muçarela);
- **Nozes e sementes:** amêndoas, nozes, sementes de abóbora, sementes de chia etc.;
- **Óleos saudáveis:** principalmente azeite extravirgem, óleo de coco e óleo de abacate;
- **Vegetais *low-carb*:** a maioria dos vegetais verdes, tomates, cebolas, pimentas etc.;
- **Condimentos:** você pode usar sal, pimenta e várias ervas e especiarias saudáveis. A dica é basear a dieta principalmente em alimentos de verdade.

● O QUE EVITAR?

Em resumo, você deve evitar qualquer alimento que seja rico em carboidratos.

- **Alimentos açucarados:** refrigerantes, sucos de fruta, bolo, sorvete, doces etc.;
- **Grãos ou amidos:** produtos à base de trigo, arroz, massas, cereais etc.;
- **Frutas:** todas, exceto pequenas porções de bagas, como morangos;
- **Leguminosas:** ervilhas, feijões, lentilhas, grão-de-bico etc.;
- **Tubérculos:** batata, batata-doce, cenoura etc.;
- **Alimentos com baixo teor de gordura:** são altamente processados e muitas vezes contêm muito carboidratos;

• **Alguns condimentos ou molhos:** estes, muitas vezes, contêm açúcar e gordura insalubre;
• **Gorduras insalubres:** limite a ingestão de óleos vegetais processados, maionese etc.;
• **Álcool:** devido ao seu teor de carboidratos, muitas bebidas alcoólicas podem tirá-lo da cetose.

● COMO COMER FORA?

Não é muito difícil manter essa estratégia alimentar comendo fora de casa. A maioria dos restaurantes oferece algum tipo de carne ou prato à base de peixe. Peça isso e substitua qualquer alimento com muito carboidrato por vegetais.

Comidas à base de ovos também são uma ótima opção, como omeletes. Abacate, guacamole e *bacon* também são opções recomendáveis em restaurantes.

● EFEITOS COLATERAIS

Embora seja segura para pessoas saudáveis, pode haver alguns efeitos colaterais iniciais enquanto o corpo se adapta[5]; os sintomas devem passar dentro de alguns dias e incluem falta de energia, dificuldade de concentração, sensação de fome, problemas de sono, náuseas, desconforto digestivo e diminuição do desempenho do exercício. Para minimizar esses efeitos, você pode tentar diminuir os carboidratos aos poucos nas primeiras semanas. Isso pode ensinar seu corpo a queimar mais gordura antes de eliminar completamente carboidratos.

Pelo menos no começo, é importante comer até a plenitude e evitar restringir demais as calorias. A seguir, um exemplo de cardápio cetogênico.

DIETA CETOGÊNICA
CARDÁPIO DE 7 DIAS

	CAFÉ DA MANHÃ	ALMOÇO	JANTAR
DIA 1	*bacon*, ovos e tomates	salada de frango com azeite e queijo feta	salmão/peixe com espargos cozidos em manteiga
DIA 2	omelete de ovo, tomate, manjericão e queijo de cabra	leite de amêndoa, manteiga de amendoim, cacau em pó e *milk-shake* de estévia	almôndegas, queijo *cheddar* e legumes
DIA 3	*milk-shake* cetogênico	salada de camarão com azeite e abacate	costeletas de porco com queijo parmesão, brócolis e salada
DIA 4	omelete com abacate, salsa, pimentão, cebola e especiarias	um punhado de nozes e aipo com guacamole e salsa	frango recheado com pesto e *cream cheese*, além de vegetais
DIA 5	iogurte sem açucar com manteiga de amendoim, cacau em pó e estévia	carne refogada cozida em óleo de coco com legumes	hambúrguer sem pão com *bacon*, ovo e queijo
DIA 6	omelete de presunto e queijo com legumes	fatias de presunto e queijo com nozes	peixe, ovo e espinafre cozido em óleo de coco
DIA 7	ovos fritos com *bacon* e cogumelos	hambúrguer com salsa, queijo e guacamole	bife e ovos com salada

3. DIETA MEDITERRÂNEA

Essa dieta se baseia em se alimentar como os moradores de regiões próximas do mar, como a Itália, França, Grécia, Espanha, Tunísia, Marrocos e Turquia. Recentemente ganhou uma versão adaptada ao cardápio brasileiro, incluindo alimentos nutricionalmente similares aos originais. Traz grandes benefícios para a saúde cardiovascular, pela boa ingestão de gorduras "do bem".

Pesquisadores descobriram que uma dieta com baixa ingestão de gordura saturada e alta em gordura monoinsaturada, como nesta dieta, diminui a inflamação associada a doenças relacionadas com a obesidade, como diabetes e aterosclerose, de forma melhor do que nas dietas ricas em gorduras saturadas ou globais de baixo teor de gordura.

Apesar de ser boa para quem tem propensão às doenças cardíacas, conta com alimentos calóricos e óleos que, se ingeridos em grandes quantidades, podem causar ganho de peso.

> A fama não é à toa. O modo de viver dos moradores das regiões banhadas pelo Mar Mediterrâneo está associado à longevidade. Pesquisas no mundo inteiro também o relacionam com a redução do colesterol dito ruim (LDL-c), menor incidência de Parkinson, Alzheimer e alguns tipos de câncer, como o de intestino e o de mama.

COMO É FEITA?

Na mesa, a comida é sempre fresca e natural, como frutas, legumes, peixes, azeite, oleaginosas, grãos e cereais. Leites e queijos são consumidos com moderação, e o vinho também está presente nas refeições. A carne vermelha é pouco consumida. Essa dieta não tem espaço para os embutidos, enlatados e ultraprocessados[6].

● ELA EMAGRECE OU É SÓ SAUDÁVEL?

O estilo de vida nesses países geralmente é mais saudável, menos estressante e menos sedentário. Geralmente, a dieta está ligada a valores culturais e religiosos desse povo. Seu objetivo inicial não é o emagrecimento. Optar por esse padrão alimentar trará benefícios à saúde; teoricamente, uma pessoa mais saudável tem atitudes mais saudáveis, o que leva à redução do peso[7]. No entanto, o tiro pode sair pela culatra. Comer grandes quantidades desses alimentos e gastar poucas calorias podem resultar em quilos a mais. Segue um exemplo de cardápio mediterrâneo.

DIETA MEDITERRÂNEA
CARDÁPIO COMPLETO

AO ACORDAR

Beba água ao se levantar, pois isso facilitará atingir a meta de ingestão de água necessária no dia.

CAFÉ DA MANHÃ

Iogurte grego com morango e aveia
ou omelete com vegetais, tomates e cebolas.
Um pedaço de fruta.

ALMOÇO

PRIMEIRA OPÇÃO: salada de atum com tomate, azeitonas e queijo.
SEGUNDA OPÇÃO: salmão grelhado, servido com arroz integral e vegetais.
TERCEIRA OPÇÃO: frango grelhado, com salada e batata assada.

JANTAR

PRIMEIRA OPÇÃO: legumes refogados - 150 a 200g de peixe ou frango.
SEGUNDA OPÇÃO: frango grelhado, com legumes e uma batata. Frutas para a sobremesa.
TERCEIRA OPÇÃO: ovos e vegetais fritos com azeite.

SE TIVER FOME ENTRE AS REFEIÇÕES

Um punhado de nozes; Um punhado de fruta; Cenouras; Algumas frutas, como uvas; Iogurte grego, fatias de maçã com manteiga de amêndoa.

4. DIETA *LOW-CARB*

Uma dieta baixa em carboidratos significa que você ingere menos carboidratos e os substitui por uma proporção maior de gordura e regular, com quantidades adequadas de proteínas. Também pode ser chamada de *low-carb, high-fat diet* (LCHF).

Quando você evita açúcar e amidos, o açúcar no sangue tende a se estabilizar, e os níveis do hormônio que armazena gordura, a insulina, caem. Isso ajuda a aumentar a queima de gordura e pode fazer você se sentir mais saciado, reduzindo naturalmente a ingestão de alimentos e promovendo a perda de peso. Estudos mostram que uma dieta baixa em carboidratos pode facilitar a perda de peso, entre outros benefícios. O básico para você entender é:

- **Comer:** carne, peixe, ovos, vegetais que crescem acima do solo e gorduras naturais (como manteiga);
- **Evitar:** açúcar e alimentos ricos em amido (como pão, macarrão, arroz, feijão e batata).

Coma quando estiver com fome e pare quando estiver satisfeito. Você não precisa contar calorias ou pesar sua comida. Você não precisa de produtos com baixo teor de gordura.

Consiste em preparar as refeições com no máximo 40% de carboidratos, 30% de gorduras e 30% de proteínas por cada prato. A ideia é manter esse cronograma entre 3 semanas e 6 meses. Mas não existe nenhum problema em mantê-lo pelo resto da vida. Como vimos, baseia-se em uma dieta altamente saudável e bem distribuída[8].

● EFEITOS COLATERAIS

Algumas pessoas podem ter efeitos colaterais pela redução do carboidrato. Dores de cabeça, cãibras nas pernas e prisão de ventre são alguns dos efeitos colaterais mais comuns. A principal forma de aliviar esses sintomas pode ser aumentar a ingestão de água e sal rosa para repor o que seu corpo está perdendo. Se o fizer, você pode não ter nenhum desses problemas, ou eles provavelmente serão menores e transitórios.

Obs.: se você tem pressão alta, insuficiência cardíaca ou doença renal, converse com seu médico antes de aumentar sua ingestão de sódio. Segue um exemplo de cardápio *low-carb*.

DIETA *LOW-CARB*
CARDÁPIO DE 7 DIAS

	CAFÉ DA MANHÃ	ALMOÇO	JANTAR
DIA 1	2 ovos com *bacon*	salada de alface com atum	macarrão de abobrinha à bolonhesa
DIA 2	queijadinha *low-carb*	bife e vegetais	estrogonofe de carne com arroz de couve flor
DIA 3	*panini* com café e creme de leite	torta salgada de frango	sopa cremosa de *bacon* e queijo
DIA 4	1 pote de iogurte grego e omelete com cheiro-verde	filé de peito de frango, salada e 2 ovos cozidos	peixe frito com salada de legumes e purê de couve-flor
DIA 5	2 ovos cozidos, abacate batido com creme de leite	picadinho de carne, berinjela e champinhom	lasanha de abobrinha
DIA 6	pão ou bolo *low-carb*, café com creme de leite	carne moída refogada com brócolis, 2 ovos e salada	panqueca com farinha de banana verde
DIA 7	bolo de coco *low-carb* de microondas	farofa de linhaça, couve-flor gratinada e picanha	iscas de filés acebolados com vegetais ao molho pesto

5. DIETA HIPOCALÓRICA
FAMOSA DIETA A CADA 3 HORAS

Esta dieta é baseada em um total de calorias diárias reduzidas para criar um déficit de energia que irá gerar perda de peso progressiva[9]. O número de calorias permitido leva em consideração o metabolismo do indivíduo, a idade, o sexo e o nível de atividade física existente.

Por exemplo, uma mulher de 40 anos com taxa metabólica basal (gasto e calorias diárias para se manter viva e em repouso) de 1.500, que pratica exercícios moderados, precisaria de cerca de 1.900 kcal para manter seu peso. Se ela pretende perder, precisará seguir uma dieta de aproximadamente 1.300 kcal, criando um déficit de cerca de 600 kcal/dia. O corpo, portanto, consome a gordura corporal armazenada para compensar as 600 kcal e, portanto, leva à perda de peso progressiva.

● QUAIS SÃO AS CARACTERÍSTICAS DA DIETA HIPOCALÓRICA?

O ideal são cinco refeições ao dia. Foi demonstrado que, toda vez que comemos, há um aumento de glicose e uma descarga de insulina para compensar essa glicose. Essa resposta da glicose está de acordo com a quantidade de carboidratos e proteínas que consumimos. Sabemos que essas descargas repentinas de insulina criam fome, então, quando algumas pessoas comem somente duas ou três grandes refeições por dia, comem mais, gerando uma maior produção de insulina, podendo gerar mais fome e mais armazenamento de gordura. Comer pequenas porções a cada 3 horas gera menor sensação de fome e menor resposta a insulina, pelas porções serem mais reduzidas.

● DURAÇÃO DA DIETA HIPOCALÓRICA

No caso da dieta hipocalórica, uma meta de peso ideal deve ser estabelecida, sempre levando em consideração a constituição corporal e fatores como a altura e a idade. Não há duração estabelecida para uma dieta hipocalórica; em vez disso, marcos são definidos. Uma pessoa que deve perder 15 kg vai definir uma meta de curto prazo de atingir os primeiros 10 kg, então vamos introduzir certos alimentos limitados desde o início do tratamento para atingir o peso ideal marcado. Quem está fazendo dieta precisa aprender a combinar alimentos, controlar as porções e comer todos os tipos. Essa fase tende a durar de 5 a 6 meses[10].

Essa é uma dieta em que o fundamental não é apenas atingir a meta de emagrecimento, mas também manter o peso perdido. Para isso, você deve sempre seguir uma dieta controlada. O recomendado é que uma dieta seja sempre acompanhada por um aumento no exercício.

O foco da hipocalórica não é reduzir um grupo de alimentos específicos, e sim todos os grupos. Reduzir o consumo excessivo de açúcar e gordura e fracionar as refeições é a base de uma dieta hipocalórica.

Os planos de refeições para a dieta hipocalórica levam em consideração o seguinte:

• O desjejum deve ser robusto, pois é a primeira refeição do dia e deve ser farta e variada (frutas, cereais, alguns laticínios etc.). No meio da manhã, introduzimos uma porção de fruta ou algum laticínio;

• Os carboidratos (massas integrais, arroz integral, batata-doce e vegetais) que liberam energia mais lentamente são introduzidos na hora do almoço, de forma que sua energia esteja disponível para consumo no final do dia;

• O lanche ideal é uma pequena porção de frutas da estação. O jantar também deve ser leve, pois há menos horas para o corpo queimar gordura. Dessa forma, os níveis de insulina e glicose são gerenciados.

Segue uma sugestão de cardápio da dieta hipocalórica de 1.200 kcal.

DIETA 1.200 CALORIAS
CARDÁPIO COMPLETO
OPÇÃO 1

AO ACORDAR

- 1 copo de suco de limão sem adoçar.

CAFÉ DA MANHÃ

- café à vontade, chá e água (sem adoçar);
- 2 ovos mexidos e 1 bolacha de arroz média.

COLAÇÃO

- 8 morangos;
- chá mate com suco de meio limão.

ALMOÇO

- 100 g de hambúrguer caseiro; macarrão de abobrinha refogado (pode ser em formato de espaguete);
- salada de alface e rúcula à vontade (1 colher de azeite);
- suco de meio limão.

LANCHE DA TARDE

- 1 *kiwi*;
- café à vontade, chá e água (sem adoçar).

JANTAR

- 100 g de peito de frango grelhado;
- repolho refogado;
- salada de alface e rúcula à vontade;
- suco de meio limão.

DIETA 1.200 CALORIAS
CARDÁPIO COMPLETO
OPÇÃO 2

AO ACORDAR

- 1 copo de suco de limão sem adoçar.

CAFÉ DA MANHÃ

- café à vontade, chá e água (sem adoçar);
- 1 crepioca (1 ovo + 1 colher de goma de tapioca), 1 pitada de sal.

COLAÇÃO

- 1 maçã.

ALMOÇO

- 100 g de hambúrguer de carne de frango (peito) caseiro;
- chuchu refogado;
- salada de alface e rúcula à vontade (1 colher de azeite);
- suco de meio limão.

LANCHE DA TARDE

- 1 laranja.

JANTAR

- 100 g de peito de frango grelhado ou o mesmo do almoço;
- repolho refogado;
- salada de alface e rúcula à vontade;
- suco de meio limão.

● INFORMAÇÕES ADICIONAIS SOBRE ALIMENTAÇÃO

Para quem está no peso certo, parece ser bem fácil. "É só parar de comer", eles dizem. Mas será isso mesmo? Segundo alguns autores, a dependência de drogas e a obesidade parecem compartilhar várias propriedades. Ambos podem ser definidos como distúrbios, nos quais um tipo específico de recompensa se torna exagerada.

Por exemplo, um estudo da Universidade Aarhus, na Dinamarca, mostrou que o açúcar é tão viciante quanto drogas pesadas, como a cocaína, porque ele afeta os mensageiros químicos cerebrais, como a serotonina (que dá sensação de bem-estar) e a dopamina (recompensa). O efeito não é exatamente o mesmo causado pelas drogas, mas pode, sim, bagunçar o cérebro e o corpo e viciar, podendo levar à compulsão alimentar.

CONHEÇA OS DIFERENTES AÇÚCARES

Refinado – em seu processo de refinamento, aditivos químicos, como o enxofre, deixam o produto bem branco e saboroso. Esse processo, porém, retira praticamente todas as vitaminas e minerais do açúcar, que se torna um produto de calorias vazias, ou seja, sem nutrientes.

Cristal – é aquele açúcar que apresenta cristais maiores, um pouco difíceis de serem dissolvidos na água. É muito usado em receitas de doces. Depois do cozimento, os cristais passam por um processo de refinamento mais brando do que aquele sofrido pelo refinado. Ainda assim, 90% dos nutrientes são perdidos.

Light – combinação do açúcar refinado com adoçantes como aspartame e ciclamato, que aumentam o poder de adoçar. Consumir açúcar *light* significa ingerir menos calorias, pois 2 g de açúcar *light* equivalem a 6 g de açúcar comum. Pior alternativa de todas, devido à presença destes três venenos: açúcar refinado, aspartame e ciclamato.

Frutose – açúcar extraído das frutas. Adoça cerca de 30 vezes mais do que o açúcar comum. Segundo estudos científicos, é a causa do câncer, doença que mais mata nos Estados Unidos, atualmente.

Demerara – sua aparência e sabor são similares aos do açúcar cristal, porém exibe uma tonalidade dourada, ou marrom. Isso porque ele passa por um refinamento leve e não recebe nenhum aditivo químico. Praticamente todos os nutrientes são preservados, mantendo alto teor de cálcio, fósforo, potássio e magnésio, além de vitaminas do complexo B e C.

Mascavo – este açúcar se forma após o resfriamento do xarope proveniente do caldo da cana e não passa por nenhum processo de refinamento. Por isso ele possui o maior valor nutricional dentre os tipos de açúcar. Seria o equivalente ao trigo ou ao arroz integral. Ele é úmido e escuro e possui um gosto marcante, próximo à rapadura, o que dificulta a sua popularidade.

Orgânico – com relação aos alimentos *in natura*: difere dos demais desde o plantio. A planta jamais é transgênica, não recebe agrotóxicos nem fertilizantes artificiais e, com relação aos industrializados, pode conter até 5% de componentes não orgânicos, por isso fique de olho nos rótulos! Sugere-se usar açúcar mais escuro, por manter suas propriedades nutricionais.

REFERÊNCIAS

1. Patterson, R. E.; Sears, D. D. Metabolic Effects of Intermittent Fasting. Annual Review of Nutrition, v. 37, p. 371-93, 2017.
2. de Cabo, R.; Mattson, M. P. Effects of Intermittent Fasting on Health, Aging, and Disease. New England Journal of Medicine, v. 381, n. 26, p. 2541-51, 2019.
3. ANCEL Keys. In: Wikipédia. Disponível em: <https://en.wikipedia.org/wiki/Ancel_Keys>. Acesso em: jul. 2021.
4. Bueno, N. B. et al. Very-low-carbohydrate ketogenic diet v. low-fat diet for long-term weight loss: a meta-analysis of randomised controlled trials. British Journal of Nutrition, v. 110, n. 7, p. 1178-87, 2013.
5. Muscogiuri, G. et al. The management of very low-calorie ketogenic diet in obesity outpatient clinic: a practical guide. Journal of Translational Medicine, 2019.
6. Esposito, K.; Giugliano, D. Mediterranean diet and type 2 diabetes. Diabetes/Metabolism Research and Reviews, 2014.
7. Mancini, J. G. et al. Systematic Review of the Mediterranean Diet for Long-Term Weight Loss. The American Journal of Medicine, v. 129, n. 4, p. 407-15, 2016.
8. Noakes, T. D.; Windt, J. Evidence that supports the prescription of low-carbohydrate high-fat diets: a narrative review. British Journal of Sports Medicine, v. 51, n. 2, p. 133-9, 2017.
9. Koliaki, C. et al. Defining the Optimal Dietary Approach for Safe, Effective and Sustainable Weight Loss in Overweight and Obese Adults. Healthcare (Basel), v. 6, n. 3, p. 73, 2018.
10. Nackers, L. M. et al. The association between rate of initial weight loss and long-term success in obesity treatment: does slow and steady win the race? International Journal of Behavioral Medicine, v. 17, n. 3, p. 161-7, 2010.

6 EMAGRECIMENTO NOTURNO

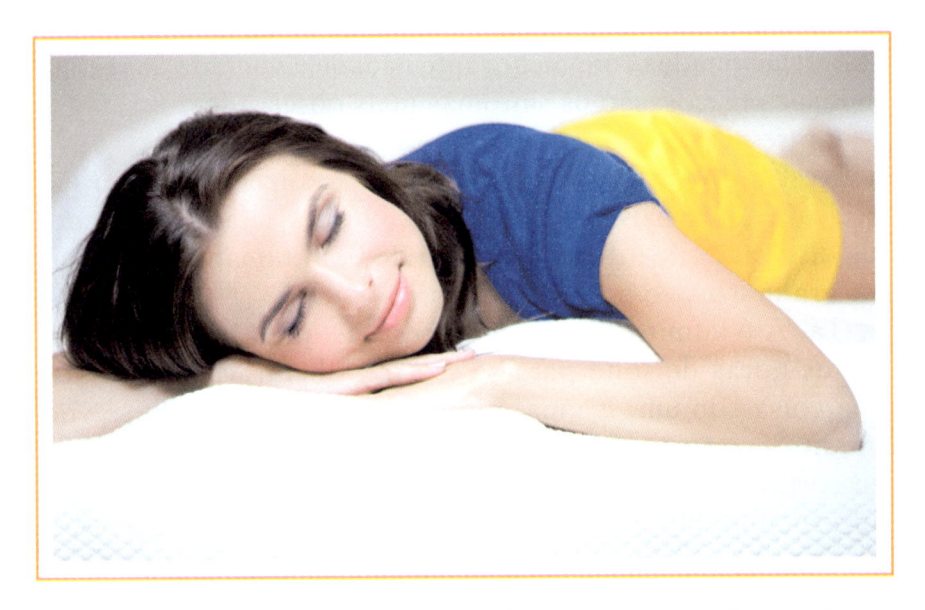

Algumas informações são tão óbvias que, quando nos deparamos com elas, temos duas formas diferentes de nos posicionarmos. Ou concordamos que é verdade, ignoramos e continuamos vivendo. Ou ficamos tão chocados com aquilo que a sensação ao ouvirmos é o famoso "Caramba!, como eu não tinha pensado nisso antes?", e partimos para uma mudança.

ENTÃO LÁ VAI: DORMIR POUCO ENGORDA[1].
— Como assim, Márcio? Se eu fizer uma dieta restritiva, mas dormir pouco, ainda assim vou engordar? Como?
É mais ou menos por aí...

E aí, qual vai ser a sua reação? Vai falar: "Aham" e pular o capítulo? Ou vai falar "Caramba!" e vir comigo para descobrir do que estou falando?

Independentemente da sua reação, o fato não vai mudar; a esmagadora maioria dos estudos mostra uma gigantesca relação entre pessoas que dormem menos de 7 horas por dia com uma maior prevalência de obesidade e maior índice de massa corporal do que aqueles que relatam sono adequado, entre 7 e 8 horas por noite. O aumento do apetite, maior desejo por alimentos calóricos e mais palatáveis, redução nos níveis de disposição, que estão relacionados com menor intensidade e vontade de realizar exercícios físicos, são os sintomas mais observados.

E o resultado? Só Jesus na causa.

Neste momento, muitas pessoas vão dizer: "Mas eu não preciso dormir mais do que 6 horas por dia". Já tive pacientes que disseram que 4 horas estavam de bom tamanho, mais que isso era destrutivo para seu corpo.

Tá. Até admito que existem pessoas que não precisam de muitas horas de sono para se sentirem bem. Mas isso não é uma coisa comum. É uma minoria muito restrita. E, se você acredita fazer parte dessa minoria, existem alguns sinais que seu corpo pode apresentar para mostrar que você está errado. Por exemplo, bolsas embaixo dos olhos, olheiras, indisposição durante o dia, bocejos diurnos, dificuldade de se concentrar, esquecimentos, preguiça.

E aí, ainda está achando que é algo normal, ou talvez esteja dando pouca importância para os sinais que seu corpo está dando?

> **Você dorme pouco porque não precisa, dorme pouco porque não quer ou dorme pouco porque não pode?**

Seja pela escolha do estilo de vida, imposta pelas demandas do trabalho ou familiares, ou devido a problemas físicos ou psicológicos, a privação crônica do sono é cada vez mais comum em nossa agitada sociedade moderna.

O buraco pode ser muito maior.

E se eu dissesse que a falta de sono pode lhe causar mais fome do que você pode suportar e que isso acontece por mecanismos muito mais profundos do que simplesmente o cansaço?

Existem pesquisas sobre o impacto da duração do sono nos hormônios reguladores do apetite que comprovam essa relação. Além disso, o sono é reparador e essencial para a saúde física e mental. Noites mal dormidas não resultam apenas em cansaço; também podem provocar doenças cardíacas, câncer e problemas de memória, comprometimento das funções metabólicas e endócrinas, envelhecimento precoce e, claro, o que nos importa aqui, obesidade[2].

Um dos estudos mais importantes nessa área é feito nos Estados Unidos há mais de 20 anos pelo Wisconsin Sleep Cohort Study, em colaboração com as universidades de Stanford, Harvard, Chicago, Toronto, Reino Unido, Polônia, França e outras. Eles analisam anualmente distúrbios do sono em 1.024 voluntários e identificaram que os participantes com déficit de sono tinham alterações significativas nos hormônios reguladores do apetite e apresentavam um aumento no índice de massa corporal. Ao considerar os fatores responsáveis pela nossa atual epidemia de obesidade, o sono é uma das variáveis que deveriam ser levadas em consideração ao trabalhar questões envolvendo apetite e equilíbrio de energia.

É durante o sono, por exemplo, que o HGH, o chamado hormônio do crescimento, é liberado. Mais do que um aliado, esse hormônio produzido naturalmente pela glândula pituitária é um dos recursos fundamentais da nova medicina contra o envelhecimento. Como já dito, ele rejuvenesce pele, músculos e ossos, recupera as funções de órgãos como coração, pulmões, fígado e rins, revitaliza o sistema imune, diminui os riscos de ataque cardíaco e derrame, melhora a captação de oxigênio em pacientes com enfisema e previne a osteoporose.

Uma pessoa adulta precisa dormir ao menos 7 horas por dia, ou isso pode modificar o padrão endócrino que sinaliza a fome e a saciedade, alterando as escolhas alimentares dessa pessoa. O que acontece é que a falta de sono reduz os níveis de leptina, o hormônio da saciedade, aumenta os níveis de grelina, o hormônio da fome, além de gerar cansaço e aumentar as oportunidades para buscar alimentos[3]. Sem sono, você acaba se levantando para atacar a geladeira. Esses fatores aumentam a fome, diminuem o gasto energético e aumentam a ingestão de alimentos com alta densidade energética, resultando no ganho de peso. Pessoas que têm o ciclo de sono desregulado acabam entrando em um ciclo vicioso, no qual ficarão cada vez mais cansadas e com menor disposição para os exercícios físicos, se é que antes já tinham alguma.

Além de dormir pelo menos 7 horas por noite, sempre que possível, alguns minutos para um pequeno cochilo durante o dia fazem muito bem para a saúde. Há evidências de que um pequeno cochilo após o almoço protege o coração, reduzindo a liberação de hormônios do estresse e melhorando a disposição para realizar as atividades cotidianas. Dormir mal também aumenta a resistência do corpo à insulina, complicando ainda mais o controle do diabetes. De acordo com pesquisadores da Northwestern University, dos Estados Unidos, 82% dos pacientes diabéticos que apresentam dificuldades para dormir e que tiveram seu sono monitorado apresentaram resistência à insulina.

O cansaço provocado por diversas noites mal dormidas causa estresse e aumenta a pressão sanguínea, causando hipertensão em médio prazo. Segundo estudo da Universidade de Montreal, no Canadá, a hipertensão desencadeada pela insônia afeta até mesmo os pacientes sem predisposição à doença. Dormir mal leva a lapsos de memória. De acordo com uma pesquisa realizada pela Universidade de Lubeck, na Alemanha, durante as horas de sono ocorre a produção de proteínas responsáveis pelas conexões neurais, fundamentais para o aprendizado e a memória. E, de quebra, isso evita a depressão. Um estudo realizado pelo Cleveland Clinic's Sleep Disorders Center, nos Estados Unidos, constatou que quem dorme de 6 a 9 horas tem mais ânimo e qualidade de vida.

Se tudo isso ainda não o convenceu a ir para a cama, vou te dar mais um motivo: o ciclo circadiano, que regula todo o funcionamento do nosso corpo, a partir dos ciclos de dia/noite, é coordenado por uma glândula mais ou menos do tamanho de uma ervilha, localizada no meio do nosso cérebro, chamada epífise ou pineal[4]. Quando você quebra esse ciclo, a glândula pineal perde a capacidade de gerenciar o corpo, e a sua saúde vai para o espaço. Para você preservar a sua saúde e a regulação de seus hormônios, o horário máximo para ir para cama é o de 11 horas da noite, em completa escuridão.

Se não for assim, a glândula pineal deixa de produzir melatonina, que é a molécula que regula a homeostase e o sistema neuroendócrino imunológico. Quando você dorme, a glândula pineal manda o hipotálamo produzir uma série de hormônios, que vão acertar todos os relógios biológicos que integram nosso sistema. E eu falei ali em cima – não sei se você observou – que devemos dormir em completa escuridão. Tem que ser breu total. Não pode nem haver aquelas luzinhas de LED da TV, celular, nada ligado. Porque é no escuro que a retina envia uma mensagem para uma área lá dentro do cérebro chamada núcleo supraquiasmático, o centro primário de regulação dos ritmos circadianos. A partir do momento em que a mensagem chega, esse núcleo avisa à pineal para começar a sintetizar melatonina, dando início ao processo de regulação hormonal. Por exemplo, a tireoide começa a produzir hormônios tireoidianos; a suprarrenal começa a produzir DHEA, testosterona, cortisol; os ovários, estradiol e progesterona etc. Basta um LED aceso para botar todo o sistema em colapso, e é isso o que causa insônia e todos os demais problemas.

Simples assim.

● ACERTANDO O RELÓGIO

O ciclo circadiano, ou ritmo circadiano, é o nosso famoso relógio biológico, que nos indica o horário de acordar, de dormir, que nos dá fome, diz quais são os horários das refeições e nos deixa desorientados quando viajamos para países com fuso horário diferente.

Desde a época dos homens das cavernas ele é diretamente regulado pelo sol – dormíamos enquanto estava escuro e trabalhávamos, caçávamos enquanto estava claro –, mas isso mudou a partir da iluminação artificial. A iluminação artificial hoje é responsável por desregular a liberação do hormônio melatonina, através da glândula pineal.

À noite, no escuro, a liberação da melatonina se intensifica. Quando em equilíbrio e normal funcionamento, esse hormônio influencia o sono, a renovação celular, os processos inflamatórios, a modulação dos efeitos do estresse, além de prevenir a resistência à insulina, auxiliar na fertilidade feminina, amenizar os sintomas da menopausa e, algo recentemente descoberto, na queima de gordura corporal.

Estudos comprovam que a restrição ou privação do sono altera o ritmo circadiano, influenciando diretamente a produção de melatonina. Esse desequilíbrio, além de provocar diversas alterações fisiológicas no corpo, provoca o aumento de gordura. Em 2019[5], foi demonstrado que a melatonina exerce papel-chave na ativação do tecido adiposo marrom, a célula queimadora de gordura, queimando o tecido adiposo bege, a célula armazenadora de gordura.

> Para manter seu relógio biológico funcionando perfeitamente e, assim, evitar doenças e ganho de peso, é recomendada a prática de exercícios físicos durante o dia e, à noite, limitar o uso de celular, evitar a ingestão de álcool, nicotina, cafeína etc.

PARA CONCLUIR, AQUI VÃO TRÊS DICAS PARA MANTER SEU CICLO CIRCADIANO REGULADO:

1 Crie uma rotina para o sono. Tenha um horário para dormir, no máximo às 23 horas, e para acordar, para que seu organismo entenda o que está acontecendo. Mantenha seus horários mesmo aos finais de semana, para não atrapalhar o ciclo nos dias seguintes.

2 Faça atividades físicas regularmente, de preferência no período da manhã. Uma caminhada matutina, sob a luz solar, pode ser uma excelente maneira de colocar o corpo em ação e dizer ao cérebro que o dia está começando.

3 À noite, evite usar aparelhos eletrônicos antes de dormir. Nem mesmo assistir à televisão é recomendado, pois o cérebro pode ficar confuso, achando que ainda é dia. Se for assistir à TV, desligue pelo menos 2 horas antes de dormir, para que o sistema se acostume. E, se for usar o celular, ative o modo noturno, que, aliás, foi feito para isso mesmo.

SE SEU SONO ESTÁ COM PÉSSIMA QUALIDADE, SUGIRO SEGUIR AS 12 ESTRATÉGIAS DO EMAGRECIMENTO NOTURNO[6].

01	Defina uma hora para dormir e uma hora para acordar. Fixo, sem negociação nesse primeiro momento (mesmo nos finais de semana).
02	30 minutos de exercício até no máximo 3 horas antes de se preparar para dormir.
03	Não consuma produtos com nicotina (nunca) ou cafeína após as 16 horas.
04	Evite a ingestão de bebidas alcoólicas no período noturno.
05	Avalie se algum medicamento usado está tirando o seu sono.
06	Evite pestanas após as 3 da tarde.
07	Evite assumir compromissos tarde da noite. Busque atividades relaxantes.
08	Tome banho quente à noite e banho frio ao acordar.
09	Mantenha o ambiente calmo, com temperatura agradável e totalmente escuro.
10	Exponha-se ao sol por pelo menos 30 minutos ao acordar.
11	Não fique deitado sem sono.
12	Se não melhorar, fale com o médico.

REFERÊNCIAS

1. St-Onge, M.-P. Sleep–obesity relation: underlying mechanisms and consequences for treatment. Obesity Reviews 18 (Suppl. 1), p. 34-9, 2017.
2. Kwok, C. S. et al. Self-Reported Sleep Duration and Quality and Cardiovascular Disease and Mortality: A Dose-Response Meta-Analysis. Journal of the American Heart Association, v. 7, n. 15, 2018.
3. Broussard, J. L. et al. Elevated ghrelin predicts food intake during experimental sleep restriction. Obesity (Silver Spring), v. 24, n. 1, p. 132-8, 2016.
4. Brzezinski, A. Melatonin in humans. New England Journal of Medicine, v. 336, n. 3, p. 186-95, 1997.
5. Halpern, B. et al. Melatonin Increases Brown Adipose Tissue Volume and Activity in Patients With Melatonin Deficiency: A Proof-of-Concept Study. Diabetes, v. 68, n. 5, p. 947-52, 2019.
6. Walker, M. Why we sleep. Penguin Books, 2018.

7 EMAGRECIMENTO MUSCULAR

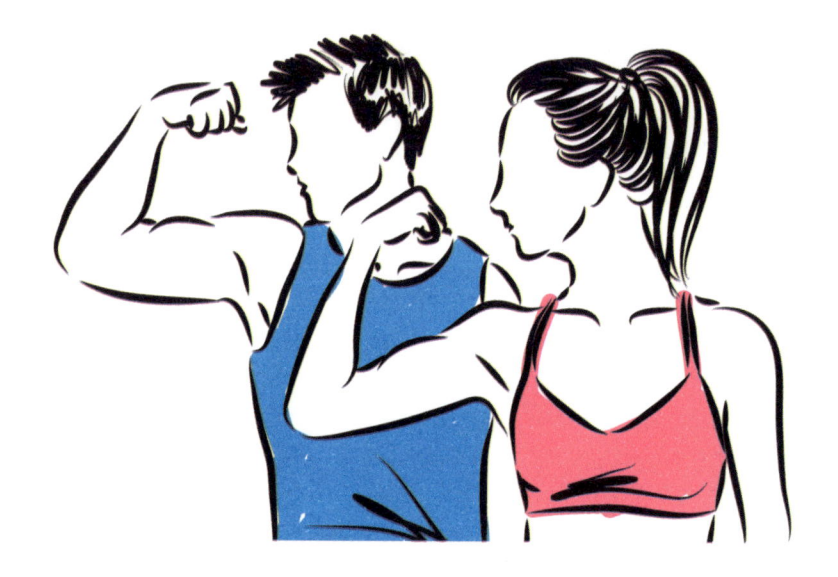

Perder peso ou permanecer magro? O que é mais difícil?

Um dos conceitos mais complicados para quem trabalha com a medicina do emagrecimento é que emagrecer é um desafio (difícil, mas possível), mas permanecer magro é um calvário (quase impossível).

Mais de um terço do peso perdido tende a retornar dentro do primeiro ano, e a maioria é recuperada em 3 a 5 anos[1]. Ou seja, a chance de retornar à estaca zero é enorme. E se você insiste e volta a fazer regime, entra no famoso efeito sanfona, no qual você emagrece e volta a engordar – não raro, até ganhando mais peso que anteriormente. Por isso, a obesidade é tratada por muitos médicos como uma doença que precisa ser controlada pelo resto da vida. Alguns chegam a usar a expressão "obeso emagrecido" para se referir ao paciente que continua magro depois de certo período.

Infelizmente, isso parece ser uma verdade absoluta para a maioria das pessoas, mas calma, vou tirá-lo dessa! Deixe-me explicar, e você vai ver que faz sentido.

Mais de 60% dos adultos e perto de 20% das crianças nos Estados Unidos estão com sobrepeso ou obesidade[2]. As estratégias de perda de peso não parecem ser eficientes para a maioria das pessoas, então é minha função mostrar os motivos e como você pode evitar entrar no efeito sanfona.

Para entender esse conceito, precisamos conhecer o nosso famoso e odiado tecido adiposo, mais conhecido na Medicina como tecido adiposo branco, que é a maior reserva de energia de nosso organismo, na forma de triglicerídeos, e considerada a principal molécula de armazenamento energético em longo prazo.

Esse é um dos principais sistemas homeostáticos (sistemas do nosso corpo que dão estabilidade para que todos os órgãos atuem em conjunto e cada um faça suas funções adequadamente, proporcionando equilíbrio ao corpo como um todo), que controlam o peso corporal e desempenham um papel particularmente importante no impulso biológico para recuperar o peso perdido.[3]

Essas células, chamadas de adipócitos, armazenam gorduras e as usam para regular a temperatura corporal – por isso pessoas mais gordas tendem a sentir menos frio (geralmente). Cada célula adiposa armazena determinada quantidade de gordura; é capaz de armazenar gorduras até dez vezes o seu tamanho. Quando a célula adiposa ultrapassa seu limite de armazenamento, automaticamente outra é criada – por isso que, conforme você vai engordando, vai aumentando o tamanho de seu corpo. E esse tecido adiposo acompanha o desenvolvimento do ser humano durante toda a vida[4].

E de onde vem e para que serve esse depósito de energia? Vem dos primórdios de nossos antepassados. De uma época escassa, quando não existiam geladeira, armários, plantação ou agropecuária. Esses "casacos", ou "*airbags*", além de nos aquecer e nos proteger, serviam de reserva de energia para períodos de escassez. O problema é que vivemos em um período de total plenitude de energia, em que precisamos de apenas cinco passos para chegar à geladeira ou oito passos até a despensa, e nosso maior exercício é o revezamento de troca de canal da televisão, ou no máximo dois cliques seguidos para distribuir "*likes*" nas redes sociais (se está gostando deste livro, siga o Doc nas redes sociais e dê aquele *like* também!). Essa energia sobra, sobra e sobra, e então duas células adiposas viram quatro. Quatro viram oito, oito vão a dezesseis, e aí o céu é o limite.

Por isso o conceito de consumir menos e gastar mais precisa estar fixo em nossa mente. Outro conceito, que muitos ainda acreditam, mas sabemos que é equivocado, é que **fazer exercícios em determinados locais do corpo faz queimar a gordura desse local**. Errado!

> **FAZER EXERCÍCIOS EM DETERMINADOS LOCAIS DO CORPO FAZ QUEIMAR A GORDURA DESSE LOCAL.**

Não é fazendo abdominal que queimarei a gordura da barriga nem malhando perna que queimarei aquela gordura. Podemos, sim, ver esse local torneando mais rapidamente, mas o motivo é o crescimento do músculo por baixo da capa de gordura, que está diminuindo não no local, e sim em todo o corpo.

O famoso efeito sanfona, na prática, faz o seguinte com seu corpo: durante a perda de peso, as reservas de energia são usadas e os adipócitos se tornam menores. Você emagrece e fica *top*, mas dali a pouco começa o efeito contrário e você volta a recuperar peso: a energia é reacumulada, e os adipócitos aumentam.

Isso porque, quando você perde peso, não perde o número de adipócitos do tecido adiposo. Ou seja, as células de gordura simplesmente murcham e depois voltam a se inflar[5]. Normalmente o número de adipócitos em uma pessoa normal e saudável permanece relativamente constante ao longo da vida adulta[6], mas há situações em que esse número pode aumentar. Por exemplo, nas condições metabólicas durante o reganho de peso, que podem propiciar o crescimento dessas células.

Eu não sei ler pensamentos, mas acho que nesse momento você está morrendo de raiva do seu tecido adiposo, né? Afinal ele só cresce, só aumenta. Você passa uma fome lascada, se mata de fazer exercícios, e tudo o que ele faz é murchar e ficar esperando a oportunidade pra se encher de novo. Mas calma, nem tudo está perdido. Trago boas notícias. Existem outros tipos de adipócitos que podem nos ajudar a emagrecer.

Que tal, gostou dessa? Eu disse que nem tudo está perdido. Confie em mim. Eu estou aqui para mostrar as águas turbulentas da realidade, sim, mas também para ensiná-lo a navegar por elas.

● ADIPÓCITOS MARRONS E BEGE

Os adipócitos marrons e bege têm origens distintas no desenvolvimento embrionário, ou seja, ainda durante a gestação, na barriga da mãe. O marrom se desenvolve a partir de células que também dão origem às células do músculo esquelético. Já a gordura bege é induzida a partir do tecido adiposo branco, que escurece após o nascimento.

Embora surjam de origens distintas e estejam localizados em diferentes regiões do corpo, os adipócitos marrons e bege (também chamados de adipócitos *brite*) têm características morfológicas e metabólicas parecidas, incluindo gotículas lipídicas multiloculares, mitocôndrias densas e expressão da proteína desacopladora 1 (UCP1). Calma, já explico tudo isso[7].

Ambas as gorduras, marrom e bege, são metabolicamente ativas e utilizam energia química para a produção de calor, manutenção da temperatura corporal, gasto de energia e controle do peso. Pesquisas recentes também indicam que essas duas gorduras têm uma função metabólica que aumenta a possibilidade de tratamento para doenças metabólicas como obesidade, diabetes tipo 2 e doença hepática gordurosa não alcoólica. O que faz com que essas gorduras sejam utilizadas como fonte de calor é a tal da UCP1, a proteína responsável pelo que chamamos de termogênese.

E o que vem a ser isso? É a capacidade do nosso organismo de regular a temperatura interna do corpo, de acordo com as condições do ambiente externo, por meio da queima de energia.

Por exemplo, esteja você em um lugar onde a temperatura externa seja de 40 °C positivos, ou negativos, e a temperatura interna de seu corpo vai continuar entre 36,5 °C e 37,2 °C. A UCP1 ajuda nessa regulagem. Suamos para perder calor, caso nossa temperatura corporal esteja acima (principalmente no verão ou nos dias quentes), e raramente transpiramos no inverno, pois é preciso haver aquecimento. Aliás, quando você treme de frio, o que está acontecendo é uma queima energética, é o metabolismo agindo para que você fique com a temperatura ideal.

Agora que você entendeu o conceito da termogênese, posso falar sobre a termogênese alimentar, que é a energia utilizada para que os alimentos sejam digeridos e cumpram suas funções nutricionais. Alimentos termogênicos ativam a termogênese e são recomendados para acelerar a perda de gordura nas dietas de emagrecimento.

— Márcio, não entendi direito como funciona isso.

Exemplo prático: você põe gasolina no carro, liga o motor e anda, certo? O que o motor do carro faz é queimar gasolina para transformar energia química em energia mecânica. O calor resultante dessa transformação aquece o motor. Se você colocar água no lugar da gasolina, não vai queimar, e o carro não vai andar.

No nosso corpo acontece algo muito semelhante: a energia química contida nos alimentos é liberada na forma de açúcares e gorduras, parte utilizada para a movimentação do corpo e parte armazenada. Isso quer dizer que, dependendo do combustível que você coloca no seu tanque, o estômago, vai gerar mais ou menos energia. Esses alimentos mais ou menos energéticos são os chamados termogênicos.

Quando você come um alimento termogênico, seu organismo automaticamente passa a gastar mais energia na digestão ou no próprio metabolismo, por meio da sua aceleração. Dessa forma, perde calorias e queima gorduras. Entendeu o segredo?

Não é fazendo abdominal que você perde barriga. É aumentando o consumo de energia. O abdominal deixa sua barriga definida – nem que seja sob a capa de gordura –, mas é a queima que resulta em emagrecimento. Alimentos ricos em fibra, por exemplo, são considerados termogênicos, porque deixam a digestão mais lenta e, assim, exigem mais energia do aparelho digestivo.

Mas não me entenda mal: nenhum alimento por si só tem o poder de emagrecer. Não é isso. Não há uma fórmula mágica, nem milagres para emagrecer. Existe um conjunto de ações que você deve seguir, sempre com moderação e equilíbrio. O que estou dizendo é que é possível acelerar o metabolismo com a ajuda de alguns alimentos para obter melhores resultados em uma dieta.

12 ALIMENTOS TERMOGÊNICOS

1. AVEIA – Como o organismo gasta muita energia para que os grãos sejam convertidos em glicose e aminoácidos, a aveia ajuda a regular os níveis de açúcar e de insulina no sangue e estimula o gasto de calorias na forma de gordura, além de reduzir os níveis de colesterol ruim e promover a saciedade.

2. CASTANHAS – São ricas em vitamina B e levam mais tempo para serem digeridas, o que ajuda a manter a fome sob controle por mais tempo. A castanha-do-pará, por exemplo, é a maior fonte de selênio conhecida. O mineral atua na inativação dos radicais livres, ativa os hormônios da tireoide, contribui para a desintoxicação do organismo e fortalece o sistema imunológico.

3. FRUTAS VERMELHAS – Morango, mirtilo, amora, framboesa etc. Possuem baixo índice de açúcar e calorias e são alimentos ricos em vitamina C, um anti-inflamatório natural, e fibras, o que prolonga a sensação de saciedade e faz bem para a microbiota intestinal.

4. CHIA E LINHAÇA – Essas sementes têm ômega-3, que têm ação anti-inflamatória e fibras. Isso é bom para o funcionamento do sistema digestivo, especialmente do intestino, e para acelerar o metabolismo, facilitando a queima de gordura, especialmente na região abdominal. Aí, sim, junto com aquelas sessões de abdominais, você vai conseguir algum resultado.

5. ARROZ INTEGRAL – É sempre recomendável, mesmo que não esteja de regime, consumir alimentos integrais. São alimentos naturais, ricos em carboidratos complexos, que são liberados mais lentamente no organismo e evitam picos de insulina no sangue. Para o arroz ficar branco, por exemplo, usam-se parafina e até talco. O grão integral (só se tira a casca externa) mantém as fibras que ajudam na sensação de saciedade por mais tempo e é fonte de manganês, que ajuda a reduzir as gorduras do corpo.

6. AMÊNDOAS – Essa oleaginosa é fonte de gorduras insaturadas que aceleram o metabolismo. No caso da amêndoa, ela é rica em cálcio e magnésio, minerais importantes para a produção de melatonina, um hormônio que favorece a queima de gordura.

7. IOGURTES – Todos os laticínios em geral são excelentes para a microbiota e ajudam na perda de peso, por serem ricos em cálcio. O mineral é importante nesse objetivo, por atuar no metabolismo energético. Ele eleva a temperatura corporal e regula a lipólise, a queima de gordura. Mas prefira sempre os que não são industrializados e, principalmente, que não contenham açúcar.

8. PIMENTA – Essa é *hors-concours*. Se você não tem o costume de consumir pimentas, principalmente as vermelhas e mais picantes, recomendo rever seus conceitos. As pimentas são antimicrobianas, anti-inflamatórias, anticancerígenas, melhoram a digestão e diminuem os níveis de colesterol.

9. GENGIBRE – Além de ser um potente anti-inflamatório, possui um composto chamado gingerol, que é o responsável pela ação termogênica. O alimento ainda ajuda na redução do apetite, o que é bem importante para quem deseja perder peso.

10. CANELA – Outro alimento termogênico que prolonga a saciedade e diminui o desejo de comer doces, além de elevar a temperatura corporal e regular a liberação de insulina pelo pâncreas.

11. ÓLEO DE COCO – Rico em ácidos graxos de cadeia média, que são enviados diretamente para o fígado e convertidos em energia. Ajuda no bom funcionamento da glândula tireoide e aumenta a termogênese.

12. ABACATE – Por ser um alimento rico em gorduras, muitas pessoas acreditam que o consumo leve ao ganho de peso. Na verdade, o efeito é oposto. O fruto é rico em gorduras monoinsaturadas, que ajudam na queima de gordura e evitam inflamações que levam ao ganho de peso.

Mas vamos deixar de falar de queima e vamos começar a falar em ganhar músculos.

Você sabia que existem mais de 600 músculos em seu corpo? Esses músculos o ajudam a se mover, levantar coisas, bombear o sangue pelo corpo e até mesmo a respirar.

Quando você pensa sobre seus músculos, provavelmente pensa mais sobre aqueles que pode controlar. Estes são chamados de músculos esqueléticos, porque se prendem aos ossos e trabalham em conjunto com eles para ajudá-lo a caminhar, correr, tocar um instrumento ou cozinhar uma refeição. Os músculos da boca e da garganta ajudam até a falar! Manter os músculos saudáveis o ajudará a andar, correr, pular, levantar coisas, praticar esportes e fazer todas as outras coisas que adora.

Praticar exercícios, descansar o suficiente e seguir uma dieta balanceada ajuda a manter os músculos saudáveis para o resto da vida.

Músculos saudáveis permitem que você se mova livremente e mantenha seu corpo forte. Eles o ajudam a praticar esportes, dançar, passear com o cachorro, nadar e outras atividades divertidas. E também o ajudam a fazer coisas (não tão divertidas) que você precisa fazer, como arrumar a cama, passar aspirador no carpete ou cortar a grama.

Músculos fortes contribuem para manter as articulações em boa forma. Se os músculos ao redor do joelho, por exemplo, ficarem fracos, é mais provável que você machuque esse joelho. Músculos fortes também ajudam a manter o equilíbrio, então você tem menos probabilidade de escorregar ou cair.

E lembre-se: as atividades que fortalecem os músculos esqueléticos também ajudam a manter os músculos do coração fortes! Isso mesmo! Muita gente não entende essa conexão, mas o coração precisa se adaptar às demandas do corpo – conforme este muda, o coração acompanha. Ele bombeia o sangue pelo corpo, mudando a velocidade para acompanhar as suas demandas, bombeia mais lentamente quando você está sentado ou deitado, e mais rápido quando você está correndo ou praticando esportes. Seus músculos esqueléticos precisam de mais sangue para ajudá-los a fazer seu trabalho.

Mas temos outros músculos no corpo. Os músculos lisos também são chamados de músculos involuntários, pois não temos controle sobre eles. Eles atuam no sistema digestivo para movimentar os alimentos e eliminar os resíduos do corpo. Eles também auxiliam na manutenção dos olhos focados, sem que tenhamos de pensar sobre isso.

Márcio, se temos tantos benefícios assim em ganhar músculos, como posso melhorar a saúde dos meus?

Os músculos não usados ficarão menores e mais fracos. Isso é conhecido como atrofia. Quando você faz seus músculos trabalharem, sendo fisicamente ativos, eles respondem ficando mais fortes. Eles podem até ficar maiores, com a adição de mais tecido muscular. É assim que os fisiculturistas obtêm músculos tão grandes. Mas calma, você não precisará virar um fisiculturista. Seus músculos podem ser saudáveis sem ficarem tão grandes.

Há muitas atividades que você pode realizar para os músculos melhorarem. Caminhar, correr, levantar pesos, jogar tênis, subir escadas, pular e dançar são boas maneiras de exercitá-los. Natação e ciclismo também proporcionam um bom treino. É importante recorrer a diferentes tipos de atividades para trabalhar todos os seus músculos. E qualquer atividade que faça você respirar mais forte e mais rápido ajudará a exercitar esse importante músculo cardíaco também!

● DIFERENCIANDO ATIVIDADE FÍSICA DE EXERCÍCIO FÍSICO

Atividade física é qualquer movimento feito pela musculatura que resulta em gasto energético: fazer caminhadas, subir escada, fazer serviços manuais etc. Como eu digo para meus pacientes: infelizmente, devido a uma vida tão modernizada, existem pessoas que não realizam nem mesmo atividades físicas, ou seja, são tão sedentárias que poderíamos chamar de inativas.

A atividade física não pode ser considerada exercício – isso é o mínimo que um ser humano precisa fazer para ser ativo. Faça.

QUANTAS VEZES POR SEMANA DEVO FAZER ATIVIDADE FÍSICA? Todos os dias devemos ser ativos fisicamente. Recomendamos minimamente 10 mil passos por dia (use aplicativos de celular para a contagem).

EXERCÍCIO FÍSICO é uma atividade sistematizada, com sequência de movimentos para alcançar um objetivo, geralmente ligado à saúde, força ou estética. A força muscular está relacionada à capacidade de mover e levantar objetos e é medida por quanta força se pode exercer e quanto peso se pode levantar por um curto período.

Exemplos de exercícios que desenvolvem força e potência muscular incluem treinamento de resistência, como levantamento de peso (musculação), exercícios de peso corporal (funcional) e exercícios de banda de resistência (elásticos). Correr, andar de bicicleta e escalar morros também são opções, porém geram um ganho mais cardiovascular do que musculoesquelético.

● PREVINA FERIMENTOS

Para ajudar a prevenir entorses, distensões e outras lesões musculares: aqueça e esfrie.

Antes de se exercitar ou praticar esportes, exercícios de aquecimento, como alongamento e corrida leve, podem diminuir a probabilidade de estirar um músculo. Eles são chamados de exercícios de aquecimento porque tornam os músculos mais quentes – e mais flexíveis. Os exercícios de relaxamento relaxam os músculos que se contraíram durante o exercício.

Use o equipamento de proteção adequado para o seu esporte – por exemplo, almofadas ou capacetes. Isso ajudará a reduzir o risco de se ferir.

Lembre-se de beber muita água enquanto estiver jogando ou se exercitando, especialmente em dias quentes. Se o nível de água do seu corpo ficar muito baixo (desidratação), você pode ficar tonto ou até desmaiar. A desidratação pode causar muitos problemas médicos.

Não tente "brincar com a dor". Se algo começar a doer, pare de se exercitar ou brincar. Você pode precisar consultar um médico ou apenas descansar um pouco. Se você esteve inativo, "comece devagar e vá devagar", aumentando gradualmente a frequência e o tempo de atividade. Aumente a atividade física gradualmente ao longo do tempo.

Tenha cuidado ao levantar objetos pesados. Mantenha as costas retas e dobre os joelhos para levantar o objeto. Isso protegerá os músculos das costas e colocará a maior parte do peso nos músculos fortes das pernas. Peça a alguém para ajudá-lo a levantar algo pesado.

Quando entramos no assunto de exercício, invariavelmente surge a pergunta:
— Márcio, qual dos dois é melhor para perda de peso: musculação ou aeróbico?

Vai falar que você não estava doido para perguntar isso? Vou lhe mostrar a visão do emagrecimento da vida real e do conhecimento que adquiri nessa jornada.

● CÁRDIO QUEIMA MAIS CALORIAS POR SESSÃO

Muitos cientistas pesquisaram quantas calorias as pessoas queimam durante várias atividades. Com base nessa pesquisa, você pode usar seu peso corporal para estimar quantas calorias vai queimar durante os diferentes tipos de exercício, incluindo cárdio e musculação.

Para a maioria das atividades, quanto mais você pesa, mais calorias queima. Se você pesa 73 kg, queimará cerca de 250 calorias por 30 minutos de corrida em ritmo moderado[8]. Se você corresse em um ritmo mais rápido, de 9,5 km/h, queimaria cerca de 365 calorias em 30 minutos[8].

Por outro lado, se você treinar com pesos pela mesma quantidade de tempo, poderá queimar cerca de 130 a 220 calorias dependendo do treino.

Em geral, você queimará mais calorias por sessão de cárdio do que com o treinamento com pesos para aproximadamente a mesma quantidade de esforço. Porém, o treinamento com pesos ajuda você a queimar mais calorias todos os dias.

Embora um treino de musculação normalmente não queime tantas calorias quanto um treino cardiovascular, ele tem outros benefícios importantes. Por exemplo: o treinamento com pesos é mais eficaz do que o cárdio na construção de massa muscular, e o músculo queima mais calorias em repouso do que alguns outros tecidos, incluindo gordura[9]. Por causa disso, é comumente dito que construir músculos é a chave para aumentar seu metabolismo em repouso – ou seja, quantas calorias você queima em repouso.

Um estudo mediu o metabolismo de repouso dos participantes durante 24 semanas de treinamento com pesos. Nos homens, o treinamento com pesos levou a um aumento de 9% no metabolismo de repouso. Os efeitos nas mulheres foram menores, com aumento de quase 4%[10].

Há relatos de que o metabolismo em repouso permanece elevado por até 38 horas após o treinamento com pesos, enquanto nenhum aumento foi relatado com o cárdio[11].

Resumindo. Em curto prazo, o aeróbico pode ter um efeito mais rápido, porém não é possível, com o conhecimento médico de que dispomos, não realizar exercícios que busquem a hipertrofia muscular, pois em longo prazo os músculos serão os responsáveis pelo aumento do seu metabolismo.

● CONHECENDO DIFERENTES TIPOS DE TREINOS

O que fazer se tenho pouco tempo para fazer exercício?

O treinamento com intervalo de alta intensidade oferece benefícios semelhantes aos do cárdio em menos tempo. Embora o cárdio e o treinamento com pesos sejam dois dos exercícios mais populares, existem outras opções.

Um deles é o treinamento intervalado de alta intensidade, mais conhecido como HIIT, que envolve tiros curtos de exercícios muito intensos alternados com períodos de recuperação de baixa intensidade[12]. Normalmente, um treino de HIIT leva cerca de 10-30 minutos. Você pode usar o HIIT como uma variedade de exercícios diferentes, incluindo corrida, ciclismo, corda de salto ou outros exercícios de peso corporal.

● HIIT PODE QUEIMAR MAIS CALORIAS

Algumas pesquisas compararam diretamente os efeitos do cárdio, do treinamento com pesos e do HIIT. Um estudo comparou as calorias queimadas durante 30 minutos de HIIT, musculação, corrida e ciclismo. Os pesquisadores descobriram que o HIIT queimava de 25% a 30% mais calorias do que outras formas de exercício[13]. No entanto, isso não significa necessariamente que outros tipos de exercício não sejam bons para perder peso.

Porém, o HIIT e o cárdio tradicional podem ter efeitos semelhantes na perda de peso. Pesquisas que examinaram mais de 400 adultos com sobrepeso e obesos descobriram que o HIIT e o cárdio tradicional reduziram a gordura corporal e a circunferência da cintura em extensões semelhantes[14].

Além do mais, outra pesquisa mostrou que os exercícios do estilo HIIT podem queimar quase o mesmo número de calorias que o cárdio tradicional, embora isso dependa da intensidade do exercício. Algumas pesquisas estimam que se podem queimar cerca de 300 calorias em 30 minutos de cárdio ou HIIT se pesar cerca de 73 kg[8].

Resumindo: entenda o HIIT como uma opção para dias com pouco tempo. Mas não há base científica para dizer que é melhor que os exercícios de musculação e aeróbicos no quesito perda de peso. Por isso, avalie seu dia a dia e suas condições físicas para saber se essa é uma opção para você.

● O QUE ENTENDEMOS DA VARIAÇÃO DOS DIFERENTES ESTILOS DE EXERCÍCIO

O exercício aeróbico, como pular corda, jump, subir e descer escadas, caminhada ou corrida na esteira, repetição de movimentos, dançar e pedalar, tem como resultado a melhora cardiovascular e a aceleração inicial da perda do peso. O exercício resistido (com peso) tem como função principal a melhora do sistema osteomuscular. Os principais exemplos são:

• **CROSSFIT®:** na minha opinião, o seu principal benefício é, dentre muitos outros, a competição. O estímulo gerado por se superar leva a uma melhora significativa, além de ser um recurso ergogênico (aumento da *performance*) importante para o resultado final. Fora o fato de ser um exercício tanto com uma alta demanda cardiovascular quanto muscular;

• **FUNCIONAL:** tem um poder similar ao do CrossFit®, porém em menor escala na maioria das vezes. Pode ser realizado em qualquer lugar e não depende de grandes investimentos. Seu gasto pode ser tal qual o do CrossFit®, dependendo do tempo empregado. Geralmente o peso usado é o de elásticos ou o peso do próprio corpo.

• **MUSCULAÇÃO:** tem um efeito local mais pronunciado. Por gerar contrações mais direcionadas, pode servir como "escultor corporal". Uma das maiores dificuldades relatadas por meus pacientes é a falta de costume com o ambiente da academia, os aparelhos e a sensação de estar "sozinho". Essa sensação pode ser superada com o auxílio de professores de educação física experientes que podem ser de total ajuda na sua adaptação ao novo ambiente. Em minha opinião, segue sendo o tipo de exercício resistido (com peso) mais estudado e mais recomendado para quem deseja a famosa hipertrofia muscular.

Usar vários tipos de exercícios pode ser melhor segundo o American College of Sports Medicine (ACSM), uma das maiores e mais respeitadas organizações que fornecem recomendações de exercícios[15]. Varie, misture e conheça novos ambientes. Lembre-se, é para o resto da vida. E sem chororô, hein?

● QUANTO VOCÊ DEVE SE EXERCITAR POR SEMANA?

No geral, o ACSM afirma que menos de 150 minutos por semana de atividade física moderada ou vigorosa, como cárdio, provavelmente não são suficientes para a perda de peso. Podem ser suficientes para manter-se saudável, porém, para emagrecer, talvez não. No entanto, o ACSM afirma também que mais de 150 minutos por semana desse tipo de atividade física são o bastante para ajudar a produzir perda de peso na maioria das pessoas[15].

Mais de 150 minutos de exercício por semana seriam mais de 50 minutos por 3 dias na semana, ou mais de 40 minutos por 4 dias na semana ou mais de 30 minutos 5 dias na semana.

Combine os dois tipos de exercícios. Será melhor em longo prazo.

É importante lembrar que, mesmo que seu peso não mude, sua composição corporal pode estar melhorando. Por exemplo, o treinamento com pesos pode levar a um aumento nos músculos e uma diminuição na gordura. Se seu músculo e gordura mudarem na mesma quantidade, a balança poderá permanecer a mesma, mesmo que tenha se tornado mais saudável. É o famoso "trocar gordura por músculo".

Um grande estudo, em 119 adultos com sobrepeso ou obesos, ajuda a colocar tudo em perspectiva com relação a exercícios e perda de peso. Os participantes foram divididos em três grupos de exercícios: só aeróbico, só musculação e aeróbico mais musculação[16].

Após oito meses, o grupo que fez aeróbico e o grupo que fez aeróbico e musculação perderam mais peso e gordura. Enquanto isso, os grupos que fizeram somente musculação e os que fizeram musculação e aeróbico ganharam mais músculos.

No geral, o grupo que fez aeróbico mais musculação teve as melhores alterações na composição corporal. Os indivíduos perderam peso e gordura, enquanto também ganharam músculos. Isso significa que um programa que combina exercícios aeróbicos e pesos pode ser melhor para melhorar a composição corporal.

REFERÊNCIAS

1. Weiss, E. C. et al. Weight regain in U.S. adults who experienced substantial weight loss, 1999–2002. American Journal of Preventive Medicine, v. 33, n. 1, p. 34-40, 2007.
2. Ogden, C. L. et al. Prevalence of overweight and obesity in the United States, 1999–2004. JAMA, v. 295, n. 13, p. 1549-55, 2006.
3. MacLean, P. S. et al. The role for adipose tissue in weight regain after weight loss. Obesity reviews, v. 16 (Suppl. 1), p. 45-54, 2015.
4. Graaff, van de. Anatomia Humana. Barueri: Manole, 2003. 840 p.
5. Gurr, M. I. et al. Adipose tissue cellularity in man: the relationship between fat cell size and number, the mass and distribution of body fat and the history of weight gain and loss. International Journal of Obesity, v. 6, n. 5, p. 419-36, 1982.
6. Spalding, K. L. et al. Dynamics of fat cell turnover in humans. Nature, v. 453, p. 783-7, 2008.
7. Liangyou, R. Brown and Beige Adipose Tissues in Health and Disease. Comprehensive Physiology, v. 7, n. 4, p. 1281-306, 2017.
8. Ainsworth, B. E. et al. 2011 Compendium of Physical Activities: a second update of codes and MET values. Medicine & Science in Sports & Exercise, v. 43, n 8, p. 1575-81, 2011.
9. Wang, Z. et al. Specific metabolic rates of major organs and tissues across adulthood: evaluation by mechanistic model of resting energy expenditure. The American Journal of Clinical Nutrition, v. 92, n. 6, p. 1369-77, 2010.
10. Lemmer, J. T. et al. Effect of strength training on resting metabolic rate and physical activity: age and gender comparisons. Medicine & Science in Sports & Exercise, v. 33, n. 4, p. 532-41, 2001.
11. Schuenke, M. D. et al. Effect of an acute period of resistance exercise on excess post-exercise oxygen consumption: implications for body mass management. European Journal of Applied Physiology, v. 86, n. 5, p. 411-7, 2002.
12. Gillen, J. B.; Gibala, M. J. Is high-intensity interval training a time-efficient exercise strategy to improve health and fitness? Applied Physiology, Nutrition, and Metabolism, v. 39, n. 3, p. 409-12, 2014.
13. Falcone, P. H. et al. Caloric expenditure of aerobic, resistance, or combined high-intensity interval training using a hydraulic resistance system in

healthy men. The Journal of Strength and Conditioning Research, v. 29, n. 3, p. 779-85, 2015.

14. Wewege, M. et al. The effects of high-intensity interval training vs. moderate-intensity continuous training on body composition in overweight and obese adults: a systematic review and meta-analysis. Obesity Reviews, v. 18, n. 6, p. 635-46, 2017.

15. Donnelly, J. E. et al. American College of Sports Medicine Position Stand. Appropriate physical activity intervention strategies for weight loss and prevention of weight regain for adults. Medicine & Science in Sports & Exercise, v. 41, n. 2, p. 457-41, 2009.

16. Willis, L. H., et al. Effects of aerobic and/or resistance training on body mass and fat mass in overweight or obese adults. Journal of Applied Physiology, v. 113, n. 12, p. 1831-7, 2012.

8 EMAGRECIMENTO INTESTINAL

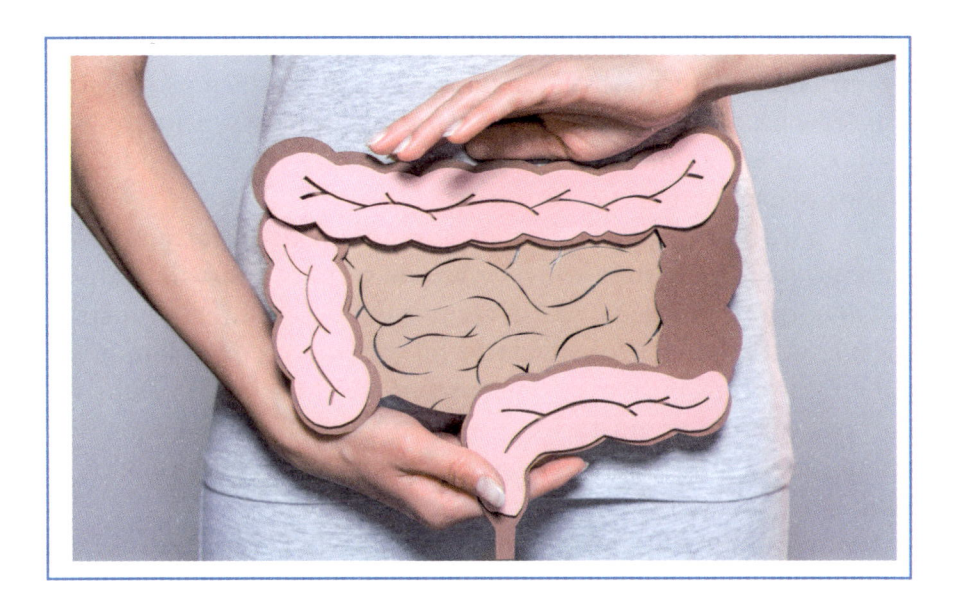

Estudos indicam que nosso intestino é mais do que um tubo por onde os alimentos passam enquanto são processados; na verdade, ele tem funções autônomas e funciona como um segundo cérebro. Isso porque possui cerca de 9 metros de comprimento, mais de 500 milhões de neurônios, ou seja, cinco vezes mais que a espinha dorsal, além de ser responsável pela produção de mais de 90% de serotonina e 50% de dopamina produzidas em nosso corpo.

Estudando a comunicação do sistema nervoso central, que fica no centro do cérebro, com os intestinos, os cientistas descobriram que cerca de 90% dos sinais de comunicação não são enviados do cérebro para o intestino, mas o contrário. É o intestino que "dá ordens" para o cérebro, acredita?

No livro *O corpo fala*, de autoria de Pierre Weil e ilustrações de Roland Tompakow, eles definem perfeitamente esse comando que ocorre na maioria de nós, seres humanos, no dia a dia. Segundo os autores, o homem só alcança a harmonia ideal para a comunicação quando mantém um equilíbrio e domina a sua vida; a mesma coisa acontece com os relacionamentos interpessoais.

Os autores usam analogias para nos encantar com essa explicação. Mostram o ser humano como um ser triúno, caracterizado por um corpo, na altura do abdômen (intestinos), com a figura de um boi, que seria a referência para os instintos e os desejos. Um leão na altura do coração, referindo-se aos sentimentos e à emoção, e a águia na parte da cabeça, que estaria ligada aos nossos pensamentos ou consciência.

E, para você que ainda não entendeu que precisamos ter cuidado para não corrermos o risco de sermos controlados por nosso corpo ou desejos, se estivermos em desequilíbrio mostrarei que o ser triúno foi revelado há milênios, como lemos na palavra de Deus em Tessalonicenses, 5:23: "O mesmo Deus da paz vos santifique em tudo; e o vosso espírito, alma e corpo, sejam conservados íntegros e irrepreensíveis na vinda de Nosso Senhor Jesus Cristo".

Márcio, não entendi o que isso tem a ver com intestino...

Calma. Com tudo isso, quero mostrar para você um dos maiores problemas da humanidade e da nossa vida moderna. Na maior parte do tempo, somos comandados não pelo nosso cérebro (pensamentos), mas pelo nosso intestino (desejos). O tempo para cuidar de nós mesmos, do corpo, da mente e do espírito se tornou um artigo de luxo. Isso explica, por exemplo, por que pessoas que sofrem com disfunções do aparelho gastrintestinal, como constipação, são mais propensas à ansiedade, depressão e distúrbios do sono, além de doenças neurodegenerativas como Parkinson e até Alzheimer.

A incrível complexidade do intestino e sua importância para nossa saúde geral representam um tópico de pesquisa crescente na comunidade médica. Numerosos estudos nas últimas duas décadas demonstraram ligações entre a saúde intestinal e o sistema imunológico, humor, saúde mental, doenças autoimunes, distúrbios endócrinos, problemas de pele e câncer.

Além do próprio intestino em si, precisamos ter conhecimento do termo "microbioma intestinal", que se refere especificamente aos microrganismos que vivem em nosso intestino. Uma pessoa possui cerca de 300 a 500 espécies diferentes de bactérias em seu trato digestivo. Embora alguns microrganismos sejam prejudiciais à saúde, muitos são incrivelmente benéficos e até necessários a um corpo saudável.

De acordo com o estudo do Trusted Source sobre bactérias intestinais no Journal of Gastroenterology and Hepatology[1], ter uma grande variedade dessas bactérias boas no intestino pode melhorar a função do sistema imunológico, melhorar os sintomas de depressão, ajudar a combater a obesidade e fornecer inúmeros outros benefícios.

Quando ocorre um desequilíbrio dessa microbiota intestinal, chamamos de disbiose intestinal, e essa alteração reduz a capacidade de absorção dos nutrientes e causa carência de vitaminas. Tal desequilíbrio é causado pela diminuição do número de bactérias boas do intestino e aumento das bactérias capazes de causar doença.

Sabendo disso, preciso que você tenha plena consciência sobre o funcionamento e a importância do seu intestino e da sua microbiota intestinal, para tornar mais fácil o seu emagrecimento e para você obter o máximo de aproveitamento possível em sua mudança de vida. Claro que o funcionamento do intestino varia bastante, tanto de pessoa para pessoa, quanto nos diferentes momentos do dia. Ele também pode ser afetado pela idade, dieta, estresse, uso de medicamentos, doenças e até mesmo por padrões sociais e culturais.

Tudo isso você tem de pesar na hora de preparar sua dieta, visando ao seu objetivo. Sei que quer emagrecer e, principalmente, permanecer magro, então vou dar mais algumas dicas e conhecimentos para você.

Quem faz a conexão do intestino com o cérebro é um mensageiro químico chamado neurotransmissor. Na verdade, não um só; são pelo menos 100 deles que foram identificados até agora, e esse número tende a aumentar conforme a evolução da

Medicina. Esses neurotransmissores transportam informações de um ponto a outro, estimulam e equilibram os sinais entre os neurônios, ou células nervosas, e outras células do corpo, além de poder afetar uma ampla variedade de funções físicas e psicológicas, incluindo frequência cardíaca, sono, apetite, humor e medo. E, como já dissemos, o intestino, por possuir uma grande cadeia de neurônios, é um dos maiores responsáveis por essa orquestra produtora de neurotransmissores.

Por isso, é inegociável, para uma saúde plena, que você conheça e saiba identificar o funcionamento ideal do seu intestino.

A vida moderna, com altos níveis de estresse, muito pouco sono, alimentos processados, alto teor de açúcar e utilização de antibióticos, pode danificar nosso microbioma intestinal. Isso, por sua vez, pode afetar outros aspectos de nossa saúde, como cérebro, coração, sistema imunológico, pele, peso, níveis hormonais, capacidade de absorver nutrientes e até mesmo desenvolver câncer.

Existem várias maneiras de um intestino doente se manifestar. Vou lhe mostrar os sete sinais mais comuns que vejo nos meus pacientes:

1. ESTÔMAGO VIRADO: distúrbios estomacais como gases, distensão abdominal, constipação, diarreia e azia podem ser sinais de um ambiente intestinal inadequado. Um intestino equilibrado terá menos dificuldade em processar alimentos e eliminar desperdícios.

2. DIETA RICA EM AÇÚCAR: uma dieta rica em alimentos processados e açúcares adicionados pode diminuir a quantidade de bactérias boas no intestino. Esse desequilíbrio pode causar mais ânsia por açúcar, o que pode prejudicá-lo ainda mais. Grandes quantidades de açúcares refinados, particularmente o xarope de milho com alto teor de frutose, que é um líquido doce e pegajoso utilizado como adoçante para confeitaria, têm sido associadas ao aumento da inflamação no corpo. A inflamação pode ser o precursor de várias doenças e até cânceres.

3. MUDANÇAS DE PESO NÃO INTENCIONAIS: ganhar ou perder peso sem fazer mudanças em sua dieta ou hábitos de exercícios pode ser um sinal de que o intestino está doente. Um intestino desequilibrado pode prejudicar a capacidade do seu corpo de absorver nutrientes, regular o açúcar no sangue e armazenar gordura. A perda de peso pode ser causada por crescimento excessivo de bactérias no intestino delgado (SIBO), enquanto o ganho de peso pode ser causado pela resistência à insulina ou pela necessidade de comer em excesso devido à diminuição da absorção de nutrientes.

4. DISTÚRBIOS DO SONO OU FADIGA CONSTANTE: um intestino com disbiose pode contribuir para distúrbios do sono, como insônia, e, portanto, levar à fadiga crônica. Como dito, a maior parte da serotonina do corpo, o neurotransmissor que afeta o humor e o sono, é produzida no intestino. Portanto, o dano intestinal pode prejudicar sua capacidade de dormir bem. Alguns distúrbios do sono também foram associados ao risco de fibromialgia.

5. IRRITAÇÃO DA PELE: doenças de pele como eczemas podem estar relacionadas a um intestino danificado. A inflamação no intestino causada por uma dieta pobre em nutrientes ou alergias alimentares pode causar um quadro denominado hiperpermeabilidade intestinal, quando as células intestinais perdem o poder de barreira, permitindo que certas proteínas e antinutrientes entrem no corpo. Hoje, segundo o Dr. Alessio Fasano, diretor e fundador do Centro de Pesquisa para Doença Celíaca na Escola de Medicina de Harvard, do Hospital Geral de Massachusetts, o glúten, a proteína presente no trigo, é um das principais causadores desse processo nos dias de hoje, podendo gerar sintomas de dermatite herpetiforme e causar doenças como eczema.

6. CONDIÇÕES AUTOIMUNES: os pesquisadores médicos estão continuamente encontrando novas evidências do impacto do intestino no sistema imunológico[2]. Acredita-se que um intestino com disbiose possa aumentar a inflamação sistêmica e alterar o funcionamento adequado do sistema imunológico. Isso pode levar a doenças autoimunes, em que o corpo ataca a si mesmo em vez de invasores prejudiciais.

7. INTOLERÂNCIAS ALIMENTARES: são o resultado da dificuldade em digerir certos alimentos (isso é diferente de alergia alimentar, causada por reação do sistema imunológico a certos alimentos). Hoje, supomos que as intolerâncias alimentares sejam causadas por bactérias de má qualidade no intestino. Isso pode causar dificuldade em digerir os alimentos desencadeadores e sintomas desagradáveis, como inchaço, gases, diarreia, dor abdominal e náuseas. Existem algumas evidências de que as alergias alimentares também podem estar relacionadas à saúde intestinal.

E aí, se identificou com alguma dessas? Se sim, se acalme. Eu não vou somente mostrar o problema. Vou lhe mostrar a solução.

Essa solução nós chamamos de "6 passos do emagrecimento intestinal".

Esse protocolo, desenvolvido com base em um protocolo desenvolvido pelo Institute for Functional Medicine, é a abordagem que utilizo para tratar doenças digestivas como síndrome do intestino irritável, disbiose intestinal, doença celíaca e doenças inflamatórias intestinais (Crohn e retocolite ulcerativa).

Também ajuda a aliviar os sintomas relacionados à saúde intestinal, como acne, ansiedade, doenças autoimunes, névoa do cérebro, fadiga, dores articulares e musculares, dores de cabeça crônicas, enxaquecas e muito mais. Uma vez que o trato digestivo é onde está a maioria das células imunológicas e você absorve os nutrientes, faz sentido que melhorar a saúde intestinal possa melhorar a saúde de todo o corpo.

O protocolo do emagrecimento intestinal é um método sistemático e abrangente que não apenas melhora os sintomas, como ajuda a emagrecer e a obter resultados duradouros. Embora isso seja apresentado como uma abordagem passo a passo, podemos estar trabalhando em várias fases ao mesmo tempo. Então, vamos lá?

1. O PRIMEIRO PASSO É REMOVER

Queremos remover tudo que possa ser irritante para o intestino, como:

ALIMENTOS: buscamos remover qualquer tipo de irritação intestinal, pois o seu corpo pode estar apresentando dificuldades de digerir certos alimentos. Ou você pode ter intolerância alimentar, sensibilidade ou alergia alimentar, e é aqui que entra em jogo uma dieta bem balanceada que o ajudará a tratar o intestino.

Os gatilhos alimentares mais comuns incluem leite, ovo, amendoim, marisco, peixe, trigo e soja[3]. O trigo (e outros grãos de cereais) também pode causar alterações intestinais, contribuindo para a inflamação crônica e doenças autoimunes. Os testes de laboratório, como de fezes, podem confirmar e identificar alterações da microbiota (bactérias, parasitas e leveduras). Contudo, a forma mais eficaz e precisa de determinar os gatilhos alimentares é o teste terapêutico. Consiste em eliminar determinados alimentos que podem estar causando os sintomas e reintroduzi-los lentamente.

MEDICAMENTOS E SUPLEMENTOS: alguns medicamentos, como remédios para azia e anti-inflamatórios não esteroides (como ácido acetilsalicílico e ibuprofeno), são conhecidos por causar disfunção digestiva. Mesmo que você possa comprar medicamentos e suplementos sem receita, isso não significa que eles sejam benignos. Converse com seu médico e/ou nutricionista, para saber se o medicamento que você está tomando pode ter influência na sua saúde gastrintestinal.

O grande exemplo disso são os medicamentos que possuem o sufixo "prazol" no nome e são usados para problemas gástricos. Sabemos que o uso crônico e excessivo do remédio omeprazol pode prejudicar a absorção de minerais e vitaminas e provocar diversos problemas de saúde, como osteoporose, anemia e até demência. De acordo com especialistas, isso ocorre porque o medicamento inibe a produção de substâncias que auxiliam na absorção de nutrientes pelo organismo, principalmente a vitamina B12[4].

ESTRESSE: não é apenas um sentimento. O estresse causa uma reação bioquímica ao liberar um hormônio chamado cortisol na corrente sanguínea. E esse cortisol em excesso pode causar alterações no funcionamento do trato digestivo.

2. O SEGUNDO PASSO É RECOLOCAR

Lembre-se de que as dietas de eliminação, na vida real, tornam-se quase impossíveis de serem mantidas para sempre. Uma vez que os sintomas melhoraram significativamente, é hora de reintroduzir alimentos que ajudarão a reequilibrar o microbioma intestinal. É importante manter essas bactérias felizes! Podemos reintroduzir os seguintes tipos de alimentos:

Alimentos prebióticos: esse termo descreve o tipo de alimento que as bactérias intestinais adoram comer. Eles incluem carboidratos como cebola, alho, alho-poró, aspargos, maçãs e bananas (verdes), para citar alguns. Também queremos reintroduzir ou aumentar a variedade de grãos, como aveia, cascas de frutas, sementes, aspargos, chicória e alcachofra de Jerusalém.

Dependendo do seu estado de saúde e dos sintomas, podem faltar elementos essenciais para a digestão, como o ácido do estômago, a bile e as enzimas digestivas. Você também pode estar deficiente em nutrientes. O passo 2 do emagrecimento intestinal pode incluir: suplementos para substituir os elementos em falta, como betaína HCL, sais biliares e enzimas digestivas, que ajudam a digerir gordura, lactose, carboidratos e proteínas; alimentos que contêm nutrientes que ajudam o corpo a produzir esses elementos, como alimentos amargos, os quais podem ajudar a estimular o ácido do estômago e as enzimas digestivas.

3. O TERCEIRO PASSO É REPARAR

Às vezes, precisamos consumir alimentos e/ou suplementos para tratar as deficiências nutricionais causadas pela redução das enzimas digestivas. Alguns nutrientes como B12, ferro, cálcio, magnésio e zinco podem ter sua absorção reduzida nesses casos. Nesse estágio, buscamos também criar um ambiente que ofereça suporte ao tratamento do intestino e ao alívio em longo prazo. Podemos incluir:

• Alimentos ricos em vitaminas A, C, D e E, bem como o mineral zinco;

• Alimentos ricos em aminoácidos, como caldo de osso;

• Suplementos como: L-glutamina (30 a 50 mg/kg/dia), *psyllium* (200 mg 3 x ao dia), *aloe vera* (100 mg 2 x ao dia), gengibre (chá por decocção de 50 g da raiz fervida em 1 litro de água), ômega-3 (2.000 a 8.000 mg/dia), quercetina (200 a 400 mg/dia), fibras (25 g/dia), vitamina A (5.000 UI/dia, não para tabagistas).

4. O QUARTO PASSO É REINOCULAR

Neste momento, reinoculamos a bactéria propriamente dita com alimentos e suplementos.

Alimentos probióticos: descrevem os alimentos ricos em bactérias benéficas para o nosso sistema digestivo. Embora possamos tomar probióticos como suplemento, podemos reintroduzir alimentos fermentados como iogurte, chucrute, *kimchi* e *kombucha*.

Podemos também reinocular o intestino com suplementos de bactérias intestinais benéficas chamados de probióticos. A suplementação de probióticos tem se mostrado eficaz na restauração do equilíbrio para o microbioma intestinal. A suplementação com uma ampla variedade de cepas oferece uma ampla variedade de benefícios.

Lactobacilli acidophilus, *plantarum* e *salivarius* e *Bifidobacterium breve* e cepas de *lactis*, entre outros, são probióticos eficazes para reinocular o intestino e promover a restauração do microbioma.

5. O QUINTO PASSO É REEQUILIBRAR

Fatores de estilo de vida, como sono, estresse e exercícios, influenciam a saúde intestinal. A alteração do ritmo circadiano e a perda de sono alteram o equilíbrio da flora intestinal[5]. Da mesma forma, o estresse pode resultar em disbiose, e como dito anteriormente induzir o quadro de ansiedade e depressão[5].

O exercício, por outro lado, tem um efeito protetor sobre o intestino, reduzindo o tempo transitório de fezes e, portanto, o tempo de contato entre os patógenos e o intestino. Foi demonstrado que isso reduz o risco de câncer de cólon, diverticulose e doença inflamatória intestinal. O exercício também pode aumentar a diversidade de bactérias intestinais benéficas (independentemente da dieta!)[6]. O reequilíbrio dessas atividades é, portanto, importante para manter a saúde intestinal, uma vez que todo o árduo trabalho de restauração tenha sido feito.

6. O SEXTO PASSO É REVISAR

Revisar os sintomas e, se preciso, iniciar novamente do Passo 1.

REFERÊNCIAS

1. Quigley, E. M. Gut bacteria in health and disease. Gastroenterology & Hepatology, v. 9, n. 9, p. 560-9, 2013,
2. Brown, K. et al. Diet-induced dysbiosis of the intestinal microbiota and the effects on immunity and disease. Nutrients, v. 4, n. 8, p. 1095-119, 2012.
3. Taylor, S. L.; Hefle, S. L. Food allergies and other food sensitivities. Food Technology-Champaign Then Chicago, v. 55, n. 9, p. 68-84, 2001.
4. Marcuard, S. P. et al. Omeprazole therapy causes malabsorption of cyanocobalamin (vitamin B12). Annals of Internal Medicine, 1994, v. 120, n. 3, p. 211-5, 1994.
5. Li, Y. et al. The Role of Microbiome in Insomnia, Circadian Disturbance and Depression. Frontiers in Psychiatry, 2018.
6. Monda, V. et al. Exercise modifies the gut microbiota with positive health effects. Oxidative Medicine and Cellular Longevity, 2017.

O segundo pilar é o pilar da **ATIVAÇÃO**.
Emagrecimento **EMOCIONAL**
Emagrecimento **MEDICAMENTOSO**
Emagrecimento **POR VITAMINAS E MINERAIS**
Emagrecimento **HORMONAL**

9 EMAGRECIMENTO EMOCIONAL

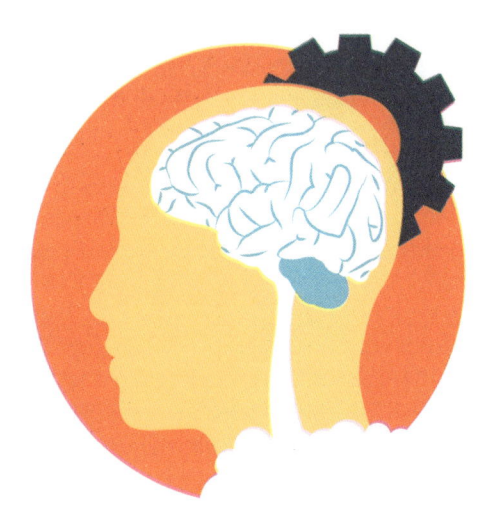

Se tudo na vida funcionasse pela lógica das ciências exatas, teoricamente emagrecer, ou simplesmente não engordar, deveria ser algo fácil. Comer menos e praticar mais atividade física seria quase uma fórmula mágica. Pois é, na vida real percebemos que não é tão simples assim, muitas vezes a conta não fecha.

Um fator importante e que tem ganhado destaque como causa da obesidade ou por dificultar o emagrecimento é o fator emocional. De fato, nossas emoções influenciam direta e indiretamente o processo de emagrecimento ou obesidade. Uma pessoa ansiosa tende a comer mais e muitas vezes nem se dá conta. Uma pessoa deprimida pode sentir mais necessidade de comer, nesse caso o açúcar acaba sendo uma ótima saída pelo aumento de neurotransmissores relacionados ao prazer.

Muitas vezes o deprimido perde o apetite por pura falta de vontade de viver, levando a anorexia.

Outro fator emocional é o estresse, que em excesso pode levar à síndrome de *burnout*.

Nós, seres humanos, produzimos substâncias que, por meio de diversas vias de sinalização, garantem que os alimentos sejam consumidos quando necessário. Esses sinais incluem peptídeos e hormônios, como a leptina, a insulina, a colecistocinina (CCK), o fator de necrose tumoral-alfa (TNF-alfa) etc., e nutrientes como açúcares e lipídios.

Tudo isso é transportado através de um nervo, conhecido como vago, que percorre desde o cérebro, ali na região do hipotálamo, até o abdômen. Ao longo desse trajeto, o nervo vago dá origem a vários ramos, que se distribuem por diversos órgãos cervicais, torácicos e abdominais, importantes para manter funções vitais como regulação da frequência cardíaca e arterial, por exemplo.

Pois bem. Com o consumo constante de alimentos altamente palatáveis, que contêm mais de 25% de sua energia proveniente das gorduras trans, 0,3% de sódio, ricos em açúcar e amido, como o *bacon*, o cachorro-quente, *pizzas* etc., algumas pessoas podem, eventualmente, perder o controle desses processos inibitórios que sinalizam a saciedade. Com isso, passam a consumir, compulsivamente, grandes quantidades de alimentos. Ou seja, quando você abre a porteira para o consumo desse tipo de alimentos, em muitos casos o retorno à normalidade se torna uma tarefa árdua e estressante, podendo tirar alguns dias do seu bom humor, pelo aumento da sensação de fome.

Confesse: é a sua situação, não é?

Se você está lendo este livro, tenho certeza de que já testou várias dietas e protocolos. Todos lhe trouxeram algum tipo de resultado, mas você acabou cedendo e voltando ao come-come, não é mesmo? A questão é, o que te faz parar com a dieta? O que o impediu de continuar?

A resposta é simples e comum para todos nós: a nossa vida atual!

Não há um dia em que não temos anseios, problemas e estresses. Vivemos numa montanha-russa de emoções. Da mesma forma que vivemos dias bons, vivemos dias maus. Nesses dias bons conseguimos nos controlar e emagrecer, mas nos dias maus tudo vai por água abaixo.

Não é sempre assim? Pelo menos é assim para a maioria dos meus pacientes.

Todos esses anos, estudando as dietas da moda e estratégias alimentares, cheguei a uma simples conclusão: **todas funcionam!**

— Ué, Márcio, se todas funcionam, por que não estamos todos magros?

Vamos começar a entender esse jogo de emoções.

Você já ouviu alguma destas afirmações ou já as pronunciou?

— Hoje o dia foi muito estressante.

— Preciso de algo gostoso.

— Meu cônjuge não me ajuda.

— A mesma coisa para comer todo dia?

— Meus amigos só me chamam para sair!

E aí, se enxergou? Sim?

Então, parabéns, você é um humano do século XXI.

E vale lembrar que, enquanto faz a dieta, tem resultado, mas quando volta para a sua vida de sempre, o peso volta junto.

Agora lhe pergunto: você quer emagrecer? Mas a sua vida é a vida de uma pessoa magra?

A maioria das pessoas quer viver o melhor dos dois mundos: comer de tudo, beber de tudo e ter a barriga chapada. Daí temos uma explosão de medicamentos para emagrecer, *shakes* e chás diuréticos para todos os lados, cirurgias e procedimentos estéticos infinitos.

Não sou contra diversão, ou contra procedimentos estéticos. Por favor, não me entenda mal. Sou contra uma vida desbalanceada, desregrada. Viver ao sabor das ondas do mar, comendo o que e quanto dá na telha. E, por não ter controle alimentar nenhum, se submeter a riscos de medicamentos e procedimentos. Não parece que isso seja algo muito natural e saudável para ninguém.

Se você conhece alguém que vive assim e tem o corpo perfeito, não engorda etc., parabéns. Mas com certeza essa pessoa terá algum outro problema. Isso não é normal.

● O QUE ACONTECE COM A MAIORIA DAS PESSOAS QUE BRIGAM COM A BALANÇA

Fazer dieta deixa você triste, é chato, é preciso deixar de aproveitar certas coisas da vida. Porém, o resultado é a perda de peso, então você ficará feliz com o resultado.

Só que, por outro lado, comer gostosuras também o deixa feliz, são saborosas, mas a consequência é a calça parar de entrar, e com isso você ficará triste.

Entramos então em um grande paradoxo.

— Márcio, deixa ver se entendi. Eu preciso ficar triste para ficar feliz, mas se eu me permitir ficar feliz, acabarei triste.

— Meu Deus do céu, que bololô você se meteu, hein?

Mas é mais ou menos isso. E é por isso que eu desenvolvi o raciocínio que me levou às estratégias do emagrecimento da vida real que vou apresentar agora. Se você parar e pensar comigo, vai ver que é muito mais simples do que imagina.

● COMO RESOLVER ESSE PROBLEMA?
A RESPOSTA É SIMPLES, PORÉM NADA FÁCIL.

Neste momento, precisarei de 100% da sua atenção. Existe uma motivo para você furar a dieta, além de formas de conseguir se manter nela.

Explicarei como isso acontece usando o exemplo que aprendi no livro *Os segredos da mente milionária*, escrito por T. Harv Eker, onde ele mostra como é possível prosperar através da mudança de pensamento sobre o dinheiro.

— Meu Deus, Márcio, o que tem a ver dinheiro com furar a dieta?

Calma, jovem aprendiz, vou mostrar que tem tudo a ver. O que estou mostrando aqui é o caminho para o sucesso, tanto no emagrecimento como na vida financeira, e os dois têm algo em comum. Não importa o grau de educação ou inteligência de uma pessoa; os resultados finais estão relacionados ao modelo pessoal que cada pessoa tem gravado no seu subconsciente.

"SE VOCÊ QUER MUDAR OS FRUTOS, PRIMEIRO TEM DE TROCAR AS RAÍZES" (T. HARV EKER)

Esses sentimentos levarão a ações, o que na maioria das vezes representa comer. E essas ações levarão ao resultado, engordar. Fez sentido para você?

O autor descreve o passo a passo para atingirmos qualquer tipo de resultado. Ele nos mostra o seguinte esquema:

(PP > P > S > A = R)

Sua (**PP**) **PROGRAMAÇÃO PASSADA** conduz aos seus pensamentos.
Seus (**P**) **PENSAMENTOS** conduzem a sentimentos.
Seus (**S**) **SENTIMENTOS** conduzem a ações.
E suas (**A**) **AÇÕES** conduzem a (**R**) **RESULTADOS**.

A PROGRAMAÇÃO PASSADA, ou condicionamento, são as crenças que desenvolvemos em nossa vida. A forma como aprendemos, principalmente com nossos pais ou responsáveis, a lidar com nossos problemas ou frustrações do dia a dia. Essa programação acontece de três maneiras principais:

PROGRAMAÇÃO VERBAL: o que você ouvia quando era criança.
— Precisa comer para ficar forte.
— Você é gordo.
— Você come muito.

EXEMPLOS: o que você via quando era criança.
• Pais e mães comendo mal.
• Sempre que ficava triste, ganhava um doce.
• Na casa do seu amigo, havia comidas gostosas, mas na sua não.

EPISÓDIOS ESPECÍFICOS: experiências que você teve quando era criança.
• Passou dificuldades.
• Foi excluído por estar acima do peso.
• Foi rejeitado por alguém que ama por estar acima do peso.

Essas programações levarão a pensamentos do tipo:
"Eu nunca consigo."
"Eu nunca vou emagrecer."
"Todo mundo come e é magro."
"Eu sou fraco."
"Eu sou ansioso, mesmo."

Esses pensamentos levarão a sentimentos:
• Tristeza.
• Raiva.
• Frustração.
• Vergonha.

A maioria das pessoas não entende que engordar não é o problema, e sim o resultado de uma ação. Precisamos mudar a causa, senão nunca teremos melhora do resultado.

Pensando nisso, quebrei a cabeça para entender como as pessoas conseguem enfrentar um desafio tão grande como esse e conseguir o resultado esperado – como conseguimos quebrar as nossas frustrações do passado e mudar essa programação mental. E a resposta veio com o conhecimento que aparece pela primeira vez em 1949, no livro do antropólogo Joseph Campbell, *O herói de mil faces, a jornada do herói.*

Essa parte é um pouco mais difícil de explicar, porque se trata de um conhecimento mais filosófico. Então, peço que tenha um pouco de paciência, para lhe apresentar o conceito *monomito — a jornada do herói.*

É o conceito de jornada cíclica, presente em todas as histórias mitológicas, usado nos filmes de Hollywood e nos *video games.* Campbell, em seu livro, explica que essa forma de construção narrativa é encontrada nas principais histórias da humanidade, incluindo Buda, dos heróis e deuses gregos, a Odisseia de Homero, dentre outras.

De acordo com o antropólogo, toda história se divide em três seções: partida (separação), iniciação e retorno.

ENTENDENDO A SEQUÊNCIA DA JORNADA DO HERÓI

• A história começa com um problema para o herói (ou protagonista): um desafio ou uma aventura;

• O herói se recusa, ou demora a aceitar, o desafio ou aventura, geralmente por ter medo;

• O herói encontra um mentor que o faz aceitar o desafio e o treina;

• O herói abandona o mundo comum para entrar no mundo especial ou mágico da aventura;

• O herói enfrenta testes, encontra aliados e enfrenta inimigos, de forma que aprende as regras da aventura;

• O herói tem êxitos durante as provações, porém sofre a maior crise da aventura: uma crise de vida ou morte. Após se sobrepor ao seu medo, ganha uma recompensa: um elixir, arma mágica ou poderes;

• O herói deve voltar para o seu mundo comum, só que então outro teste se apresenta: o herói enfrenta a morte mais uma vez e deve usar tudo que foi aprendido para superar esse último obstáculo;

• Só após vencer esse teste final, o herói volta para casa com os seus poderes, para ajudar a todos e viver feliz para sempre.

— Gente! Não tô entendendo nada do que o Dr. Márcio tá falando. Jornada de herói, filme. O que é isso?! Como vou emagrecer com isso? Boiei...

Calma, pequeno aprendiz, continue a jornada – lendo o livro – e acompanhe o raciocínio, que tudo vai se encaixar. Vou explicar tudo.

Eu desenvolvi um conceito em que, para emagrecer, devemos ter a nossa própria jornada do emagrecimento, que se parece com o conceito de Campbell e se inicia mais ou menos assim:

A história começa com um problema. Estamos ganhando peso, vivendo normalmente, trabalhando, se estressando, se divertindo nas horas vagas, os famosos "sextou". E então surge um desafio para o nosso herói – no caso, você: uma calça que não fecha, uma roupa que não serve, uma escada que nunca foi tão cansativa.

Nosso herói se recusa e demora a aceitar o desafio. A zona de conforto é muito mais prazerosa.

Um mentor aparece. Uma amiga que emagreceu, um nutricionista, um educador físico, um médico maluco como eu. E essa pessoa o faz aceitar o desafio, ajuda-o, ensina-o a seguir esse novo estilo de vida.

O herói (no caso, você) abandona a sua zona de conforto e começa a se aventurar no mundo mágico da vida *fitness*.

Começam os testes: as festinhas de família, a cozinha do trabalho, as sextas-feiras com os amigos e almoços de domingo de família, porém também encontra aliados: os amigos do trabalho, companheiros da academia ou CrossFit®. De alguma forma, aprende as artimanhas do novo mundo.

O herói tem vitórias durante as provações, porém sofre uma crise de vida ou morte em sua jornada: TPM, esporro do patrão, um celular que cai no chão e quebra, uma briga com o cônjuge, aquela barra de chocolate depois do almoço, aquele hambúrguer ou *pizza* no sábado à noite, desafios que, se você não tiver controle, no dia seguinte se perde no meio da dieta.

Após enfrentar essa perdição calórica e emocional e voltar à dieta, você ganha um elixir mágico. O poder de controlar seus impulsos. Agora você deve voltar à sua vida comum, só que terá de enfrentar um teste final.

Geralmente esse teste é aquela roupa lá do começo que apertava e agora fica ótima, aquela escada que cansava, mas já não está mais cansando. Conquistas que o fazem querer voltar a ter as atitudes que tinha antes de começar a sua nova vida.

Porém, se mesmo depois das conquistas você permanece fiel a seus propósitos, você consegue enfim finalizar a sua jornada.

Para terminar, você vai reunir tudo o que aprendeu durante a jornada e voltar para casa com o seu novo poder. Ou seja, a sua vontade inabalável de ficar magro e o poder de ensinar e motivar todos que precisem enfrentar uma jornada semelhante à sua.

Entendeu agora como devemos organizar nosso pensamento para conseguirmos o resultado no emagrecimento emocional? Espero que isso o ajude a mudar o seu comportamento.

Se não ajudar só com comportamento, a seguir temos um *box* de informações com os principais neurotransmissores cerebrais relacionados ao apetite e como modulá-los com suplementação.

● PRINCIPAIS NEUROTRANSMISSORES E SUAS FUNÇÕES

ACETILCOLINA — Afeta o sistema nervoso central e o periférico e a junção neuromuscular. É um mediador sináptico muito importante para o cérebro e a mente. Desempenha papel central na modulação de determinados processos cognitivos, especialmente aprendizagem e memória. Ainda do ponto de vista da saúde mental e neurológica, perturbações do sistema colinérgico se associam a quadros patológicos importantes, como as doenças de Parkinson e Alzheimer, esquizofrenia, epilepsia e tabagismo. Se os níveis de acetilcolina estão **muito elevados**, podem ocorrer: queixas psicossomáticas; ansiedade; depressão; fraqueza muscular; confusão mental; aumento da sudorese; salivação. Se os níveis de acetilcolina estão **muito baixos**, podem ocorrer: visão turva; boca seca; tontura e perda de equilíbrio; bloqueios de fala; euforia; comportamentos antissociais.

Você encontra a acetilcolina em ovos, leite, queijo *cottage*, leveduras, fígado de frango cozido, sementes de girassol, cogumelos, noz pecã, amendoim, salmão.

Existem produtos chamados de nootrópicos (termo que vem da junção das palavras gregas *noons*, que significa "mente", e *tropein*, que pode ser traduzida como "virada" ou "mudança"), substâncias com ação cerebral capazes de aumentar o foco, atenção, memória e raciocínio. A ação dos nootrópicos tem como alvo principal a modulação de neurotransmissores, como a acetilcolina, dopamina e noradrenalina, e as suas cascatas de sinalização. Também auxiliam no processo de neurogênese (formação de neurônios novos), além de facilitarem novas conexões e sinapses.

SUPLEMENTOS QUE AUMENTAM A ACETILCOLINA:

- Alfa-GPC: 200 a 300 mg/dia[1];
- Colina: 50 a 150 mg/dia[2];
- *Ginkgo biloba*: 120 a 360 mg/dia[3];
- Huperzine: 2,5 a 10 mg/dia[4];
- Fosfatidilcolina: 50 a 100 mg/dia;
- DMAE: 100 a 500 mg/dia.

FÁRMACO BLOQUEADOR DA COLINESTERASE: ENZIMA QUE DEGRADA A ACETILCOLINA (USADO EM CASOS DE ALZHEIMER)[5]:

- Donepezila: 5 a 10 mg/dia;
- Rivastigmina: 1,5 a 6 mg 2 x/dia;
- Galantamina: 8 a 24 mg/dia.

DOPAMINA – Encontrada principalmente no sistema mesolímbico, na região do hipotálamo, na hipófise e na medula espinhal. É o neurotransmissor da motivação, além de regular o chamado sistema de recompensa cerebral. Regula também o sono, o humor, a atenção, a aprendizagem, o controle do vômito, a dor e a amamentação. O excesso de dopamina pode gerar comportamentos como: autismo, esquizofrenia, psicose, mania, ansiedade/irritabilidade e pânico.

A carência de dopamina pode gerar: aumento do consumo de açúcar, chocolate e café; redução do libido; humor reduzido; depressão; abuso de drogas; redução da atividade física; apatia; dificuldade para manter a rotina; alteração cognitiva; déficit de atenção e hiperatividade e síndrome da fadiga crônica.

Você encontra dopamina em todos os produtos de origem animal, em amêndoas, maçãs, abacate, bananas, beterrabas, cacau, café. São suplementos que podem aumentar a dopamina:

- Probióticos: é possível usar suplementos ou adicionar probióticos à dieta consumindo produtos alimentícios fermentados, como iogurte ou *kefir*, ou tomando um suplemento dietético[6];
- *Mucuna pruriens*: 150 a 500 mg 2 x/dia[7];
- *Ginkgo biloba*: 120 a 360 mg/dia[8];
- Curcumina: 100 a 500 mg 3 x/dia[9];
- L-teanina comprimidos sublinguais: de 25 mg ou 50 mg, 1 a 3 comprimidos no caso de ansiedade, ou antes das refeições; 150 a 200 mg 2 x/dia[10];
- Chá verde: 250 a 1.000 mg/dia[11];
- L-tirosina: 125 a 500 mg 3 x/dia[12];
- Magnésio: 100 a 1.000 mg/dia[13];
- Vitamina D: 1.000 a 10.000 UI/dia[14];
- Ômega-3: 3 a 6 g/dia (escolha suplementos com o selo IFOS)[15];
- Cafeína: 3 a 6 mg/kg/dia[16];
- *Panax ginseng*: 50 a 200 mg 2 x/dia[17];
- Berberina: 100 a 300 mg 2 x/dia[18].

> **SÃO MEDICAMENTOS QUE PODEM AUMENTAR A DOPAMINA E/OU ESTIMULAR OS RECEPTORES DE DOPAMINA:**
>
> - Bupropiona: 150 a 450 mg/dia;
> - Levodopa: 200 mg 2 x/dia (é um precursor imediato da dopamina, usado no Parkinson);
> - Cabergolina: 0,5 mg (0,25 mg 2 x/semana). É uma medicação agonista, que tem ação positiva da dopamina e impede a produção da prolactina;
> - Pramipexol: 0,125 mg, 0,25 mg, 0,5 mg, 0,75 mg, 1 mg ou 1,5 mg/dia. Estimula os receptores de dopamina no corpo estriado do cérebro.

NORADRENALINA — É o principal neurotransmissor modulador do sistema nervoso autônomo simpático periférico. Pode ser encontrada sobretudo no tronco cerebral e hipotálamo. É produzida a partir da metabolização da dopamina. Influencia o humor, a ansiedade, o sono e a alimentação junto com a serotonina, dopamina e adrenalina. Regula os batimentos cardíacos, a pressão arterial, a conversão de glicogênio em energia etc. A liberação da noradrenalina facilita a atenção e o alerta durante o dia. A neurociência tem estudado a atuação dela em distúrbios do sono, especialmente o sono REM, mecanismos de estresse, e nos processos de aprendizado e memória.

O excesso de noradrenalina pode gerar: hipertensão arterial; infarto do miocárdio; resistência à insulina; estresse; ansiedade; pânico; esquizofrenia. A carência de noradrenalina levará a sintomas como: fibromialgia; alteração do comportamento; exaustão; apatia; vontade de sal; TPM; anorexia; bulimia. É encontrada em alimentos ricos em vitaminas do complexo B e minerais como fígado, gérmen de trigo, carnes magras, feijões, peixes, ervilhas, gema de ovo e amendoim.

SUPLEMENTOS QUE AUMENTAM A NORADRENALINA:

- L-tirosina: 250 mg a 500 mg 3 x/dia[19];
- L-fenilalanina[20]: 250 a 500 mg 3 x/dia. Cuidado com portadores de fenilcetonúria (doença genética que reduz a conversão de fenilalanina em tirosina);
- L-carnitina[21]: 250 a 2.000 mg/dia;
- *Rhodiola rosea*[22]: 250 a 500 mg, 1 a 3 x/dia.

Obs.: por se tratar de um produto da dopamina, teoricamente os suplementos que aumentam a sua produção tendem a aumentar a noradrenalina, mesmo que discretamente.

Medicamentos inibidores da recaptação da noradrenalina e serotonina aumentam a noradrenalina, não permitindo que ela seja degradada.

- Desvenlafaxina: 50 a 200 mg/dia;
- Duloxetina: 60 a 120 mg/dia;
- Venlafaxina: 75 a 225 mg/dia;
- Antidepressivos tricíclicos.

SEROTONINA — Pode ser encontrada no mesencéfalo, tálamo, hipotálamo e na amígdala cerebral. Possui tanto ação excitatória quanto inibitória. Apesar de serem poucos os neurônios com capacidade para produzir e liberar serotonina, existe um grande número de células que detectam esse neurotransmissor. A diminuição da liberação de serotonina no sistema nervoso central está associada a transtornos afetivos e de humor, como agressividade, depressão e ansiedade. Há evidências, também, de que atue na regulação do ritmo circadiano, sono e ansiedade, depressão, obesidade, enxaqueca e esquizofrenia. Ajuda a manter a saúde mental, a regular o apetite e evita os transtornos alimentares. A serotonina é liberada na inflamação e tem o poder de aumentar a função do GH e betaendorfinas, além de ser precursora da melatonina.

Sintomas de deficiência de serotonina são: depressão; TPM; bulimia; cefaleia; ansiedade; fibromialgia; insônia; déficit de atenção; mudança de hábitos. Sintomas de excesso de serotonina: agitação; alterações mentais, como confusão ou hipomania; arrepios; diarreia; espasmos musculares (mioclonia); febre; movimentos descoordenados (ataxia); reflexos neurológicos aumentados (hiper-reflexia); sudorese intensa sem ter havido qualquer atividade física exaustiva; tremores.

Está presente em alimentos de origem animal, como queijo, frango, peru, ovos e salmão; em frutas, como banana, abacate e abacaxi; em vegetais e tubérculos, como couve-flor, brócolis, batata, beterraba e ervilhas; nas frutas secas, como nozes, amendoim, caju e castanha-do-brasil; na soja e seus derivados; nas algas marinhas e espirulina. Os carboidratos aumentam a absorção do triptofano, e o álcool aumenta a liberação da serotonina.

SUPLEMENTOS QUE AUMENTAM A PRODUÇÃO DE SEROTONINA:

- Triptofano: 500 a 1.500 mg/dia[23];
- 5-hidroxitriptofano: 50 a 150 mg, de preferência pela via sublingual, 3 x/dia antes das refeições;
- s adenosil-L-Metionina: 200 a 400 mg 1 a 2 x/dia;
- Vitamina B6: 50 a 200 mg da vitamina B6 ou 10 a 50 mg de piridoxal 5-fosfato;
- Folato: 400 a 1.000 mcg;
- Erva-de-são-joão: 300 a 900 mg/dia;
- Probióticos.

MEDICAMENTOS QUE AUMENTAM A SEROTONINA:

- Citalopram: 10 a 40 mg/dia;
- Escitalopram: 10 a 20 mg/dia;
- Fluoxetina: 20 a 80 mg/dia;
- Fluvoxamina: 50 a 200 mg/dia;
- Paroxetina: 20 a 60 mg/dia;
- Sertralina: 50 a 200 mg/dia.
- Antidepressivos tricíclicos.

ÁCIDO GAMA-AMINOBUTÍRICO (GABA) — Presente no córtex cerebral, no cerebelo, **é o principal neurotransmissor inibitório** do sistema nervoso central, responsável pela sintonia fina e coordenação dos movimentos. Também há relatos de que desempenha importante papel na regulação do tônus muscular. De efeito calmante, é um dos mediadores do sistema nervoso entérico e, portanto, está envolvido na função gastrintestinal, aliviando sintomas de doenças gastrintestinais inflamatórias.

Não há nenhum alimento que realmente contenha GABA, mas há aqueles que contêm glutamina, que ajuda na produção do GABA, como a carne de porco, a carne bovina, sementes de gergelim e girassol, aveia, repolho, espinafre e salsa.

SUPLEMENTOS QUE AUMENTAM O GABA:

- GABA[24]: 150 a 300 mg/dia;
- L-teanina: 150 a 200 mg 2 x/dia;
- Lactium®: 150 mg antes de dormir;
- *Phenibut*: 100 mg a 1 g/dia, em 2 a 3 x/dia;
- *Ashwagandha*: 300 mg 2 x/dia;
- *Melissa officinalis*: 150 a 450 mg;
- *Valeriana officinalis*: 150 a 300 mg/dia.

Os benzodiazepínicos atuam sobre um subtipo específico de receptor de GABA-A, enquanto os barbitúricos atuam sobre todos os canais de GABA-A.

- Diazepam: 2,5 a 30 mg/dia[25];
- Lorazepam: 0,5 a 6 mg/dia[25];
- Clonazepam: 0,5 a 8 mg/dia[25];
- Alprazolam: 0,25 a 3 mg/dia[25];
- Bromazepam: 1,5 a 18 mg/dia[25];
- Cloxazolam: 1 a 12 mg/dia[25];
- Fenobarbital: 50 a 200 mg/dia.

GLUTAMATO – É um aminoácido livre, abundante no sistema nervoso central, que atua como **principal neurotransmissor excitatório**, extremamente importante para o desenvolvimento neural, para a plasticidade sináptica, para o aprendizado e a memória. Mas há estudos que ligam o glutamato a doenças como epilepsia, isquemia cerebral, tolerância e dependência a drogas, dor neuropática, ansiedade e depressão.

Encontrado em toda a cadeia alimentar industrializada, é conhecido como glutamato monossódico. É um realçador de sabor dos alimentos que pode ser encontrado naturalmente no tomate, em cogumelos, alguns queijos e carnes, mas industrialmente é utilizado como tempero para proporcionar o gosto umâmi aos alimentos, sendo muito utilizado na culinária oriental para realçar a percepção dos sabores de um prato.

Produtos com glutamato monossódico são, em geral, prejudiciais às dietas e devem ser evitados: molhos e condimentos prontos, enlatados ou instantâneos, caldos para carnes, aves e peixes, alimentos em conserva, comidas prontas diets, salgadinhos industrializados como batatas-fritas e *nachos*, carnes e linguiças curadas e defumadas, temperos e especiarias prontos e industrializados, comida congelada, *ketchup*, proteína vegetal hidrolisada, sopas em pó ou enlatadas etc.

O glutamato é, de longe, o neurotransmissor mais polêmico que existe. Há estudos que indicam que ele é tóxico para as células nervosas, causando a chamada doença de Lou Gehrig, morte neuronal por todo o cérebro e medula e por aí vai. Alguns pesquisadores dizem que, por tornar os alimentos muito palatáveis, o glutamato monossódico é utilizado pela indústria alimentícia como uma droga para viciar as pessoas – aquela coisa do "impossível comer um só". Não vamos entrar nessa polêmica, mas evite.

> Nessa lista ainda entram os peptídeos, endorfinas, monaminas etc., mas vamos ficar por aí, pra não lhe dar um nó na cabeça.

REFERÊNCIAS

1. Parnetti, L. et al. Cholinergic precursors in the treatment of cognitive impairment of vascular origin: ineffective approaches or need for re-evaluation? Journal of the Neurological Sciences, v. 257, p. 264-9, 2007.
2. Purves, D. et al., editores. Neuroscience. 2. ed. Sunderland: Sinauer Associates, 2001.
3. Kaur, S. et al. Ginkgo biloba extract attenuates hippocampal neuronal loss and cognitive dysfunction resulting from trimethyltin in mice. Phytomedicine, v. 20, n. 2, p. 178-86, 2013.
4. Zhang, H. Y. New insights into huperzine A for the treatment of Alzheimer's disease. Acta Pharmacologica Sinica, v. 33, n. 9, p. 1170-5, 2012.
5. Lopes, L. C. et al. Doença de Alzheimer: prevenção e tratamento. Projeto Diretrizes. Associação Médica Brasileira e Agência Nacional de Saúde Suplementar, 2011.
6. Liu, W. H. et al. Alteration of behavior and monoamine levels attributable to Lactobacillus plantarum PS128 in germ-free mice. Behavioural Brain Research, v. 298, p. 202-9, 2016.
7. Rabey, J. M. et al. Improvement of parkinsonian features correlate with high plasma levodopa values after broad bean (Vicia faba) consumption. Journal of Neurology, Neurosurgery, and Psychiatry, v. 55, n. 8, p. 727-7, 1992.
8. Blecharz-Klin, K. et al. Pharmacological and biochemical effects of Ginkgo biloba extract on learning, memory consolidation and motor activity in old rats. Acta Neurobiologiae Experimentalis, v. 69, n. 2, p. 217-31, 2009.
9. Kulkarni, S. K.; Dhir, A. An overview of curcumin in neurological disorders. Indian Journal of Pharmaceutical Sciences, v. 72, n. 2, p. 149-54, 2010.
10. Nathan, P. J. et al. The neuropharmacology of L-theanine(N-ethyl-L-glutamine): a possible neuroprotective and cognitive enhancing agent. Journal of Herbal Pharmacotherapy, v. 6, n. 2, p. 21-30, 2006.
11. Nobre, A. C. et al. L-theanine, a natural constituent in tea, and its effect on mental state. Asia Pacific Journal of Clinical Nutrition, 2008.
12. Roufs, J. B. L-tyrosine in the treatment of narcolepsy. Medical Hypotheses, v. 33, n. 4, p. 267-73, 1990.
13. Cardoso, C. C. et al. Evidence for the involvement of the monoaminergic system in the antidepressant-like effect of magnesium. Progress in Neuro-Psychopharmacology & Biological Psychiatry, v. 33, n. 2, p. 235-42, 2009.
14. Pertile, R. A. et al. Vitamin D signaling and the differentiation of developing dopamine systems. Neuroscience, v. 333, p. 193-203, 2016.
15. Chalon, S. et al. Dietary fish oil affects monoaminergic neurotransmission and behavior in rats. Journal of Nutrition, v. 128, n. 12, p. 2512-9, 1998.
16. Volkow, N. D. et al. Caffeine increases striatal dopamine D2/D3 receptor availability in the human brain. Translational Psychiatry, v. 5, n. 4, 2015.
17. Ong, W. Y. et al. Protective effects of ginseng on neurological disorders. Frontiers in Aging Neuroscience, 2015.

18. Kawano, M. et al. Berberine is a dopamine D1- and D2-like receptor antagonist and ameliorates experimentally induced colitis by suppressing innate and adaptive immune responses. Journal of Neuroimmunology, v. 289, p. 43-55, 2015.
19. Banderet, L. E.; Lieberman, H. R. Treatment with tyrosine, a neurotransmitter precursor, reduces environmental stress in humans. Brain Research Bulletin, v. 22, n. 4, p. 759-62, 1989.
20. Phenylalanine. In: Wikipedia. Disponível em: <https://en.wikipedia.org/wiki/Phenylalanine>. Acesso em: fev. 2021.
21. Smeland, O. B., et al. Chronic acetyl-L-carnitine alters brain energy metabolism and increases noradrenaline and serotonin content in healthy mice. Neurochemistry International, v. 61, n. 1, p. 100-7, 2012.
22. Mao, J. J., et al. Rhodiola rosea therapy for major depressive disorder: a study protocol for a randomized, double-blind, placebo- controlled trial. Journal of Clinical Trials, v. 4, p. 170, 2014.
23. Murphy, S. E. et al. Tryptophan supplementation induces a positive bias in the processing of emotional material in healthy female volunteers. Psychopharmacology, v. 187, p. 121-30, 2006.
24. Byun, J. I. et al. Safety and Efficacy of Gamma-Aminobutyric Acid from Fermented Rice Germ in Patients with Insomnia Symptoms: A Randomized, Double-Blind Trial. Journal of Clinical Neurology, v. 14, n. 3, p. 291-5, 2018.
25. Latado, A. Benzodiazepínicos: Características, Indicações, Vantagens e Desvantagens. Diretrizes Clínicas. Complexo Hospitalar Universitário Professor Edgard Santos (COMHUPES). 2013.

10 EMAGRECIMENTO MEDICAMENTOSO

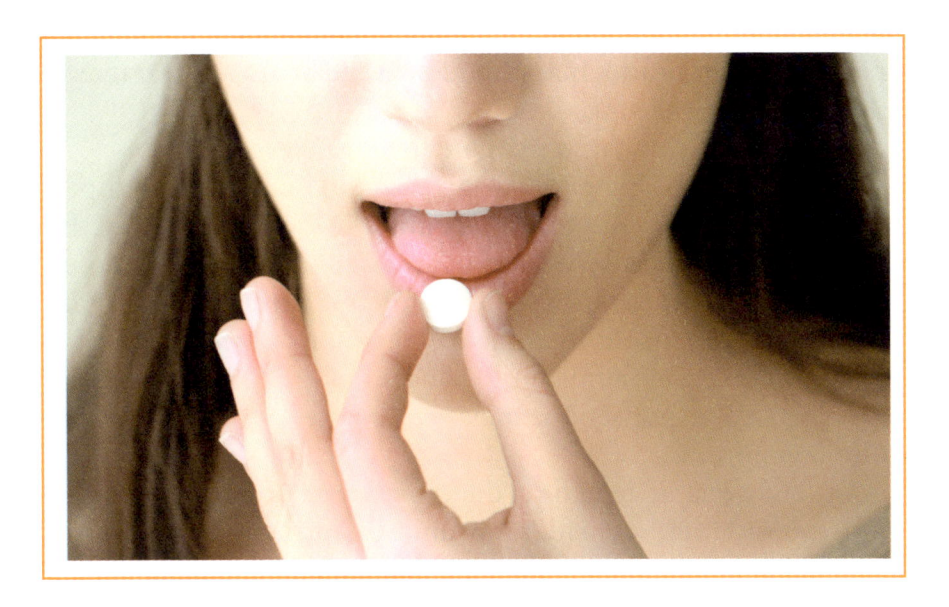

Uma das perguntas que eu sempre faço aos meus pacientes durante a consulta é:

— Remédio para emagrecer, emagrece?

Em um primeiro momento, parece uma pergunta um pouco sem sentido, mas se você prestar atenção verá que existe um poder gigante oculto por trás dessa dúvida.

Grande parte das pessoas acredita que o remédio faz emagrecer, porém esse é um pensamento errado. A maioria dos medicamentos comercializados tem o poder de inibir o apetite. O que o faz emagrecer é comer menos. E por que estou sendo tão básico ao tentar fazer com que você entenda isso? Porque é aí que está o grande "pulo do gato" no tratamento da obesidade.

A esmagadora maioria de pessoas que já usaram remédios para inibir o apetite fala aos quatro ventos a seguinte frase. Vamos ver se você já a ouviu ou falou:

— Quando eu tomei, eu emagreci, mas quando eu parei, eu engordei o dobro.

E isso é óbvio. Quando você estava tomando, você comia muito menos; quando você parou de tomar, comeu tudo o que podia e não podia. Resultado, estaca zero ou pior.

O que você precisa entender são os dois principais tópicos do emagrecimento medicamentoso. Primeiro: o remédio inibidor de apetite pode ser usado, mas quando ele entrar em seu tratamento não tem data para sair.

— Como assim, Márcio? Que loucura é essa?

É isso mesmo. Ele não vai sair quando você chegar ao peso desejado, que é o que todos acham que deve acontecer. Ele só poderá sair quando você estiver totalmente controlado em relação ao seu apetite, e isso depende de várias coisas, como seu sono, intestino, alimentação, exercício, estresse, hormônios, vitaminas, minerais e tudo mais que já aprendeu comigo neste livro. Porque senão, inevitavelmente, a grande maioria volta a engordar.

— Então quanto tempo vai durar o tratamento medicamentoso?

A obesidade é considerada uma doença crônica, então o seu tratamento também deverá ser crônico, o que pode ou não incluir os medicamentos antiobesidade.

É possível que algumas pessoas deixem de usar esses medicamentos e mantenham o novo peso, mas se isso não for possível – e muitas vezes não é –, o tratamento deve ser feito por toda a vida.

Agora que já entendemos o período durante o qual deveremos usar, se precisarmos, vamos tentar entender o motivo pelo qual deveremos ou não recorrer a um medicamento inibidor de apetite e não termos mais preconceito. Vamos entender as reais indicações para o uso.

O International Obesity Task Force (IOTF) e o Consenso Latino-Americano de Obesidade orientam a indicação do tratamento farmacológico quando o paciente tem índice de massa corporal (IMC) > 30 kg/m², ou quando tem uma ou mais doenças associadas ao excesso de peso (comorbidades) com IMC > 25 kg/m², ou quando o tratamento com dieta, modificações comportamentais, exercício e/ou aumento de atividade física já tenham sido tentados sem sucesso[1].

A seguir você encontra uma tabela de cálculo de IMC.

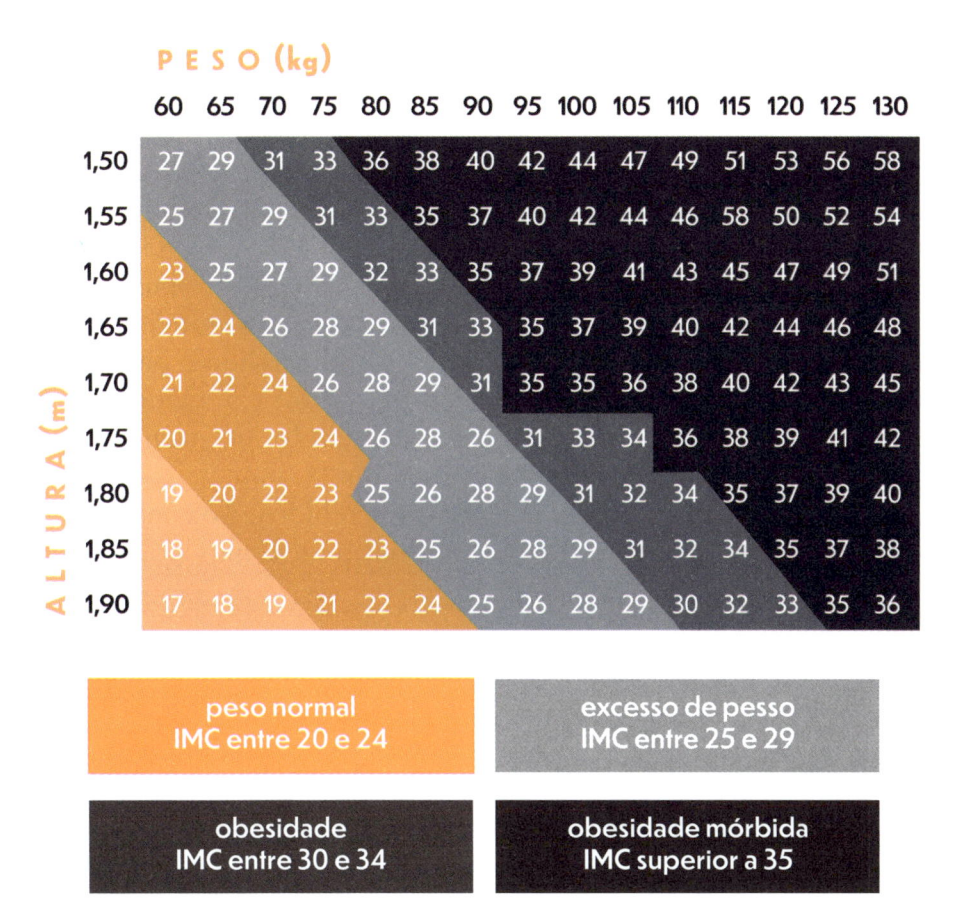

ALTURA (m) \ PESO (kg)	60	65	70	75	80	85	90	95	100	105	110	115	120	125	130
1,50	27	29	31	33	36	38	40	42	44	47	49	51	53	56	58
1,55	25	27	29	31	33	35	37	40	42	44	46	58	50	52	54
1,60	23	25	27	29	32	33	35	37	39	41	43	45	47	49	51
1,65	22	24	26	28	29	31	33	35	37	39	40	42	44	46	48
1,70	21	22	24	26	28	29	31	35	35	36	38	40	42	43	45
1,75	20	21	23	24	26	28	26	31	33	34	36	38	39	41	42
1,80	19	20	22	23	25	26	28	29	31	32	34	35	37	39	40
1,85	18	19	20	22	23	25	26	28	29	31	32	34	35	37	38
1,90	17	18	19	21	22	24	25	26	28	29	30	32	33	35	36

- peso normal — IMC entre 20 e 24
- excesso de peso — IMC entre 25 e 29
- obesidade — IMC entre 30 e 34
- obesidade mórbida — IMC superior a 35

Quais seriam os principais medicamentos usados para o tratamento antiobesidade?

Bom, não preciso nem falar que esses medicamentos devem não apenas ser receitados, mas também ter o seu uso rigidamente acompanhado por um médico. Porém, antes de sabermos o nome dos medicamentos, devemos tomar ciência de um conceito chamado *on-label* e *off-label*.

Os medicamentos ditos *on-label* são os aprovados em bula para o tratamento da obesidade, enquanto os *off-label* não. A razão mais comum da prescrição *off-label* é a ausência de opção de tratamento para a doença ou para a faixa etária. Frequentemente o que é *off-label* em um país pode ter indicação em bula em outro. O seu uso tem lugar na prática médica e é largamente aceito e praticado pela comunidade médica, não sendo uma violação das boas práticas da Medicina.

O Conselho Federal de Medicina, CREMESP, em consulta realizada em 2008, avaliou que o uso de medicamentos sem indicação formal em bula é ético quando houver evidência de potencial benefício para o tratamento da doença e quando a terapia padrão for inadequada (Consulta CREMESP 55.838/08). Desse modo, o uso de medicamentos *off-label* para obesidade poderia ser feito sob responsabilidade do prescritor, depois de tentar usar os medicamentos aprovados, informando o paciente de que aquele medicamento não é aprovado pela agência reguladora para essa indicação e documentando, no prontuário médico, a natureza *off-label* da prescrição.

Resumindo, não são medicamentos proibidos. Ao contrário, são liberados, porém, para outras finalidades, mas podemos usá-los em auxílio ao paciente.

● CONHEÇA ALGUNS MEDICAMENTOS *ON-LABEL* MUITO UTILIZADOS NO TRATAMENTO DA OBESIDADE:

SIBUTRAMINA[2]: 10 a 15 mg/dia.

Tipos de receita: B2 (CRM) + termo de responsabilidade do prescritor em três vias.

Efeitos desejados: parecem estar mais relacionados a um aumento da saciedade e prolongamento dessa sensação do que a um efeito direto de supressão da fome. A sibutramina deve ser classificada como agente sacietógeno, e não anorexígeno. Ela bloqueia a recaptação de noradrenalina (NE) e de serotonina (SE) e leva à redução da ingestão alimentar.

Efeitos colaterais mais comuns: pode levar a uma pequena elevação média de 3-5 mmHg na pressão arterial diastólica e 2 a 4 bpm na frequência cardíaca. Com base em estudos, a sibutramina deve continuar a ser excluída do uso em pacientes com doença cardiovascular preexistente[3].

Boca seca e amarga, náuseas, estômago irritado, constipação, problemas para dormir, tontura, dores menstruais, dor de cabeça, sonolência, alteração de humor podem ocorrer.

TEMPO DE USO DOS ESTUDOS:
Acompanhamento médio de 2 anos.

ANFEPRAMONA[4]: 25 mg 2 x/dia; 50 mg 2 x/dia; 75 mg 1 x/dia.

Tipos de receita: B2 (CRM) + termo de responsabilidade do prescritor em três vias.

Efeitos desejados: os derivados beta-fenetilamínicos influenciam a neurotransmissão noradrenérgica e dopaminérgica (podendo agir estimulando a liberação e/ou bloqueando a recaptação). O principal efeito observado é a diminuição do apetite com consequente perda de peso.

Efeitos colaterais mais comuns: os principais incluem nervosismo, tontura, insônia, euforia, cefaleia, tremores, palpitações e leve aumento de pressão arterial, constipação intestinal, boca seca, impotência e redução de libido.

TEMPO DE USO MÉDIO DOS ESTUDOS:
A duração foi de 3 a 24 semanas, a maioria até 12 semanas.

FEMPROPOREX[5]: 25 mg 1 ou 2 x/dia; tomar até no máximo 15 horas, para não alterar o sono.

Tipos de receita: B2 (CRM) + termo de responsabilidade do prescritor em três vias.

Efeitos desejados: Também é um derivado de beta-fenetilamínicos que influencia a neurotransmissão noradrenérgica e dopaminérgica – usado para diminuição do apetite com consequente perda de peso.

Efeitos colaterais mais comuns: nervosismo, tontura, insônia, euforia, cefaleia, tremores, palpitações e leve aumento de pressão arterial, constipação intestinal, boca seca, impotência e redução de libido.

MAZINDOL[6]: 1 mg 2 x/dia; 1,5 mg 2 x/dia.
Tipos de receita: B2 (CRM) + termo de responsabilidade do prescritor em três vias.

Efeitos desejados: os derivados beta-fenetilamínicos influenciam a neurotransmissão noradrenérgica e dopaminérgica (podendo agir estimulando a liberação e/ou bloqueando a recaptação). O principal efeito observado após seu uso é a diminuição do apetite com consequente perda de peso.

Efeitos colaterais mais comuns: são similares aos descritos com dietilpropiona/anfepramona. São contraindicados a pacientes com glaucoma.

TEMPO DE USO MÉDIO DOS ESTUDOS:
A duração foi de 3 a 24 semanas, a maioria até 12 semanas.

ORLISTATE[7]: 120 mg 2 a 3 x/dia, antes das principais refeições.
Tipos de receita: receituário normal.

Efeitos desejados: apresenta atividade inibitória sobre a lipase gastrintestinal (lipstatina), composto produzido pelo *Streptomyces toxytricini* que deu origem ao fármaco. A semelhança estrutural do orlistate com os triglicérides possibilita que esse fármaco se ligue às enzimas digestivas (lipases), impedindo a quebra dessas gorduras, o que reduz em 30% a absorção dos triglicérides, acarretando, portanto, um déficit calórico.

Efeitos colaterais mais comuns: os eventos gastrintestinais mais comumente relatados foram fezes gordurosas/oleosas, urgência fecal e manchas oleosas, cada qual ocorrendo em taxas de frequência de 15% a 30% na maioria dos estudos.

TEMPO DE USO MÉDIO DOS ESTUDOS:
1 a 2 anos.
Sugerimos a prescrição de vitaminas lipossolúveis concomitantes – vitaminas A, D, K e E.

SAXENDA®[8]: 0,6 mg/dia por 1 semana; após, aumentar a dose em 0,6 mg/semana, conforme aceitação do paciente.

Tipos de receita: receituário normal.

Efeitos desejados: o GLP-1 é um peptídeo derivado do intestino secretado pelas células L localizadas no íleo distal e no cólon em resposta à ingestão de nutrientes. O GLP-1 estimula a secreção de insulina, inibe a secreção de glucagon e atrasa o esvaziamento gástrico, resultando na normalização da glicose após as refeições. Promove saciedade[9].

Efeitos colaterais mais comuns: náuseas; vômitos; diarreia; constipação. Maior incidência no grupo de liraglutida (3 mg) em comparação com o grupo de liraglutida (1,8 mg). O início da náusea ocorreu principalmente nas primeiras 4 a 8 semanas de tratamento.

TEMPO DE USO MÉDIO DOS ESTUDOS:
20 meses até 5 anos.

LORCASERINA: 10 mg 2 x/ao dia[10].

Tipos de receita: receituário branco especial de duas vias.

Efeitos desejados: o medicamento estimula os receptores 5-HT2C nos neurônios da POMC no núcleo arqueado, o que causa a liberação do hormônio estimulador da alfa-MSH, que atua nos receptores da melanocortina-4 no núcleo paraventricular para suprimir o apetite[11].

Efeitos colaterais mais comuns: infecções respiratórias superiores, cefaleia, tontura, nasofaringite e náusea foram os eventos adversos mais comuns no grupo.

TEMPO DE USO MÉDIO DOS ESTUDOS:
Está proscrito no momento, por estudos apresentarem aumento discreto do risco de câncer (proibida a comercialização)[12].

● **CONHEÇA MAIS ALGUNS MEDICAMENTOS *OFF-LABEL* MAIS UTILIZADOS NO TRATAMENTO DA OBESIDADE:**

BUPROPIONA + NALTREXONA (*OFF-LABEL*)[13]: nos Estados Unidos (Contrave), 90 mg de bupropiona + 8 mg de naltrexona, até 4 cápsulas ao dia. No Brasil, essa associação somente manipulada, embora possa ser comprada apenas a bupropiona nas drogarias, na dose de 150 mg/cápsula.

Tipos de receita: receituário branco especial de duas vias.

Efeitos desejados: a bupropiona estimula os neurônios POMC hipotalâmicos que liberam αMSH, que, por sua vez, liga-se ao MC4R. A ligação do αMSH ao MC4R inicia uma cascata de ações que resulta em menor consumo de energia e aumento no gasto de energia. O bloqueio desse ciclo de *feedback* inibitório com a naltrexona leva a uma ativação mais potente e duradoura dos neurônios POMC, amplificando os efeitos no balanço energético.

Efeitos colaterais mais comuns: boca seca, cefaleia, sudorese e náuseas.

Contraindicação: história de crises convulsivas.

TEMPO DE USO MÉDIO DOS ESTUDOS:
duração média de 1 a 2 anos.

TOPIRAMATO (*OFF-LABEL*): nos Estados Unidos, o topiramato é adicionado ao Fentermine (não existe no Brasil) com o nome comercial de Qsymia®. No Brasil, fazemos somente topiramato. Pode ser associado à sibutramina, segundo a ABESO[1]. 25 mg/50 mg/75 mg/100 mg 1 x antes do jantar.

Tipos de receita: receituário branco especial de duas vias.

Efeitos desejados: o mecanismo exato responsável pelos efeitos do topiramato no apetite e no peso é desconhecido, mas atua em muitos neurotransmissores. Tem efeitos inibitórios sobre receptores de glutamato sobre alguns tipos de canais dependentes de voltagem de cálcio e sódio, além de poder modular alguns tipos de canais de potássio, receptores GABA-A.

Efeitos colaterais mais comuns: parestesias; dificuldade de concentração; alterações do humor; teratogenicidade (mulheres grávidas); potencial de interferência com a farmacocinética de contraceptivos orais (usar associado a DIU ou preservativo); litíase renal; miopia aguda.

TEMPO DE USO MÉDIO DOS ESTUDOS:
A duração média de 1 a 2 anos.

LISDEXANFETAMINA/VENVANSE® (*OFF-LABEL*): 30 mg/50 mg/70 mg 1 x/dia.
Tipos de receita: A (Vigilância Sanitária).
Efeitos desejados: é atualmente o único fármaco a ser aprovado nos Estados Unidos para o tratamento do transtorno da compulsão alimentar periódica moderado a grave em pacientes adultos.
A lisdexanfetamina é um pró-fármaco da d-anfetamina, amina simpaticomimética não catecolamina que é um potente estimulante do sistema nervoso central. Acredita-se que gere o aumento da liberação de noradrenalina e dopamina no espaço extraneuronal, bloqueando a captação dessas monoaminas no neurônio pré-sináptico[14].
Efeitos colaterais mais comuns: boca seca, cefaleia e insônia.

TEMPO DE USO MÉDIO DOS ESTUDOS:
A duração foi de 12 semanas a 1 ano.

FLUOXETINA (*OFF-LABEL*)[13]: 20 mg 2 x/dia até 60 mg 1 x/dia. Pode variar o uso conforme os sintomas.
Tipos de receita: receituário branco especial de duas vias.
Efeitos desejados: é um inibidor seletivo da recaptação da serotonina (ISRS), com a capacidade de aumentar a atividade da serotonina.
Efeitos colaterais mais comuns: tontura, sonolência, fadiga, insônia e náuseas.

TEMPO DE USO MÉDIO DOS ESTUDOS:
A duração média foi superior a 1 ano.

VICTOZA® (*OFF-LABEL*)[8]: 0,6 mg/dia por 1 semana; após, aumentar a dose em 0,6 mg/semana, conforme a aceitação do paciente. Dose máxima de 1,8 mg/dia.
Tipos de receita: receituário normal.
Efeitos desejados: o GLP-1 é um peptídeo derivado do intestino secretado pelas células L localizadas no íleo distal e no cólon em resposta à ingestão de nutrientes. O GLP-1 estimula a secreção de insulina, inibe a secreção de glucagon e atrasa o esvaziamento gástrico, resultando na normalização da glicose após as refeições. Promove saciedade.
EFEITOS COLATERAIS MAIS COMUNS: náuseas; vômitos; diarreia; constipação. Observou-se maior incidência no grupo de liraglutida (3 mg) em comparação com o grupo de liraglutida (1,8 mg). O início da náusea ocorreu principalmente nas primeiras 4 a 8 semanas de tratamento.

TEMPO DE USO MÉDIO DOS ESTUDOS:
De 20 meses a 5 anos.

OZEMPIC® (*OFF-LABEL*)[15]: 0,25 mg/semana; 0,5 mg/semana; 1 mg/semana. Meia-vida de 7 dias.
Tipos de receita: receituário normal.
Efeitos desejados: o GLP-1 é um peptídeo derivado do intestino secretado pelas células L localizadas no íleo distal e no cólon em resposta à ingestão de nutrientes. O GLP-1 estimula a secreção de insulina, inibe a secreção de glucagon e atrasa o esvaziamento gástrico, resultando na normalização da glicose após as refeições. Promove saciedade.
EFEITOS COLATERAIS MAIS COMUNS: náuseas; vômitos; diarreia; constipação, menos frequentes do que com liraglutida (Saxenda® e Victoza®).

TEMPO DE USO MÉDIO DOS ESTUDOS:
A duração média de estudos foi de 1 ano.

TRULICITY® (*OFF-LABEL*)[16]: 0,75 mg/semana a 1,5 mg/semana.
Tipos de receita: receituário normal.
Efeitos desejados: o GLP-1 estimula a secreção de insulina, inibe a secreção de glucagon e atrasa o esvaziamento gástrico, resultando na normalização da glicose após as refeições. Tem função semelhante à do Ozempic®, porém com menos potência no quesito saciedade.
Efeitos colaterais mais comuns: é contraindicado a pacientes com história pessoal ou familiar de carcinoma medular da tireoide. Ao uso de Trulicity®, informe ao médico os sintomas de tumores da tireoide (por exemplo, massa no pescoço, disfagia, dispneia, rouquidão persistente).

TEMPO DE USO MÉDIO DOS ESTUDOS:
A duração média foi de 40 semanas.

INIBIDORES DO SGLT-2 (*OFF-LABEL*)[17]: dapagliflozina 10 mg 1 x/dia; empagliflozina 25 mg 1 x/dia; canagliflozina 300 mg 1 x/dia.
Tipos de receita: receituário normal.
Efeitos desejados: esses agentes reduzem a glicose plasmática por meio da inibição da recaptação de glicose filtrada no rim mediada por SGLT2. Esse mecanismo de ação único também deve resultar em efeitos benéficos como perda de peso e redução da pressão arterial.
Efeitos colaterais mais comuns: boca seca ou colando, sede, sonolência, cansaço, pouca ou nenhuma urina, batimentos cardíacos acelerados, infecções urinárias e hiperfagia compensatória.

TEMPO DE USO MÉDIO DOS ESTUDOS:
A duração média foi de 2 anos.

ACARBOSE (*OFF-LABEL*)[18]: 50 a 100 mg 3 x/dia.
Tipos de receita: receituário normal
Efeitos desejados: inibe competitiva e reversivelmente alfaglicosidases dentro da borda em escova intestinal, além de retardar a taxa de conversão de dissacarídeos (sacarose) e polissacarídeos (amido) em monossacarídeos (glicose e frutose), retardando assim a absorção de glicose e reduzindo a glicose plasmática pós-prandial (PPG) e as concentrações de insulina.
Efeitos colaterais mais comuns: as reações adversas mais comumente observadas foram flatulência, diarreia e dor abdominal; náusea foi menos frequente.

TEMPO DE USO MÉDIO DOS ESTUDOS:
A duração média foi de 1 a 2 anos.

METFORMINA (*OFF-LABEL*)[19]: 500 a 1.000 mg 2 x/dia. Sugere-se a formulação de liberação prolongada Glifage XR.
Tipos de receita: receituário normal.
Efeitos desejados: melhora o controle glicêmico, reduzindo a produção hepática de glicose, aumentando a sensibilidade periférica à insulina e bloqueando a absorção gastrintestinal de glicose.
Efeitos colaterais mais comuns: a acidose láctica associada à metformina é o evento mais preocupante. No entanto, a incidência relatada de acidose láctica na prática clínica provou ser muito baixa (< 10 casos por 100 mil pacientes-ano). A intolerância gastrintestinal ocorre com bastante frequência, com sintomas como dor abdominal, flatulência e diarreia. A maioria desses efeitos é transitória; é relatado que 30% dos pacientes recebendo tratamento de longo prazo com metformina experimentaram má absorção de vitamina B12, com diminuição na concentração sérica de vitamina B12 de 14% a 30%.

TEMPO DE USO MÉDIO DOS ESTUDOS:
A duração média de 2 a 10 anos

Mas lembre-se sempre: antes de iniciar o tratamento, você precisa ser avaliado profundamente, em relação a erros em hábitos alimentares e de atividade física, presença de sintomas depressivos, presença de complicações ou doenças associadas à obesidade, possibilidade de desenvolvimento de efeitos colaterais. A escolha de um medicamento antiobesidade deve basear-se também na experiência prévia da pessoa, se já utilizou algum medicamento parecido anteriormente etc. Cumpridas todas as etapas, o médico pode prescrever algum desses medicamentos, sem problema algum.

REFERÊNCIAS

1. Mancini, M. C., editor. Diretrizes brasileiras de obesidade 2016. São Paulo: Associação Brasileira para o Estudo da Obesidade e da Síndrome Metabólica, 2016.
2. James, W.P. et al. Effect of sibutramine on weight maintenance after weight loss: a randomised trial. STORM Study Group. Sibutramine Trial of Obesity Reduction and Maintenance. Lancet, v. 356, n. 9248, p. 2119-25, 2000.
3. James, W. P. T. The SCOUT study: risk-benefit profile of sibutramine in overweight high-risk cardiovascular patients, European Heart Journal Supplements, v. 7, p. L44-L48, 2005.
4. Cercato, C. et al. A randomized double-blind placebo-controlled study of the long-term efficacy and safety of diethylpropion in the treatment of obese subjects. International Journal of Obesity, v. 33, n. 8, p. 857-65, 2009.
5. Mancini, M. C., editor. Tratado de obesidade. 2. ed. Rio de Janeiro: Guanabara Koogan, 2015.
6. Blackburn, G. Effect of degree of weight loss on health benefits. Obesity Research, 1995.
7. Toplak, H. et al. XPERT: weight reduction with orlistat in obese subjects receiving a mildly or moderately reducedenergy diet. Early response to treatment predicts weight maintenance. Diabetes, Obesity and Metabolism, v. 7, n. 6, p. 699-708, 2005.
8. Pi-Sunyer, X. et al. A randomized, controlled trial of 3.0 mg of liraglutide in weight management. New England Journal of Medicine, v. 373, n. 1, p. 11-22, 2015.
9. Wadden, T. A. et al. Weight maintenance and additional weight loss with liraglutide after low-calorie-diet-induced weight loss: the SCALE Maintenance randomized study. International Journal of Obesity, v. 37, n. 11, p. 1443-51, 2013.

10. O'Neil, P. M. et al. Randomized placebo-controlled clinical trial of lorcaserin for weight loss in type 2 diabetes mellitus: the BLOOM-DM study. Obesity (Silver Spring), v. 20, n. 7, p. 1426-36, 2012.

11. Fidler, M. C. et al. A one-year randomized trial of lorcaserin for weight loss in obese and overweight adults: the BLOSSOM trial. The Journal of Clinical Endocrinology and Metabolism, v. 96, n. 10, p. 3067-77, 2011.

12. U. S. Food and Drug Administration. FDA requests the withdrawal of the weight-loss drug Belviq, Belviq XR (lorcaserin) from the market. Disponível em: <https://www.fda.gov/media/135189/download>. Acesso em: 4 fev. 2021.

13. Li, Z. et al. Meta-analysis: pharmacologic treatment of obesity. Annals of Internal Medicine, v. 142, n. 7, p. 532-46, 2005.

14. Pallanti, S.; Salerno, L. The Treatment of Adult ADHD: Complexity at Hand. In: The Burden of Adult ADHD in Comorbid Psychiatric and Neurological Disorders. Springer, 2020.

15. O'Neil, P. M. et al. Efficacy and safety of semaglutide compared with liraglutide and placebo for weight loss in patients with obesity: a randomised, double-blind, placebo and active controlled, dose-ranging, phase 2 trial. Lancet, v. 392, n. 10148, p. 637-49, 2018.

16. Pratley, R. E. et al. Semaglutide versus dulaglutide once weekly in patients with type 2 diabetes (SUSTAIN 7): a randomised, open-label, phase 3b trial. The Lancet Diabetes & Endocrinology, v. 6, n. 4, v. 275-86, 2018.

17. Hollander, P. et al. Coadministration of Canagliflozin and Phentermine for Weight Management in Overweight and Obese Individuals Without Diabetes: A Randomized Clinical Trial. Diabetes Care, v. 40, n. 5, p. 632-9, maio 2017.

18. Li, Y. et al. Acarbose monotherapy and weight loss in Eastern and Western populations with hyperglycaemia: an ethnicityspecific metaanalysis. International Journal of Clinical Practice, v. 68, n. 11, p. 1318-32, 2014.

19. Malin, S. K.; Kashyap, S. R. Effects of metformin on weight loss: potential mechanisms. Current Opinion in Endocrinology, Diabetes and Obesity, v. 21, n. 5, p. 323-9, 2014.

11 EMAGRECIMENTO POR VITAMINAS E MINEIRAIS

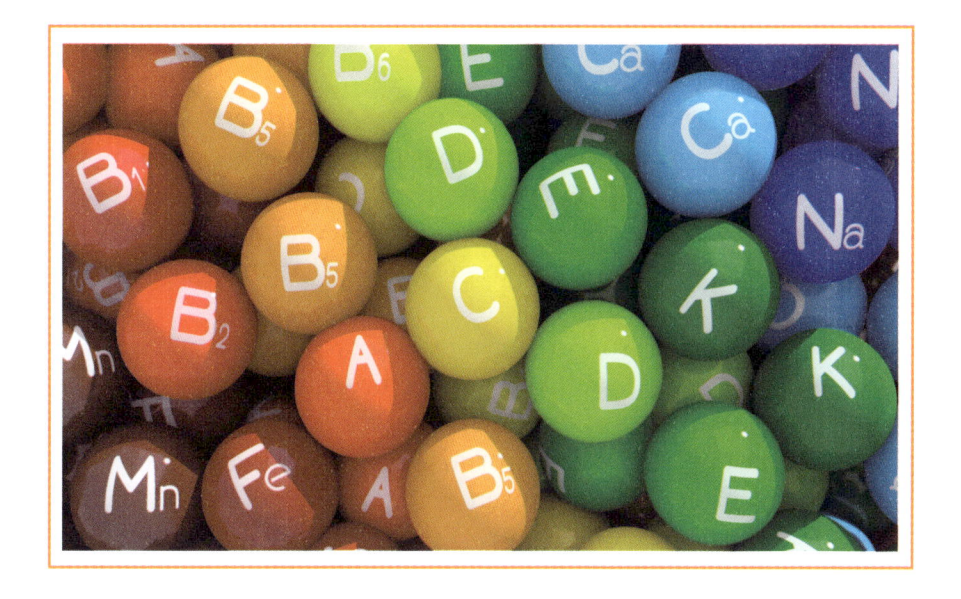

— Esse menino está muito magrinho, acho que é falta de vitaminas.

Isso é algo que ouço dos meus pacientes, com frequência, em meu consultório.

— Márcio, eu juro, até tal idade eu era magro, depois disso comecei a engordar porque minha mãe começou a me dar um monte de vitaminas.

Isso soa familiar para você?

Esse é um dos conceitos que precisam ser desmistificados, e este capítulo serve para isso. Como a falta de vitaminas e minerais pode prejudicar o processo de emagrecimento ou o processo de melhora de sua saúde?

Antes de seguirmos aprendendo sobre as vitaminas, devemos conhecer alguns conceitos que definirão as doses que deveremos usar. Afinal, pessoas distintas precisam de doses distintas, ou será que somos todos idênticos metabolicamente? Obviamente não! Somos seres únicos.

Daí surgiu o conceito, denominado pelo PhD Roger J. Williams, "individualidade bioquímica", definida como "um conjunto único de fatores genéticos de um indivíduo que controla seu metabolismo, suas necessidades nutricionais e suas sensibilidades ambientais".

Pois bem. Quando falamos de vitaminas e minerais, temos de entender que eles são micronutrientes responsáveis por otimizar diversas vias metabólicas do nosso organismo, e se estiverem em baixos ou altos níveis gerarão consequências, podendo aumentar ou diminuir a funcionalidade de determinados órgãos ou sistemas.

Sabendo o que são e para que servem, fica mais fácil entender sua necessidade. Além disso, precisamos entender que as deficiências desses micronutrientes muitas vezes não serão percebidas em exames laboratoriais, e sim em sinais e sintomas que o corpo poderá nos apresentar. Suprir essas necessidades, claro, deve ocorrer sempre de forma natural, mas também não podemos esquecer como uma vitamina ou mineral pode e deve ser usada, mesmo em forma de suplemento.

Segundo a Agência Nacional de Vigilância Sanitária (Anvisa), órgão do Governo Federal que controla o uso de substâncias como remédios, alimentos, cosméticos, derivados do tabaco e até mesmo sangue, a finalidade dos suplementos alimentares é fornecer nutrientes, substâncias bioativas, enzimas ou probióticos em complemento à alimentação. A Anvisa esclarece que os suplementos alimentares não são medicamentos, por isso não servem para tratar, prevenir ou curar doenças e são destinados a pessoas saudáveis[1]. Porém, também podemos usar os micronutrientes para tratar doenças.

Essa "autorização" se deve ao fato de que existem diversas doenças causadas por carência de vitaminas e minerais, que podem ser controladas ou curadas, apenas aportando esses nutrientes, conforme veremos a seguir.

● ALGUMAS ALTERAÇÕES CAUSADAS POR DEFICIÊNCIA DE VITAMINAS

A falta da vitamina C pode levar ao escorbuto.

A deficiência de vitamina B1 pode causar a síndrome de Wernicke-Korsakoff e beribéri.

A carência da vitamina B2 provoca inflamações na boca, cansaço, sensibilidade visual, falta de energia, anemia, coceira e descamação da pele.

A deficiência de vitamina B3 provoca diarreia, falta de apetite, emagrecimento, fadiga, insônia, irritabilidade, depressão nervosa e dermatite.

A carência da vitamina B5 pode provocar insônia, cãibras nas pernas, sensação de ardência nos pés, doenças neurológicas, baixa produção de anticorpos e fadiga.

A carência da vitamina B6 pode provocar anemia, distúrbios nervosos (neuropatia), dermatite, fissuras nas laterais dos lábios, adormecimento e formigamento das mãos e dos pés.

A carência de biotina (vitamina B7) pode causar dermatite, furúnculos, calvície, unhas quebradiças, conjuntivite, inflamações, perda de apetite, fraqueza, dores musculares, enjoos, fadiga, alucinações, níveis elevados de colesterol e anemia.

A falta da vitamina B9 pode acarretar insônia, ulcerações na cavidade oral, anorexia, apatia, anemia, dificuldade de memorização, cefaleia, distúrbios digestivos, cansaço, falta de ar, problemas de crescimento e fraqueza.

Se faltar carnitina (vitamina B11), você pode ter cansaço, fraqueza muscular, confusão mental, manifestações cardíacas e insuficiência renal, que pode evoluir para lesão das células tubulares renais.

A deficiência de vitamina B12 pode causar anemias diversas, alteração neurológica, afta na boca, fadiga, fraqueza, constipação, perda de apetite, perda de peso, dificuldade de concentração, falha de memória, formigamento nas pernas, queimação na sola dos pés, dificuldade para andar, pele amarelada (icterícia), língua inchada e inflamada.

A deficiência de vitamina A pode levar à ceratoconjuntivite ou a ulcerações nas córneas, que podem evoluir para necroses. Contribui para a formação de pele seca, unhas quebradiças e queda de cabelo. A falta dessa vitamina pode causar cegueira noturna.

A falta de vitamina D aumenta o risco de problemas cardíacos, osteoporose, câncer, gripe, resfriado e doenças autoimunes como a esclerose múltipla.

A deficiência de vitamina E leva às alterações neurológicas, como a diminuição dos reflexos, da sensibilidade vibratória e do tempo de coagulação sanguínea, além de dificuldades visuais, doenças cardíacas, câncer, mal de Parkinson, mal de Alzheimer e catarata.

A falta de vitamina K causa alteração na coagulação sanguínea, ou seja, sangramento difícil de estancar, que pode levar a uma hemorragia. Esse sangramento pode ocorrer através da pele, do nariz, por uma pequena ferida ou, o mais grave, no estômago. Também é possível ocorrer presença de sangue na urina ou nas fezes.

● DEFICIÊNCIAS CAUSADAS POR MINERAIS

Os minerais são substâncias inorgânicas que se originam no solo e necessitam ser obtidos por meio da alimentação, já que os seres vivos não conseguem produzi-los. No organismo, eles compõem enzimas e outras partes essenciais do organismo, além de acionar e regular os processos metabólicos. Os sais minerais mais utilizados são cálcio, que auxilia na formação dos ossos, cloro, flúor, ferro, magnésio, fósforo, potássio, selênio, zinco, dentre muitos outros.

De forma similar às vitaminas, os minerais, quando em carência, também podem ocasionar sintomas. Por exemplo:

• A deficiência de iodo pode levar a um hipofuncionamento da glândula tireoide e até mesmo ao hipotireoidismo;

• A deficiência de ferro levará à anemia, e o seu excesso, a um quadro de aumento de radicais livres;

• A deficiência de cromo poderá reduzir o metabolismo da glicose e insulina;

• A deficiência de selênio poderá gerar uma disfunção da produção do hormônio tireoidiano ativo (T3);

• A falta de flúor causa visão limitada e dificuldade de audição;

• A falta de cloro causa fala durante o sono, muita fome e dores nos membros superiores e inferiores;

• A falta de magnésio, também conhecida como hipomagnesemia, pode provocar a desregulação do açúcar no sangue, alterações nos nervos e músculos. Alguns sinais da falta de magnésio são perda do apetite, sonolência, náusea, vômito, cansaço e fraqueza muscular. Além disso, a falta de magnésio está relacionada a doenças crônicas como Alzheimer e diabetes *mellitus*.

OK. Agora que você já entendeu como esses micronutrientes podem ser essenciais à nossa vida, vou explicar uma das maiores dúvidas que vejo no consultório.

As doses que vemos em um polivitamínico ou em um suplemento alimentar são definidas há muitos anos. Por exemplo, se você compra um polivitamínico hoje na farmácia, sem receita, as doses que encontrará nele foram definidas antes do ano 2000[2]. Elas são atualizadas periodicamente, porém em geral não mudam e, com isso, não levam em conta a qualidade nutricional dos dias atuais.

Como podemos comparar os alimentos ou o tipo de vida mais ativa que nossos avós tinham, com os alimentos que comemos ou com o nosso sedentarismo de hoje em dia? Você acredita que temos a mesma quantidade de nutrientes em um alimento congelado, em um peixe criado em cativeiro ou em uma vaca comendo ração em vez de pasto?

Nossa matriz alimentar foi completamente modificada, por isso digo, sem nenhum medo de errar, a menos que você seja uma pessoa 100% regrada, plantando a sua própria comida ou comprando tudo orgânico, que provavelmente esteja deficiente de algo. Para entender tudo isso, precisamos nos familiarizar com alguns termos, então volte ao glossário no final do livro e leia sobre os seguintes termos.

> DRI (*dietary reference intakes*)
> EAR (*estimated average requirement*)
> RDA (*recommended dietary allowance*)
> AI (*adequate intake*)
> UL (*tolerable upper intake level*)

Foco agora!
Vá ao glossário, entenda e volte.

E agora vai fazer sentido para você quando escutar um profissional de saúde lhe dizer que esses polivitamínicos não "servem para muita coisa". O grande problema é que todas essas dosagens e quantidades foram estipuladas para pessoas saudáveis, e não para pessoas doentes ou desnutridas. Lembre-se: suplementos são doses estipuladas para pessoas saudáveis.

Por isso, preciso colocar um novo conceito em sua mente. O senso comum sugere que quem está obeso não pode nunca estar desnutrido, não é? Essa é uma ideia comum; claro, faz sentido, a pessoa que está gorda tem tudo sobrando. Só que não. Na grande maioria das vezes, pessoas obesas são muito desnutridas, porque o conceito de desnutrição é amplo.

Desnutrição é uma condição em que ocorrem problemas de saúde como resultado de uma dieta com consumo insuficiente ou excessivo de nutrientes[3]. A desnutrição pode ter origem em desequilíbrios de calorias, proteínas, carboidratos ou sais minerais. Ou seja, você pode estar se empanturrando de carboidratos e gorduras, estar obeso, e mesmo assim estar em déficit de proteínas e sais minerais, o que gera um quadro de desnutrição.

O consumo insuficiente de nutrientes denomina-se subnutrição, e o consumo excessivo, supernutrição[4]. O termo "desnutrição" é muitas vezes usado como sinônimo de subnutrição para se referir especificamente aos casos em que a pessoa não consome calorias, proteínas ou micronutrientes em quantidades suficientes.

Como você pode ver, esses conceitos são amplos e não se resumem ao baixo peso e alto peso, mas sim à qualidade da alimentação. Por isso, se você tomar as vitaminas e minerais nas doses recomendadas pelas DRI, pode ou não funcionar, dependendo do seu estado de saúde.

As informações de doses contidas neste livro são baseadas nos resumos retirados das DRI, porém também mostrarei doses de vitaminas usadas para tratar patologias; por isso, se você for a um médico ou nutricionista, não se espante se ele orientá-lo a doses maiores ou menores. Lembre-se sempre de que somos seres únicos, cada organismo tem suas necessidades, e seu médico e nutricionista tem o conhecimento necessário para lhe personalizar essas doses.

Agora faremos um resumo de cada vitamina e mineral, com as doses recomendadas para o tratamento de comorbidades.

VITAMINA B1[5]

O que é: faz parte do complexo B.

Importância: cofator na produção de ATP, molécula responsável por gerar energia para o corpo humano através das vias metabólicas dos carboidratos, lipídios e proteínas. Combate as neuropatias principalmente alcoólicas e patologias cardíacas geradas por deficiência. Fornece ação importante em atletas com alta ingestão de carboidratos, devido à redução de lactato no sangue.

Alimentos: pode ser encontrada em alimentos como fígado de porco, vísceras, grãos integrais e cereais enriquecidos.

Toxicidade: doses terapêuticas como 300 mg/dia são usadas terapeuticamente (por exemplo, para tratar beribéri, síndrome de Wernicke-Korsakoff etc.) em humanos sem reações adversas; no entanto, doses maiores podem gerar reações alérgicas, dor de cabeça, convulsões, fraqueza, paralisia e arritmia cardíaca.

Sugestão posológica: 10 mg a 100 mg/dia.

Doses usadas para a suplementação: *box* no final deste capítulo.

VITAMINA B2[5]

O que é: faz parte do complexo B.

Importância: no organismo humano, favorece o metabolismo das gorduras, açúcares e proteínas e é importante para a saúde dos olhos, pele, boca e cabelos. A deficiência em riboflavina provoca rachaduras nos cantos da boca e nariz, estomatite, coceira e ardor nos olhos, inflamações das gengivas com sangramento, língua arroxeada, pele seca, depressão, catarata, letargia e histeria.

A riboflavina é necessária na síntese do dinucleótido de flavina-adenina (FAD) e do mononucleótido de flavina (FMN), dois cofatores enzimáticos essenciais no funcionamento de enzimas importantes em diversas vias metabólicas. Além disso, pode ser utilizada como suplementação no início de um programa de exercícios, bem como servir de auxílio para indivíduos treinados.

Alimentos: é encontrada em vegetais folhosos (couve, brócolis, espinafre, repolho, agrião, entre outros), ovos, carne, semente de girassol, ervilha e, em maior quantidade, na soja, no leite e em frutos do mar.

Toxicidade: é muito baixa, logo não são esperados problemas de hipervitaminose. Provavelmente, por não ser bem absorvida em altas doses orais, é essencialmente não tóxica. Doses orais de riboflavina de até 2 a 10 g/kg de peso corporal não produzem efeitos adversos em cães e ratos.

Sugestão posológica: 5 a 30 mg/dia.

Doses usadas para a suplementação: *box* no final deste capítulo.

VITAMINA B3[5]

O que é: faz parte do complexo B.

O nome "niacina", ou ácido nicotínico, representa a forma básica da vitamina B3, porém ela pode ser utilizada em sua forma amida (nicotinamida), em forma de NADH (nicotinamida adenina dinucleotídeo) e em forma de hexanicotinato de inositol, que é uma fonte mais estável da niacina. Essas outras formas de suplementação têm a vantagem de não causarem o problema *niacin flush* (rubor na pele), causado pelo uso de doses elevadas de suplementos com niacina.

Os efeitos da nicotinamida são bem similares aos do ácido nicotínico (niacina), sendo preferida devido ao efeito colateral mais comum do NA ácido nicotínico (niacina) em altas doses, que é a vermelhidão (rubor) da pele causada pela vasodilatação cutânea. Essa resposta é transitória (30 a 90 minutos) e acompanhada de formigamento, coceira e temperatura cutânea elevada. Afeta cerca de 70% dos usuários, porém diminui ao longo do tempo, com o desenvolvimento de tolerância.

● NICOTINAMIDA

Importância: tratamento suplementar de hipercolesterolemia e esquizofrenia.

A vitamina B3 (nicotinamida) é derivada da niacina e faz parte da composição das coenzimas do NAD, importantes para muitas reações metabólicas enzimáticas, atuando como antioxidante. Além disso, a nicotinamida está envolvida na produção de ácidos graxos e colesterol e no aumento da produção de colágeno.

Alimentos: está presente em carnes, frango, peixes, amendoim, vegetais verdes e extrato de tomate. Também é adicionada artificialmente em produtos como farinha de trigo e farinha de milho.

Toxicidade: embora os efeitos adversos agudos da nicotinamida não tenham sido relatados para doses de 3 g/dia, doses maiores (10 g/dia) podem causar dano hepático.

Sugestão posológica: 25 a 100 mg/dia.

Doses usadas para a suplementação: *box* no final deste capítulo.

● NAD E NADH

Importância: são os primeiros e mais energéticos elementos das mitocôndrias. Estudos demonstraram que o NADH estimula em torno de 40% a produção de dopamina e norepinefrina no cérebro. O NADH auxilia na regulação de enzimas antioxidantes.

Indicados para portadores de dislipidemias e insuficiência cognitiva cerebral, doença de Alzheimer e polineuropatias periféricas.

Sugestão posológica: pessoas saudáveis que desejam aumento de energia, 10 mg/dia, em comprimidos sublinguais. Para o tratamento da doença de Alzheimer e Parkinson, ou fadiga crônica, preconiza-se o uso de até 40 mg diários, em várias tomadas. Alguns autores recomendam o uso em dias alternados ou pausas no final de semana para evitar o desenvolvimento de tolerância.

● HEXANICOTINATO DE INOSITOL

Importância: estudos demonstram ser bastante eficaz na redução do colesterol, com a vantagem de ser natural e não ter efeitos colaterais.

Sugestão posológica: como suplemento nutricional para redução do colesterol, 500 mg, de 1 a 3 x/dia (de preferência junto às refeições).

● VITAMINA B5[5] – ÁCIDO PANTOTÊNICO

O que é: faz parte do complexo B e participa de diferentes processos metabólicos dentro do organismo.

Importância: funciona como catalisador da atividade hormonal em neurotransmissores ao nível das glândulas suprarrenais. Indicado também para portadores de estresse nos seus diferentes graus, o ácido pantotênico funciona como o precursor essencial da coenzima A (CoA). Reduz colesterol, pode auxiliar no tratamento da artrite reumatoide, *performance* atlética e cicatrização de feridas.

Alimentos: gema de ovo, leveduras, rim e fígado de animais, brócolis, batata, gérmen de trigo, abacate, tomate, carne bovina magra, leite desnatado, batata-doce e melaço.

Toxicidade: insignificante. Nenhuma reação adversa foi relatada em qualquer espécie após a ingestão de grandes doses da vitamina (por exemplo, 10 g/dia). Administradas em humanos, não produziram reações mais graves do que desconforto gastrintestinal leve e diarreia.

Sugestão posológica: 50 a 600 mg/dia.

Doses usadas para a suplementação: *box* no final deste capítulo.

● VITAMINA B6[5]

O que é: faz parte do complexo B e é utilizada em muitas circunstâncias de suplementação, como profilaxia da arteriosclerose, pacientes com cefaleias, entre outros.

Importância: controle de fatores de risco independentes cardiovasculares, assim como de alterações cromossômicas, que podem levar a alterações letais determinadas por níveis elevados de homocisteína. De acordo com alguns estudos, o uso da vitamina B6 (piridoxina) ou piridoxal 5-fosfato (vitamina B6 ativa) pode melhorar os sintomas pré-menstruais relacionados a vertigem e vômito, e mudanças comportamentais como desempenho deficiente e diminuição das atividades sociais. Seu mecanismo de ação envolve o metabolismo de aminoácidos, carboidratos e gorduras. Está documentado que a combinação com magnésio promove efeito sinérgico na redução dos sintomas relacionados à ansiedade (tensão nervosa, variação de humor e irritabilidade).

Alimentos: carnes – de porco, principalmente –, leite e ovos. Dentre os de origem vegetal, as principais fontes são batata-inglesa, aveia, banana, gérmen de trigo, abacate, levedo de cerveja, cereais, sementes e nozes.

Toxicidade: relatos de indivíduos que tomam doses massivas de vitamina (> 2 g/dia) indicam que o primeiro sinal detectável foi a perda da coordenação dos movimentos. Muitos dos sinais de toxicidade da vitamina B6 são semelhantes aos da vitamina B6 deficiência, por isso a dificuldade de avaliação. Doses de até pelo menos 500 mg/dia por longos períodos (vários anos) foram consideradas seguras[5].

Sugestão posológica: 50 a 200 mg da vitamina B6 (piridoxina) ou 10 a 50 mg de piridoxal 5-fosfato.

Doses usadas para a suplementação: *box* no final deste capítulo.

● VITAMINA B7[5] – BIOTINA

O que é: faz parte do complexo B.

Importância: junto com a vitamina B5, é considerado um fator de proteção do estresse por agir como catalisador. Auxilia no tratamento do intestino, queda de cabelos e enfraquecimento das unhas. É necessária para o metabolismo das gorduras e catabolismo da leucina e possui papel no metabolismo energético, lipídios e aminoácidos. Também se destina ao tratamento de dermatite seborreica em bebês, lesão de clara de ovo ou erros inatos do metabolismo.

Alimentos: é encontrada em um grande número de alimentos, embora em pequenas quantidades. Isso inclui nozes, amendoins, cereais, leite e gemas. Outros alimentos que contêm essa vitamina são pão de refeição inteira, salmões, carne de porco, sardinhas, cogumelo e couve-flor.

Toxicidade: a toxicidade da biotina parece ser muito baixa. Nenhum caso foi relatado de reações adversas por humanos a níveis elevados (doses tão altas quanto 200 mg por via oral ou 20 mg por via intravenosa). Os estudos em animais revelaram poucos ou nenhum indício de toxicidade, e é provável que os animais, inclusive os humanos, tolerem a vitamina em doses pelo menos uma ordem de magnitude maior do que suas respectivas necessidades nutricionais. A ingestão tolerável superior não foi estabelecida para a biotina.

Sugestão posológica: 0,3 mg (300 mcg) a 5 mg (5.000 mcg).

Doses usadas para a suplementação: *box* no final deste capítulo.

● VITAMINA B9[5]

O que é: faz parte do complexo B.

Importância: as formas de folato comercializadas usualmente são o ácido fólico, o ácido folínico e o metilfolato. O ácido fólico é a forma oxidada (sintética) que precisa ser reduzida no fígado. A capacidade de redução hepática do ácido fólico é limitada a 400 mcg/dia. O ácido folínico se transforma em tetra-hidrofolato, mas precisa da enzima metiltetra-hidrofolato redutase (MTHFR) para se transformar na forma ativa.

O metilfolato (5-MTHF) é a forma ativa. O 5-MTHF, ou metilfolato, está envolvido em muitos processos do organismo, incluindo a redução de homocisteína, detoxificação, produção de neurotransmissores (função cognitiva), regulação do humor e como coadjuvante no tratamento do câncer. Anemia, irritabilidade, neuropatias, diarreia, insônia, depressão são sintomas frequentes da deficiência de folato. A suplementação ideal de folato é feita com o uso de metilfolato (forma ativa de ação imediata), pois os estudos mostram que uma porção significativa da população possui alterações genéticas na enzima MTHFR, responsável por transformar ácido fólico (sintético) em metilfolato (ativo). Cerca de 89% dos americanos, 20% dos mexicanos-americanos e 12% dos não brancos hispânicos possuem essa alteração; 1% dos negros não hispânicos possuem uma variação que reduz em 70% a atividade da enzima.

É profilático em pacientes grávidas.

Alimentos: carne, peixe, fígado, rins, levedura de cerveja, vegetais de folhas verdes, couve-flor, cereais integrais, leguminosas, amendoim e milho.

Toxicidade: a toxicidade do folato é insignificante. Nenhum efeito adverso de altas doses orais foi relatado em humanos ou animais. Embora a administração parenteral de quantidades farmacológicas (por exemplo, 250 mg/kg, ou seja, cerca de 1.000 vezes a necessidade dietética) tenha mostrado produzir respostas epilépticas e hipertrofia renal em ratos, a administração segue segura.

Sugestão posológica: 400 a 1.000 mcg de metilfolato.

Doses usadas para a suplementação: *box* no final deste capítulo.

● VITAMINA B12[5]

O que é: faz parte do complexo B. Pode ser ingerida nas formas de cianocobalamina, metilcobalamina, adenosilcobalamina e hidroxocobalamina. O termo "vitamina B12" é um nome genérico que se refere a todas essas substâncias.

Importância: é usado em pacientes com anemia macrocítica, com doenças desmielinizantes e portadores de homocisteína elevada. Sua forma mais efetiva é denominada metilcobalamina, a qual pode exercer seu efeito neuroprotetor através do aumento da metilação, aceleração do crescimento das sinapses e mielinização, ou através de sua habilidade em manter a homocisteína em níveis saudáveis. Para que a metilcobalamina apresente maior biodisponibilidade em nível cerebral, é importante que sua administração seja feita via sublingual ou intranasal.

Alimentos: peixes de águas frias e profundas, como salmão, truta e atum, fígado, carne de porco, leite e derivados, ovos e ostras. Indivíduos adeptos do veganismo ou do vegetarianismo estrito precisam fazer suplementação.

Toxicidade: a vitamina B12 não tem toxicidade apreciável. As entradas toleráveis superiores (UL) para B12 não foram estabelecidas. Estudos populacionais sugerem que altos valores de vitamina B12 no sangue estão relacionados ao aparecimento de câncer, porém não se sabe o mecanismo definido.

Sugestão posológica: para reposição de vitamina B12, 100 a 5.000 mcg em solução sublingual como otimizadora da função neuronal e gotas sublinguais de 0,5 a 1 mg. Pode ser associada às fórmulas multivitamínicas.

Sugerimos o uso da metilcobalamina.

Doses usadas para a suplementação: *box* no final deste capítulo.

● VITAMINA C[5]

O que é: um dos muitos antioxidantes que podem proteger contra danos causados por moléculas nocivas chamadas radicais livres, bem como produtos químicos tóxicos e poluentes como a fumaça do cigarro.

Importância: ajuda na cicatrização de feridas, e o seu consumo aumenta a quantidade de ferro que se pode absorver de fontes vegetais, como couve, brócolis e brotos. Também ajuda a proteger as células e a mantê-las saudáveis e está envolvida na produção de colágeno, que mantém os tecidos saudáveis, importantes para o suporte e a estrutura de tecidos e órgãos, incluindo a pele, ossos e vasos sanguíneos. O ácido L-ascórbico é essencial para a biossíntese de colágeno, servindo como cofator para as prolil e lisil hidroxilases, enzimas responsáveis pela hidroxilação da prolina e da L-lisina em colágeno, estabilizando a tripla hélice da estrutura.

Alimentos: frutas cítricas, como laranja, acerola, goiaba, morango, pimentão verde, brócolis e tomate.

Toxicidade: tem sido usada por via oral e intravenosa sem incidentes. Alguns indivíduos que tomaram megadoses relataram distúrbios gastrintestinais e diarreia. A ingestão tolerável superior de vitamina C foi estabelecida. Os estudos mostram o risco de formação de cálculos urinários, e a prudência recomenda evitar doses > 1.000 mg a indivíduos com histórico de cálculos renais.

Sugestão posológica: 300 a 2.000 mg/dia.

Doses usadas para a suplementação: *box* no final deste capítulo.

VITAMINAS LIPOSSOLÚVEIS

VITAMINA A[5]

O que é: utilizada na reparação e na manutenção do tecido epitelial. É o nome genérico para compostos com a atividade biológica qualitativa de retinol. As três formas básicas são: retinol, retinal e ácido retinoico. Alguns compostos da classe dos pigmentos vegetais, chamados carotenoides, por sua relação com os carotenos, produzem retinoides metabolicamente ativos e, portanto, também possuem a atividade da vitamina A (betacaroteno, licopeno, luteína, zeaxantina e astaxantina).

Importância: é importante na formação de ossos e dentes, armazenamento de gorduras, e tem efeito protetor contra gripes e resfriados, bem como infecções recorrentes de rins, bexiga, pulmões e membranas mucosas. Aceleram a epitelização e fechamento da ferida, atenuam o processo de isquemia-reperfusão, ativam os macrófagos e linfócitos e auxiliam a síntese de glicoproteínas envolvidas também na síntese de colágeno.

Alimentos: fígado, gema de ovo e óleos de peixes. Vegetais como cenoura, espinafre, manga e mamão também são boas fontes dessa vitamina porque contêm carotenoides, substância que no organismo será transformada em vitamina A.

Toxicidade: em humanos, os sinais podem se manifestar após grandes doses únicas (> 660.000 UI para adultos, > 330.000 UI para crianças) ou após doses > 100.000 UI/dia terem sido tomadas por vários meses. O uso crônico de 12.500 UI (bebês) e 33.000 UI (adultos) normalmente produz alterações como lábios secos (queilite), sinal precoce comum em humanos, secura e fragilidade da mucosa nasal, olhos secos e conjuntivite. As lesões cutâneas incluem secura, prurido, eritema, descamação, descamação das palmas das mãos e plantas dos pés, queda de cabelo (alopecia) e fragilidade das unhas. Também foram relatados cefaleia, náuseas e vômitos.

Sugestão posológica:
- Vitamina A, 5.000 a 10.000 UI;
- Betacaroteno, 5 a 10 mg;
- Licopeno, 10 a 30 mg;
- Luteína com zeaxantina, 5 a 20 mg;
- Astaxantina, 2 a 4 mg.

Doses usadas para a suplementação: *box* no final deste capítulo.

● VITAMINA D[5]

O que é: é um nutriente essencial que nosso corpo utiliza em muitos processos vitais, incluindo a construção e manutenção de ossos fortes, imunidade e proteção do câncer. Hoje sabemos que na verdade se trata de um hormônio; porém, como há muitos anos recebeu essa nomenclatura errada, para não gerar confusões ela foi mantida.

Importância: é uma vitamina lipossolúvel que ajuda principalmente na absorção de cálcio. Promove o crescimento e a mineralização dos ossos e está envolvida em várias funções do sistema imunológico, digestivo, circulatório e nervoso. Nos últimos anos, tem havido um interesse crescente no papel que a vitamina D desempenha no sistema imune e, em particular, nas doenças alérgicas. Sabe-se que seus receptores são encontrados em vários tecidos e células do corpo humano, incluindo células mononucleares, linfócitos T e células dendríticas, importantes para o reconhecimento de antígenos. A vitamina D também tem diversos efeitos moduladores de citocinas e pode diminuir a proliferação de células TH1 e TH2 e reduzir a produção de interleucinas e interferons. Também tem mostrado ter papel na remodelação das vias respiratórias, que pode ser importante na compreensão e no tratamento de asma. Pesquisas fornecem evidências de que a vitamina D pode modular as respostas inflamatórias, aumentar a atividade do peptídeo antimicrobiano e promover a integridade da barreira de permeabilidade da pele. Estudos epidemiológicos revelaram que a deficiência de vitamina D está associada a aumento da incidência de asma e sintomas alérgicos.

Alimentos: carnes, peixes e frutos do mar, como salmão, sardinha e mariscos, ovo, leite, fígado, queijos e cogumelos. Apesar de haver vitamina D nesses alimentos, a luz do sol é a principal fonte para a manutenção dos níveis ideais. Cada pessoa precisa de uma quantidade de sol diária.

Exposição solar: o meio-dia, especialmente no verão, é a melhor época para receber luz solar. Ao meio-dia, o sol está em seu ponto mais alto, e seus raios UVB são mais intensos. Isso significa que você precisa de menos tempo ao sol para produzir vitamina D suficiente[6]. Estudos descobriram que 30 minutos de exposição ao sol do meio-dia de verão em Oslo, Noruega, foram equivalentes a consumir 10.000 a 20.000 UI de vitamina D[7].

A cor da pele pode afetar a produção de vitamina D, pois é determinada por um pigmento chamado melanina. Pessoas de pele mais escura em geral têm mais melanina do que pessoas com pele mais clara. Além disso, seus pigmentos de melanina também são maiores e mais escuros, e ela ajuda a proteger a pele contra os danos do excesso de luz solar, atuando como protetor solar natural que absorve os raios ultravioleta do sol para a defesa contra queimaduras solares e câncer de pele[8].

No entanto, tudo isso cria um grande dilema, porque pessoas de pele mais escura precisam passar mais tempo ao sol do que pessoas de pele mais clara para produzir a mesma quantidade de vitamina D. Estudos estimam que pessoas de pele mais escura podem precisar de 30 minutos a três horas a mais para obter vitamina D suficiente, em comparação com pessoas de pele mais clara. Esse é um dos principais motivos pelos quais pessoas de pele mais escura apresentam maior risco de deficiência. Por esse motivo, se você tem pele escura, pode precisar passar um pouco mais de tempo ao sol para obter sua dose diária de vitamina D.

Toxicidade: uma revisão sistemática dos resultados de ensaios clínicos não encontrou nenhuma evidência de efeitos adversos para doses de vitamina D3 tão altas quanto 10.000 UI/dia e nenhum efeito consistente e reproduzível, incluindo hipercalcemia, em doses cinco vezes essa quantidade. A vitamina D3 foi considerada segura para grávidas e lactantes, mulheres e seus filhos com doses orais de 100.000 UI/dia. Não há casos documentados de hipervitaminose D devido à exposição excessiva ao sol[5].

Sugestão posológica: 1.000 a 10.000 UI/dia.

Doses usadas para a suplementação: *box* no final deste capítulo.

● VITAMINA E[5]

O que é: o termo descreve oito formas de tocoferóis e tocotrienóis, quatro de cada. Dos tocoferóis, o mais importante é o alfatocoferol, pois apenas essa forma de vitamina é mantida no plasma humano[9].

Importância: tem como função principal e mais conhecida a ação antioxidante e suas propriedades anti-inflamatórias, que ajudam a melhorar o sistema imune, a pele e o cabelo, assim como prevenir doenças como aterosclerose e o Alzheimer.

É importante, ainda, no retardo do envelhecimento e até mesmo na prevenção de doenças sérias, como câncer, problemas cardiovasculares, diabetes, catarata e Parkinson.

Vários estudos fornecem evidências sobre a relação entre a ingestão de vitamina E e asma ou doenças alérgicas. A baixa ingestão de alfatocoferol durante o primeiro trimestre de gravidez foi associada a um risco aumentado de broncoespasmo e asma em crianças de até 5 anos. Estudos demonstraram que a asma na infância está associada à baixa ingestão de vitamina E na dieta. Pacientes com dermatite atópica, tratados com 400 UI de vitamina E por dia durante 8 meses, apresentaram uma notável melhoria no eritema facial e espessamento da pele.

Alimentos: frutos secos e os óleos vegetais, como o azeite. Além destes, muitos outros contêm vitamina E, mas em quantidades mais reduzidas, como brócolis, espinafre, pera, salmão, sementes de abóbora, repolho, ovos amora, maçã, chocolate, cenoura, banana, alface e arroz integral.

Toxicidade: tem sido vista como uma das vitaminas menos tóxicas. Os animais e os humanos parecem ser capazes de tolerar níveis elevados. Para animais, a ingestão de pelo menos duas vezes mais do que as necessidades nutricionais, por exemplo, 1.000-2.000 UI/kg, não apresenta efeitos indesejáveis. Para os humanos, doses diárias de até 400 UI foram consideradas inofensivas, e grandes doses orais de até 3.200 UI não mostraram ter efeitos nocivos consistentes.

Uma meta-análise mais recente, que incluiu um número maior de resultados de ensaios publicados, concluiu que a suplementação de vitamina E não afeta a mortalidade por todas as causas em doses de até 5.500 UI/dia[5].

Sugestão posológica: 200 a 400 UI, 1 a 2 x/dia.

Doses usadas para a suplementação: *box* no final deste capítulo.

● VITAMINA K[5]

O que é: a vitamina K é um composto bioativo essencial necessário para o funcionamento ideal do corpo. A vitamina K pode estar presente em várias isoformas: filoquinona (K1), menaquinonas (K2) naturais e a menadiona (K3), que é de origem sintética. A vitamina K é um grupo de vitaminas solúveis na gordura exigidas para a síntese das proteínas necessárias à coagulação de sangue e ao cálcio que se liga nos ossos e nos outros tecidos.

Importância: é um nutriente lipossolúvel que contribui para a saúde – as duas principais formas estudadas são a K1 e K2. Devido a diretrizes bem estabelecidas, a vitamina K1 também é administrada como medicamento. Por exemplo, os recém-nascidos recebem 1 mg de K1 logo após o nascimento para prevenir o sangramento por deficiência de vitamina K, que é potencialmente letal. Além disso, a vitamina K1 é usada como antídoto em pacientes em tratamento com o antagonista da vitamina K (Marevan®/varfarina) antes da cirurgia eletiva ou quando os valores do índice internacional normalizado (INR) são muito altos.

As demais funções da vitamina K são atribuídas principalmente à vitamina K2, como proteção cardiovascular, proteção osteomuscular, proteção contra o diabetes *mellitus* tipo 2, câncer, doença hepática, doença renal crônica, melhora do sistema imunológico e sistema nervoso central[10].

Alimentos K1: boas fontes são o brócolis, a couve-flor, o agrião, a rúcula, o repolho, o nabo, a alface, o espinafre e outros vegetais verdes.

Alimentos K2: alimentos fermentados, gema de ovo, leite, iogurte e carnes.

Toxicidade: nenhum limite máximo tolerável foi estabelecido para vitamina K. A K1 não exibe efeitos adversos quando administrada a animais em doses altas por qualquer via, embora tenha sido associada ao aumento do risco de doença renal crônica em humanos. As menaquinonas (K2) também têm toxicidade insignificante. A menadiona K3 (sintética), entretanto, pode ser tóxica, por isso é pouco usada.

Sugestão posológica K1: 100 mcg a 1 mg/dia.

Sugestão posológica K2: 40 a 300 mcg/dia.

Doses usadas para a suplementação: *box* no final deste capítulo.

MINERAIS

● **BORO**

O que é: otimiza o metabolismo do cálcio, potássio, magnésio, vitamina D e influencia a ação do paratormônio e a eficiência funcional das membranas.

Importância: os benefícios envolvem especialmente manter a saúde dos ossos porque influencia a atividade e absorção de nutrientes, como cálcio, magnésio e vitamina D, que são nutrientes essenciais para se ter ossos fortes, combatendo assim a osteoporose.

Alimentação: é um elemento encontrado naturalmente em vegetais de folhas verdes, como couve e espinafre. Também pode ser encontrado em grãos, ameixas, passas, frutas não cítricas, nozes, maçãs, café, feijão seco, leite e batatas.

Toxicidade: as doses de boro são de até 20 mg/dia, sem danos ao corpo humano.

Sugestão posológica: 500 mcg a 3 mg/dia.

Doses usadas para a suplementação: *box* no final deste capítulo.

● **CÁLCIO**

O que é: é um mineral essencial ao funcionamento do nosso organismo. Sua principal função está diretamente relacionada com a estrutura óssea.

Importância: muitas pessoas tomam suplementos de cálcio na esperança de fortalecer os ossos. No entanto, eles podem trazer desvantagens e até riscos para a saúde, incluindo o aumento do risco de doenças cardíacas[11]. Nosso corpo precisa de cálcio para construir e manter ossos fortes. Mais de 99% do cálcio no corpo é armazenado em seus ossos e dentes. Na corrente sanguínea, é usado para enviar sinais nervosos, liberar hormônios como a insulina e regular como os músculos e vasos sanguíneos se contraem e dilatam[12].

Alimentos: é possível obter quantidades suficientes por meio de sua dieta. Os alimentos que o contêm incluem laticínios, certas verduras, nozes, feijão, tofu, brócolis, sardinha, espinafre, semente de gergelim, soja, linhaça e grão-de-bico.

Toxicidade: o limite é 2.500 mg por dia para adultos de até 50 anos e 2.000 mg por dia para adultos com mais de 50 anos[12].

Sugestão posológica: as recomendações atuais do Institute of Medicine[12], por idade, são:
- Mulheres com 50 anos ou menos: 1.000 mg/dia;
- Homens com 70 anos ou menos: 1.000 mg/dia;
- Mulheres com mais de 50: 1.200 mg/dia;
- Homens acima de 70: 1.200 mg/dia.

Doses usadas para a suplementação: *box* no final deste capítulo.

● COBRE

O que é: é mais do que um metal usado para cobrir canos; está presente no corpo humano em pequenas quantidades e o ajuda a realizar as funções necessárias no cérebro, sangue e muito mais. Há pelo menos 12 enzimas no corpo que os médicos chamam de "cuproenzimas", as quais dependem do cobre para funcionar. Um exemplo é a tirosinase, que o corpo usa para produzir melanina, composto presente nas células da pele. O corpo também depende do cobre para quebrar o ferro. Os médicos chamam uma deficiência de cobre no sangue de "hipocupremia". De acordo com o British Medical Journal, a condição é frequentemente subdiagnosticada[13].

Importância: os sintomas associados à deficiência de cobre são semelhantes aos da deficiência de vitamina B12. Níveis baixos de cobre podem afetar o sistema imunológico e os níveis de energia de uma pessoa. Exemplos incluem sensação constante de frio, fratura de ossos por trauma de baixo impacto, hematomas, fadiga, adoecer facilmente ou com mais frequência, pele pálida, crescimento lento, inflamação da pele, feridas na pele e dor muscular inexplicável. Níveis de cobre muito baixos também podem causar problemas com o movimento muscular. Como o corpo absorve principalmente o cobre no estômago e depois no intestino delgado, problemas com qualquer um dos órgãos costumam afetar a capacidade de uma pessoa de absorvê-lo. Muitas vezes, a deficiência de cobre é o resultado de uma cirurgia no estômago que pode afetar a absorção.

A suplementação de zinco também é uma causa comum de deficiência de cobre, o que ocorre porque o zinco e o cobre competem pela absorção no estômago, sendo o zinco o vencedor usual. Como resultado, o cobre não é absorvido.

O tratamento inicial da deficiência de cobre pode depender do motivo pelo qual seus níveis de cobre estão baixos. Por exemplo, se você estiver tomando muito zinco, pode ser necessário apenas reduzir os suplementos de zinco. Os médicos costumam recomendar um suplemento de cobre como tratamento adequado. Os suplementos de cobre no mercado incluem gluconato de cobre, sulfato de cobre e cloreto de cobre. Aumentar a ingestão de alimentos ricos em cobre também pode ajudar.

Alimentos: as fontes mais comuns de cobre nos alimentos são pães e cereais. As melhores fontes alimentares incluem: ostras, carne de caranguejo, castanha-de-caju, sementes de girassol, pão integral e massas, brócolis, batata e banana.

Toxicidade: o cobre é um metal pesado perfeitamente seguro para consumo em níveis baixos. Você tem cerca de 50 a 80 mg de cobre no corpo, encontrado principalmente em seus músculos e fígado, onde o excesso é filtrado em produtos residuais como xixi e cocô. A variação normal dos níveis de cobre no sangue é de 70 a 140 mcg/dL. Seu corpo precisa de cobre para vários processos e funções, pois ele ajuda a desenvolver os tecidos que constituem os ossos, as articulações e os ligamentos. Você pode obter bastante cobre com sua dieta.

A toxicidade significa que você tem mais de 140 mcg/dL de cobre no sangue. Níveis de ingestão superior tolerável para cobre[14]:
- Dos 14 aos 18 anos: 8 mg;
- Maiores de 19 anos: 10 mg.

Sugestão posológica: 0,2 a 2 mg/dia. Se a sua deficiência for grave e seu médico estiver preocupado que seu corpo não absorva suplementos de cobre, pode prescrever tratamentos de cobre intravenosos (IV). De acordo com o British Medical Journal, a correção da deficiência de cobre pode levar de 4 a 12 semanas[13].

Doses usadas para a suplementação: *box* no final deste capítulo.

● CROMO

O que é: é um mineral essencial e atualmente conhecido por auxiliar na diminuição da formação de colesterol e melhora de quadros de diabetes tipo 2, devido à sua ativa participação no metabolismo de carboidratos, aumentando a tolerância à glicose. O picolinato de cromo é uma forma do mineral cromo que pode ser encontrada em suplementos.

Importância: quando associado à prática de exercícios físicos regulares, o cromo pode proporcionar redução de peso. Por estimular a sensibilidade à insulina, pode influenciar também o metabolismo proteico, promovendo maior ganho muscular. Faz parte de uma molécula chamada cromodulina, que ajuda o hormônio insulina a realizar suas ações no corpo[15].

Curiosamente, a absorção de cromo no intestino é muito baixa, com menos de 2,5% ingerido sendo absorvido[16]. No entanto, o picolinato de cromo é uma forma alternativa de cromo que é mais bem absorvida; por esse motivo, esse tipo é comum em suplementos dietéticos[17].

Em um estudo de 8 semanas, 1.000 mcg/dia de cromo (na forma de picolinato de cromo) reduziram a ingestão alimentar, a fome e o desejo em mulheres saudáveis com sobrepeso[18]. Outra pesquisa, por sua vez, examinou pessoas com transtorno da compulsão alimentar periódica ou depressão, já que esses grupos poderiam se beneficiar ao máximo suprimindo desejos ou fome. Em 8 semanas, designaram-se 113 pessoas com depressão para receber 600 mcg/dia de cromo na forma de picolinato de cromo ou um placebo. Os pesquisadores descobriram que o apetite e os desejos foram reduzidos com suplementos de picolinato de cromo, em comparação com o placebo[19].

Além disso, um pequeno estudo observou possíveis benefícios em pessoas que sofrem de transtorno da compulsão alimentar periódica. Especificamente, doses de 600 a 1.000 mcg/dia podem ter levado a reduções na frequência de episódios de compulsão alimentar e sintomas de depressão[20].

Alimentos: os principais alimentos ricos em cromo são: carnes, frango e frutos do mar; ovos, leite e derivados; grãos integrais como aveia, linhaça e chia; alimentos integrais, como arroz e pão; frutas, como uva, maçã e laranja; vegetais, como espinafre, brócolis, alho e tomate; leguminosas, como feijão, soja e milho. O organismo precisa apenas de pequenas quantidades de cromo diariamente, e sua absorção no intestino é melhor quando ingerido com alimentos ricos em vitamina C, como laranja e abacaxi.

Toxicidade: a National Academy of Medicine frequentemente define um nível de ingestão superior tolerável para determinados nutrientes. Exceder esse nível pode causar toxicidade ou outros problemas de saúde. No entanto, pelas informações disponíveis limitadas, nenhum foi definido para o cromo[21].

Sugestão posológica: 200 a 1.000 mcg/dia. Formas disponíveis: picolinato de cromo ou cromo GTF.

Doses usadas para a suplementação: *box* no final deste capítulo.

● ENXOFRE

O que é: é o oitavo produto químico mais abundante no corpo humano. Suplementos de enxofre (cápsulas, pós) são tomados por via oral para aumentar os níveis desse elemento, que alguns acreditam ajudar a proteger contra alergias, osteoartrite e dores musculares.

Importância: o dimetilsulfóxido (DMSO) e metilsulfonilmetano (MSM) são tipos de suplementos de enxofre. O enxofre desempenha um papel importante no corpo e é necessário para a síntese de certas proteínas-chave. Por exemplo, é necessário para a síntese dos aminoácidos cisteína e metionina, que fazem parte da glutationa – potente antioxidante que ajuda a proteger as células contra danos. Embora o enxofre consumido naturalmente nos alimentos seja importante para o corpo, há poucas evidências de que tomar suplementos dele seja útil. Até agora, a pesquisa se concentrou em algumas áreas-chave de interesse.

Estudos demonstraram que o MSM reduz significativamente a inflamação no corpo. Também inibe a degradação da cartilagem, tecido flexível que protege as extremidades dos ossos nas articulações. O grupo que recebeu o suplemento também relatou melhora na qualidade de vida geral e menos dificuldade para caminhar e se levantar da cama[22].

Um estudo com 100 pessoas com mais de 50 anos descobriu que o tratamento com um suplemento contendo 1.200 mg de MSM por 12 semanas diminuiu a dor, a rigidez e o inchaço nas articulações, em comparação com um placebo[23].

O enxofre é também aprovado pelo FDA para uso em produtos anticaspa sem receita. Muitas vezes, é combinado com ácido salicílico.

A rinite é uma reação alérgica que causa sintomas como olhos lacrimejantes, espirros, coceira, coriza e congestão nasal. Os gatilhos comuns incluem pelos de animais, pólen e bolores. Após a exposição a um alérgeno, muitas substâncias inflamatórias, como prostaglandinas e citocinas, são liberadas, o que leva a sintomas desagradáveis.

Estudos têm demonstrado que o MSM pode ser eficaz na redução dos sintomas da rinite alérgica. Pode diminuir as reações alérgicas ao diminuir a inflamação e inibir a liberação de citocinas e prostaglandinas[24].

Um estudo com 50 pessoas com rinite alérgica descobriu que uma dose de 2.600 mg de MSM/dia por 30 dias reduziu os sintomas, incluindo coceira, congestão, falta de ar, espirros e tosse. Além disso, os participantes experimentaram aumento significativo de energia no dia 14[25].

Alimentos: as principais fontes são alho, cebola, repolho, brócolis, pimentão vermelho, couve-de-bruxelas, couve, alface, algas, raiz-forte, nozes, ovos, leite, carne, peixe, frutos do mar, aves.

Toxicidade: o MSM é considerado seguro e em geral bem tolerado, com efeitos colaterais mínimos. As principais agências reguladoras, como FDA, deram a ele a designação *generally recognized as safe* (designação para geralmente reconhecido como seguro).

Numerosos estudos de toxicidade foram feitos para avaliar a segurança de MSM, e doses de até 4.845,6 mg/dia (4,8 g) parecem ser seguras[26]. Todavia, algumas pessoas podem ter reações leves se forem sensíveis aos MSM, como problemas estomacais como náuseas, inchaço e diarreia. Quando aplicado na pele, pode causar irritação leve na pele ou nos olhos[27]. Além disso, existe a preocupação de misturar MSM com álcool, uma vez que outros medicamentos contendo enxofre podem causar reações adversas quando misturados com bebidas alcoólicas[28]. No entanto, nenhum estudo explorou essa combinação potencialmente e problemática ainda.

Sugestão posológica: 1.000 a 3.000 mg/dia. Pode ser associado na mesma fórmula de sulfato de glicosamina.

Doses usadas para a suplementação: *box* no final deste capítulo.

● FERRO

O que é: é um mineral essencial para o bom funcionamento das células e para a síntese de DNA e metabolismo energético.

Importância: é um mineral alimentar essencial, usado principalmente pelas células vermelhas do sangue. É uma parte crucial da hemoglobina, proteína encontrada nas células vermelhas do sangue. A hemoglobina é responsável por fornecer oxigênio a todas as células do corpo.

Existem dois tipos de ferro na dieta:

• **Ferro heme:** esse tipo de ferro só é encontrado em alimentos de origem animal, principalmente na carne vermelha. É absorvido mais facilmente do que o ferro não heme;

• **Ferro não heme:** a maior parte do ferro da dieta está na forma não heme. Pode ser encontrada em animais e plantas. Sua absorção pode ser aumentada com ácidos orgânicos, como a vitamina C, mas é diminuída por compostos vegetais como o fitato.

Pessoas que recebem pouco ou nenhum ferro heme em sua dieta têm um risco aumentado de deficiência de ferro[29]. Muitas pessoas têm deficiência de ferro, especialmente mulheres. Na verdade, essa é a deficiência mineral mais comum do mundo[30].

Alimentos: bons exemplos de alimentos ricos em ferro são as carnes vermelhas, o feijão preto, o pão de cevada, espinafre, leguminosas, semente de abóbora, quinoa, brócolis, tofu, chocolate amargo e amaranto.

Toxicidade: intoxicação por ferro: pode ocorrer envenenamento quando as pessoas, geralmente crianças, têm uma *overdose* de suplementos de ferro[31].

O envenenamento agudo por ferro ocorre quando as pessoas têm uma *overdose* de suplementos de ferro. Doses únicas tão baixas quanto 10 a 20 mg/kg podem causar sintomas adversos. Doses superiores a 40 mg/kg requerem atenção médica[32].

Sugestão posológica: 1 mg/kg de peso corporal ao dia.

Doses usadas para a suplementação: *box* no final deste capítulo.

● FÓSFORO

O que é: é o segundo mineral mais abundante no corpo; o primeiro é o cálcio. O corpo precisa de fósforo para muitas funções, como filtrar resíduos e reparar tecidos e células.

A maioria das pessoas obtém a quantidade de fósforo de que precisa por meio de sua dieta diária. Na verdade, é mais comum ter muito fósforo no corpo do que pouco. Doenças renais ou ingestão de muito fósforo e cálcio insuficiente podem levar a um excesso de fósforo. No entanto, certas condições de saúde (como diabetes e alcoolismo) ou medicamentos (como alguns antiácidos) podem fazer que os níveis de fósforo caiam muito.

Níveis de fósforo muito altos ou muito baixos podem causar complicações médicas, como doenças cardíacas, dores nas articulações ou fadiga.

Importância: com o fósforo podemos manter nossos ossos fortes e saudáveis, ter energia, mover nossos músculos, ter dentes fortes, reduzir a dor muscular após o exercício, filtrar resíduos nos rins, crescer, manter e reparar tecidos e células, produzir DNA e RNA – os blocos de construção genéticos do corpo –, equilibrar e usar vitaminas, como B e D, bem como outros minerais como iodo, magnésio e zinco, manter um batimento cardíaco regular, facilitar o funcionamento dos nervos.

Alimentos: a maioria dos alimentos contém fósforo. Alimentos ricos em proteínas também são excelentes fontes e incluem carnes e aves, peixe, leite e outros produtos lácteos e ovos.

Quando a dieta contém cálcio e proteína suficientes, provavelmente há fósforo suficiente. Isso porque muitos dos alimentos ricos em cálcio também são ricos em fósforo.

Algumas fontes alimentares não proteicas também contêm fósforo. São exemplos grãos inteiros, batatas, alho, frutas secas.

Existem ainda fontes ruins, como bebidas carbonatadas/refrigerantes (o ácido fosfórico é usado para produzir a carbonatação). Versões integrais de pão e cereais contêm mais fósforo do que as feitas de farinha branca. No entanto, fósforo em nozes, sementes, grãos e feijões é ligado ao fitato, que é mal absorvido.

Toxicidade: os limites superiores vão de 3.000 a 4.000 mg/dia.

Muito fosfato pode ser tóxico. Seu excesso pode causar diarreia, além de endurecimento de órgãos e tecidos moles. Altos níveis de fósforo podem afetar a capacidade do corpo de usar efetivamente outros minerais, como ferro, cálcio, magnésio e zinco. Pode combinar-se com o cálcio, causando a formação de depósitos minerais nos músculos.

É raro haver muito fósforo no sangue. Normalmente, apenas pessoas com problemas renais ou que têm problemas para regular o cálcio desenvolvem esse problema. Além de tudo, o fósforo possui interação medicamentosa com diversos medicamentos.

Sugestão posológica: 100 mg/dia. Por ser muito prevalente na dieta, não usamos com frequência, a não ser em atletas.

Doses usadas para a suplementação: *box* no final deste capítulo.

LISTA DE MEDICAMENTOS NÃO RECOMENDADOS[33]

- Amantadine
- Atropine
- Belladonna
- Belladonna Alkaloids
- Benztropine
- Bepridil
- Biperiden
- Burosumab-twza
- Calcifediol
- Calcitriol
- Cisapride
- Clidinium
- Darifenacin
- Dicyclomine
- Dihydrotachysterol
- Doxercalciferol
- Dronedarone
- Eplerenone
- Fesoterodine
- Glycopyrrolate
- Hyoscyamine
- Mesoridazine
- Methscopolamine
- Oxybutynin
- Paricalcitol
- Pimozide
- Piperaquine
- Potassium Phosphate
  Procyclidine
- Saquinavir
- Scopolamine
- Sodium Phosphate, Dibasic
- Sodium Phosphate, Monobasic
- Solifenacin
- Sparfloxacin
- Terfenadine
- Thioridazine
- Tolterodine
- Trihexyphenidyl
- Trospium
- Ziprasidone

LISTA DE MEDICAMENTOS NÃO RECOMENDADOS[33]
EMBORA POSSAM SER NECESSÁRIOS EM ALGUNS CASOS

- Alacepril
- Alfuzosin
- Amiloride
- Amiodarone
- Amisulpride
- Amitriptyline
- Amoxapine
- Anagrelide
- Apomorphine
- Aripiprazole
- Aripiprazole Lauroxil
- Arsenic Trioxide
- Asenapine
- Astemizole
- Azilsartan
- Azilsartan Medoxomil
- Azithromycin
- Bedaquiline
- Benazepril
- Buprenorphine
- Buserelin
- Candesartan
- Canrenoate
- Canrenone
- Captopril
- Ceritinib
- Chloroquine
- Chlorpromazine
- Cilazapril
- Ciprofloxacin
- Citalopram
- Clarithromycin
- Clofazimine
- Clomipramine
- Clozapine
- Crizotinib
- Cyclobenzaprine
- Cyclosporine
- Dabrafenib
- Dasatinib
- Degarelix
- Delamanid
- Delapril
- Desipramine
- Deslorelin
- Deutetrabenazine
- Digoxin
- Disopyramide
- Dofetilide
- Dolasetron
- Domperidone
- Donepezil
- Droperidol
- Efavirenz
- Enalapril
- Enalaprilat
- Encorafenib
- Entrectinib

- Eplerenone
- Eprosartan
- Erdafitinib
- Erythromycin
- Escitalopram
- Fingolimod
- Flecainide
- Fluconazole
- Fluoxetine
- Formoterol
- Foscarnet
- Fosinopril
- Fostemsavir
- Gatifloxacin
- Gemifloxacin
- Glasdegib
- Gonadorelin
- Goserelin
- Granisetron
- Halofantrine
- Haloperidol
- Histrelin
- Hydroxychloroquine
- Hydroxyzine
- Ibutilide
- Iloperidone
- Imidapril
- Imipramine
- Indomethacin
- Inotuzumab Ozogamicin
- Irbesartan
- Ivabradine
- Ivosidenib
- Ketoconazole
- Lapatinib
- Lefamulin
- Lenvatinib
- Levofloxacin
- Lisinopril
- Lofexidine
- Lopinavir
- Losartan
- Lumefantrine
- Macimorelin
- Mefloquine
- Methadone
- Metronidazole
- Mifepristone
- Mirtazapine
- Moexipril
- Moxifloxacin
- Nafarelin
- Nilotinib
- Norfloxacin
- Nortriptyline
- Octreotide
- Ofloxacin
- Olmesartan
- Ondansetron
- Osilodrostat
- Osimertinib
- Oxaliplatin
- Ozanimod
- Paliperidone
- Panobinostat
- Pasireotide
- Pazopanib
- Pentopril
- Perindopril

- Pimavanserin
- Pitolisant
- Posaconazole
- Procainamide
- Prochlorperazine
- Promethazine
- Propafenone
- Protriptyline
- Quetiapine
- Quinapril
- Quinidine
- Quinine
- Ramipril
- Ranolazine
- Ribociclib
- Selpercatinib
- Sertraline
- Sevoflurane
- Siponimod
- Solifenacin
- Sorafenib
- Sotalol
- Spirapril
- Spironolactone
- Sulpiride
- Sunitinib
- Tacrolimus
- Telavancin
- Telithromycin
- Telmisartan
- Temocapril
- Tetrabenazine
- Toremifene
- Trandolapril
- Trazodone
- Triamterene
- Triclabendazole
- Trifluoperazine
- Trimipramine
- Triptorelin
- Valsartan
- Vandetanib
- Vardenafil
- Vemurafenib
- Vinflunine
- Voclosporin
- Voriconazole
- Zofenopril
- Zuclopenthixol

● IODO

O que é: também chamado de iodeto, o iodo é um tipo de mineral encontrado naturalmente no solo terrestre e nas águas do oceano. Muitos alimentos vegetais e de água salgada contêm iodo, e esse mineral é mais amplamente disponível no sal iodado.

É importante obter iodo suficiente na dieta. Ele regula os hormônios, o desenvolvimento fetal e muito mais. Se seus níveis de iodo estão baixos, seu médico pode recomendar a suplementação. Você não deve tomar suplementos sem antes verificar com seu médico.

Importância: é responsável pela regulação correta das funções do organismo. Promove a saúde da tireoide, reduz o risco de alguns tipos de bócio tireoidiano e é usado no tratamento do hipertireoidismo, no tratamento do câncer de tireoide[34], neurodesenvolvimento durante a gravidez[35], além de melhorar a função cognitiva, aumentar o peso ao nascer e poder ajudar a tratar a doença fibrocística da mama, bem como desinfeta a água e protege contra acidente nuclear. No caso de emergências nucleares, os Centers for Disease Control and Prevention recomendam o uso de 65 mg de KI (iodeto de potássio), para proteger a glândula tireoide de lesões por radiação. Essas informações estão disponíveis em comprimidos e fórmulas líquidas[36] e no tratamento de infecções.

Alimentos: os alimentos mais ricos em iodo são os de origem marinha, como a cavala ou o mexilhão. No entanto, existem também o sal iodado, leite e ovos. É importante saber que o teor de iodo nos vegetais e nas frutas é muito baixo.

Toxicidade: os possíveis efeitos colaterais de excesso de iodo incluem náusea ou vômito, diarreia, febre, sensações de queimação na garganta e boca, dor de estômago. Em casos mais graves, a toxicidade do iodo pode levar ao coma. Não se deve tomar iodo se tiver problemas de tireoide, a menos que seja recomendado pelo seu médico. Crianças pequenas e idosos são mais propensos aos efeitos colaterais do iodo.

Sugestões de dose:
- Kelp Iodine® 300 mcg/dia: nessa forma (ou Iodo Kelp), referente à administração da alga marinha *Aristolochia cymbifera*, que possui alta concentração de iodo (extrato a 1% da alga que retém iodo das águas do mar), preconizam-se doses de **150 a 5.000 mcg de iodo diariamente** (que correspondem de 15 mg a 500 mg de Kelp Iodine®);
- Iodo quelado 150 mcg/dia: nessa forma, em doses que variam de 150 a 5.000 mcg (dose diária). Pode ser associado a outros multivitamínicos em cápsulas.
- Solução de lugol – iodeto de potássio 10 mg + iodo metaloide 5 mg/2 gotas: na forma da solução de lugol de uso interno, são administradas de 1 a 4 gotas ao dia (cada gota tem aproximadamente 7,5 mg de iodo total), em meio copo d'água. O problema dessa solução é o forte sabor metálico, do qual os pacientes costumam reclamar;
- Iodoral® 6,25 mg – 1 dose pela manhã e à noite: na forma de Iodoral® em cápsulas, solução de lugol modificada para que as proporções sejam mais próximas das fisiológicas, cada cápsula de Iodoral® 12,5 mg contém 7,5 mg de iodeto de potássio + 5 mg de iodo metaloide. Nos Estados Unidos, é a forma mais comum de suplementação com altas doses de iodo. Existem cápsulas de 1,25 mg, 6,25 mg, 12,5 mg e 25 mg.

PAUSA PARA FALAR DO LUGOL/IODORAL®

O Projeto Iodo foi lançado nos EUA[37] para estabelecer a discussão sobre qual seria a dose ideal de iodo para otimizar o funcionamento do corpo (e não só da tireoide).

Os autores discordam do RDA atual de 150 mcg de iodo; acreditam que essa seja a dose mínima para prevenir bócio endêmico e o cretinismo, e que o corpo (principalmente das mulheres) apresenta necessidades superiores de iodo por ser cofator importante de uma série de reações metabólicas e para a prevenção do câncer.

Abraham e colegas combatem a "iodofobia" da Medicina atual e preconizam que as necessidades de iodo deveriam ser individualizadas. Observaram um grande número de pessoas que necessitam da suplementação em doses de até 25 mg de iodo/dia para se manterem saudáveis – especialmente mulheres com obesidade e patologias de tireoide (principalmente bócios), pancreáticas, de mamas (doença fibrocística) e ovários (síndrome do ovário policístico).

Acredita-se ainda que, nesses tecidos, onde há maior concentração do iodo, podem ocorrer benefícios com a suplementação do mineral. Além disso, está documentada uma superior excreção de flúor, cloro e bromo (outros metais halogenados) com uma suplementação maior de iodo. Esses elementos halogenados são muito abundantes em nossa água e alimentação e ocupariam indevidamente os receptores para o iodo.

Para fazer diagnóstico e uso seguro da suplementação, os autores do Projeto Iodo desenvolveram um teste de sobrecarga de iodo, com a administração de 50 mg do mineral (na forma de Iodoral®) seguido pela medição do volume de iodo excretado na urina em 24 horas. De acordo com o exame, se for excretada uma quantidade menor que 90% dos 50 mg de iodo, há necessidade de suplementação. Preconiza-se, na literatura de referência, outra forma segura de utilização do iodo, a partir do monitoramento da glândula tireoide (suspensão de uso com elevação do TSH) para verificar se maiores doses estão bloqueando a produção dos hormônios tireoidianos (principal efeito colateral dessa suplementação).

> **ATENÇÃO:** cabe salientar que doses altas de iodo podem causar hipotireoidismo e piorar o quadro de portadores de tireoidite de Hashimoto (o iodo aumenta a atividade da enzima tireoperoxidase, principal local de ação dos autoanticorpos contra a tireoide). Deve-se fazer controle rigoroso da função tireoidiana durante o uso de doses maiores, pela grande probabilidade de bloquear a produção tireoidiana de hormônios[38].

● MAGNÉSIO

O que é: é o quarto mineral mais abundante em seu corpo, que não pode funcionar corretamente sem ele[39]. É cofator de mais de 300 enzimas, incluindo as de síntese de proteínas, colágeno, superóxido dismutase e metaloproteínas, e estabilidade estrutural do ATP. Pode ser usado como laxante natural no pós-operatório.

Importância: é responsável por melhorar a resposta da glicose após a alimentação, além de melhorar a sensibilidade ao hormônio insulina; inibe a digestão de carboidratos e a absorção de glicose no intestino; estimula a secreção de insulina a partir das células beta; melhora a liberação de glicose a partir do fígado; ativa os receptores de insulina e a captação de glicose em tecidos com resistência. É comum a deficiência desse mineral em pacientes com diabetes do tipo 2. Pode reduzir a pressão arterial[40] e o risco de doenças cardíacas[41].

Alguns estudos relacionam baixos níveis de magnésio com depressão, o que levou os pesquisadores a se perguntarem se a suplementação com esse mineral poderia ajudar a tratar essa condição[42]. Os baixos níveis de magnésio têm sido associados à enxaqueca[43]. Embora seja possível obter a quantidade diária recomendada do mineral – 400 a 420 mg para homens e 320 a

360 mg para mulheres – apenas com dieta, a maioria das dietas modernas é pobre em alimentos ricos em magnésio.

Alimentos: as fontes dietéticas de magnésio incluem legumes, nozes, sementes e vegetais de folhas verdes. Quantidades menores são encontradas em carnes e peixes. Uma dieta rica em magnésio inclui alimentos integrais saudáveis, como grãos inteiros, nozes, sementes e legumes.

Toxicidade: embora os suplementos geralmente sejam considerados seguros, você deve verificar com seu médico antes de tomá-los – especialmente se tiver um problema de saúde. A maioria das pessoas que toma suplementos de magnésio não experimenta efeitos colaterais, mas pode ter problemas intestinais, como diarreia, náuseas e vômitos – especialmente em grandes doses[43].

Por exemplo, o magnésio é o ingrediente ativo de alguns laxantes. Embora esses medicamentos possam ter uma quantidade maior de magnésio elementar, normalmente não são perigosos. Por causa do efeito laxante, você não absorve todo o magnésio; em vez disso, é eliminado do corpo antes de ter a chance de ter muito impacto.

No entanto, o Office of Dietary Supplements[44] observa que "doses muito grandes de laxantes e antiácidos contendo magnésio (normalmente fornecendo mais de 5.000 mg/dia) foram associadas à toxicidade". O magnésio também está presente em alguns medicamentos para indigestão ácida do estômago ou azia.

Sugestão posológica: 100 a 800 mg/dia. Como laxante, 8.000 mg de hidróxido de magnésio ao dia.

Doses usadas para a suplementação: *box* no final deste capítulo.

DIFERENTES TIPOS DE MAGNÉSIO

Existem várias variedades de magnésio suplementar, e pode ser difícil saber qual é a mais adequada para suas necessidades. A seguir, explicarei as nove formas de magnésio mais comuns, bem como seus usos.

1 – O CITRATO DE MAGNÉSIO é uma forma de magnésio ligada ao ácido cítrico, uma das formulações de magnésio mais comuns e que pode ser facilmente adquirido *on-line* ou em lojas em todo o mundo. Algumas pesquisas sugerem que esse tipo está entre as formas mais biodisponíveis de magnésio, o que significa que é mais facilmente absorvido em seu trato digestivo do que outras formas[45]. Devido ao seu efeito laxante natural, às vezes também é usado em doses mais altas para tratar a constipação. Além do mais, ocasionalmente é comercializado como um agente calmante para ajudar a aliviar os sintomas associados à depressão e ansiedade, embora mais pesquisas sejam necessárias sobre esses usos[46].

2 – O ÓXIDO DE MAGNÉSIO é um sal que combina magnésio e oxigênio. É também o principal ingrediente ativo do leite de magnésia, medicamento popular de venda livre para o alívio da constipação. Normalmente não é usado para prevenir ou tratar deficiências de magnésio, pois alguns estudos relatam que ele é mal absorvido pelo trato digestivo. Em vez disso, é mais frequentemente usado para alívio de curto prazo de sintomas digestivos desconfortáveis, como azia, indigestão e constipação. Também pode ser usado para tratar e prevenir enxaquecas[47].

3 – O CLORETO DE MAGNÉSIO é um sal de magnésio que inclui cloro, elemento instável que se liga bem a outros elementos, incluindo sódio e magnésio, para formar sais. É bem absorvido pelo seu trato digestivo, tornando-se um ótimo suplemento multiuso. Você pode usá-lo para tratar baixos níveis de magnésio, azia e constipação[48]. O cloreto de magnésio é tomado com mais frequência na forma de cápsulas ou comprimidos, mas às vezes também é usado em produtos tópicos como loções e pomadas. Embora as pessoas usem esses cremes para a pele para acalmar e relaxar os músculos doloridos, poucas evidências científicas os relacionam com a melhora dos níveis de magnésio.

4 – O LACTATO DE MAGNÉSIO é o sal formado quando o magnésio se liga ao ácido láctico. Esse ácido é produzido por seus músculos e células sanguíneas, mas também é fabricado para uso como agente conservante e aromatizante[49]. Na verdade, o lactato de magnésio é utilizado como aditivo alimentar para regular a acidez e fortificar alimentos e bebidas. É menos popular como um suplemento dietético sem receita.

5 – O MAGNÉSIO DIMALATO inclui ácido málico, que ocorre naturalmente em alimentos como frutas e vinho. É muito bem absorvido pelo trato digestivo, o que o torna ótima opção para reabastecer seus níveis de magnésio[50]. Ocasionalmente é recomendado como tratamento para os sintomas associados à fibromialgia e à síndrome da fadiga crônica. No entanto, atualmente não há evidências científicas fortes para apoiar esses usos[51].

6 – O TAURATO DE MAGNÉSIO contém o aminoácido taurina. Pesquisas sugerem que a ingestão adequada de taurina e magnésio desempenha um papel na regulação do açúcar no sangue[52] e sustenta a pressão arterial saudável[53].

7 – O MAGNÉSIO TREONATO é o sal formado pela mistura do magnésio e do ácido treônico, uma substância solúvel em água derivada da degradação metabólica da vitamina C[53]. Essa forma é facilmente absorvida. Pesquisas com animais observam que pode ser o tipo mais eficaz para aumentar as concentrações de magnésio nas células cerebrais[54].

É frequentemente usado por seus benefícios potenciais para o cérebro e pode ajudar a controlar certos distúrbios cerebrais, como depressão e perda de memória relacionada à idade. No entanto, mais pesquisas são necessárias.

8 – O SULFATO DE MAGNÉSIO é formado pela combinação de magnésio, enxofre e oxigênio. É comumente referido como sal de Epsom e frequentemente dissolvido na água do banho para aliviar os músculos doloridos e aliviar o estresse. Às vezes, também é incluído em produtos para a pele, como loção ou óleo corporal.

9 – O MAGNÉSIO GLICINA é formado a partir do magnésio elementar e do aminoácido glicina. A glicina é comumente usada como um suplemento alimentar independente para melhorar o sono e tratar uma variedade de condições inflamatórias, incluindo doenças cardíacas e diabetes[55]. O magnésio glicina é facilmente absorvido e pode ter propriedades calmantes, além de pode ajudar a reduzir a ansiedade, depressão, estresse e insônia.

● MANGANÊS

O que é: é um oligoelemento de que o seu corpo necessita em pequenas quantidades. É necessário para o funcionamento normal de seu cérebro, sistema nervoso e muitos dos sistemas enzimáticos de seu corpo.

Importância: ajuda a regular o metabolismo. Esse mineral tem atuação importante no metabolismo, fortalecendo os ossos e ajudando na absorção de nutrientes e no melhor funcionamento do cérebro. É cofator de enzimas envolvidas na cicatrização, produção de superóxido dismutase e na síntese de proteínas e energia. Tomar manganês com cálcio, zinco e cobre pode ajudar a reduzir a perda óssea da coluna vertebral em mulheres mais velhas[56].

Alimentos: o manganês é considerado um nutriente essencial e pode ser encontrado principalmente em sementes e grãos inteiros, bem como em pequenas quantidades em leguminosas, feijão, nozes, verduras folhosas e chá.

Toxicidade: embora não haja uma dose alimentar recomendada para o manganês, a recomendação de ingestão adequada é de 1,8 a 2,3 mg/dia. O nível de ingestão superior tolerável é de 11 mg/dia para adultos com 19 anos ou mais. Assim como o zinco, cobre, selênio e ferro, o manganês é considerado um metal pesado, e consumir larga quantidade pode ser perigoso.

Sugestão posológica: 0,5 mg a 5 mg/dia.

O manganês é usado terapeuticamente para corrigir deficiências e equilibrar o zinco e o cobre. Normalmente é tomado por via oral, mas pode ser administrado por via intravenosa para aqueles que são deficientes.

Doses usadas para a suplementação: *box* no final deste capítulo.

● MOLIBDÊNIO

O que é: um mineral essencial ao corpo, assim como o ferro e o magnésio. Está presente no solo e é transferido para a dieta quando você consome plantas, assim como os animais que se alimentam delas.

Importância: o molibdênio é vital para muitos processos do corpo. Uma vez ingerido, é absorvido para o sangue a partir do estômago e do intestino e, em seguida, transportado para o fígado, rins e outras áreas. Parte desse mineral é armazenada no fígado e rins, mas a maior parte é convertida em um cofator de molibdênio. Qualquer excesso de molibdênio é então eliminado na urina[57].

O cofator de molibdênio ativa quatro enzimas essenciais, que são moléculas biológicas que conduzem as reações químicas no corpo: sulfito oxidase, aldeído oxidase, xantina oxidase e componente redutor de amidoxima mitocondrial (mARC).

Os sulfitos são encontrados naturalmente nos alimentos e, às vezes, também são adicionados como conservantes. Se se acumulam no corpo, podem desencadear uma reação alérgica que pode incluir diarreia, problemas de pele ou mesmo dificuldades respiratórias[58]. O papel do molibdênio na quebra de sulfitos é especialmente importante.

Alimentação: é rara a deficiência desse mineral no corpo, já que é facilmente encontrado. As fontes mais ricas são leguminosas como o feijão, lentilhas e ervilhas, vegetais de folha verde-escura, vísceras, grãos de cereais.

Toxicidade: o nível de ingestão superior tolerável é a ingestão diária mais alta de um nutriente que provavelmente não causará danos a quase todas as pessoas. Não é recomendado excedê-lo regularmente. O limite superior para molibdênio é 2.000 mcg/dia[59].

A toxicidade é rara, e os estudos em humanos são limitados. No entanto, em animais, níveis muito altos têm sido associados a redução do crescimento, insuficiência renal, infertilidade e diarreia[60]. O excesso de molibdênio pode causar o acúmulo de ácido úrico.

Sugestão posológica: todos os adultos com mais de 19 anos podem usar de 45 a 100 mcg por dia.

Doses usadas para a suplementação: *box* no final deste capítulo.

● POTÁSSIO

O que é: um dos minerais mais importantes para a saúde do sistema cardiovascular. Cerca de 98% do potássio no corpo é encontrado dentro das células. Destes, 80% são encontrados dentro das células musculares, enquanto 20% estão nos ossos, fígado e glóbulos vermelhos.

Importância: desempenha um papel necessário em vários processos do corpo. Está envolvido nas contrações musculares, na função cardíaca e no gerenciamento do equilíbrio da água corporal[61]. Quando há um bom consumo de potássio, o sódio é bombeado para fora do organismo através da urina. Ou seja, o consumo desse mineral é ótimo para quem sofre com hipertensão.

Muitos estudos mostraram que dietas ricas em potássio podem reduzir a pressão arterial, especialmente para pessoas com pressão alta[62].

Uma dieta rica em potássio pode eliminar a sensibilidade ao sal[63].

Vários estudos mostraram, ainda, que uma dieta rica em potássio pode reduzir o risco de acidente vascular cerebral em até 27%[64], enquanto outros estudos demonstram que ela pode ajudar a prevenir a osteoporose, condição associada a risco aumentado de fraturas ósseas[65].

Estudos descobriram que as dietas ricas em potássio estão associadas a um risco significativamente menor de pedras nos rins do que as dietas pobres nesse mineral[66].

Alimentação: a melhor maneira de aumentar a ingestão de potássio é a dieta. Os principais alimentos fontes de potássio são beterraba cozida, inhame assado, batata branca assada, soja cozida, abacate, batata-doce assada, espinafre cozido, feijão edamame, salmão cozido e bananas.

Toxicidade: o excesso de potássio no sangue é conhecido como hipercalemia. A condição é caracterizada por um nível de sangue superior a 5,0 mmol/L e pode ser perigosa. Para um adulto saudável, não há evidências significativas de que o potássio dos alimentos possa causar hipercalemia. Esta geralmente afeta pessoas com função renal deficiente ou aqueles que tomam medicamentos que podem afetar a função renal.

Sugestão posológica: mesmo que não haja um RDI para potássio, organizações em todo o mundo recomendam consumir pelo menos 3.500 mg por dia por meio de alimentos. Essas organizações incluem a OMS e países como Reino Unido, Espanha, México e Bélgica. Outros países, incluindo os Estados Unidos, Canadá, Coreia do Sul e Bulgária, recomendam consumir pelo menos 4.700 mg por dia por meio de alimentos[67]. Em suma, consumir 3.500 a 4.700 mg desse mineral por dia dos alimentos. Pessoas que precisam de mais potássio devem buscar o limite superior.

O FDA limita os suplementos de cloreto de potássio sem receita a menos de 100 mg por porção – apenas 2% da recomendação diária dos Estados Unidos.

Doses usadas para a suplementação: *box* no final deste capítulo.

● SELÊNIO

O que é: o selênio é um mineral essencial para a saúde de várias maneiras. Seu corpo incorpora selênio em tipos especiais de proteínas chamadas selenoproteínas, as quais são necessárias para funções importantes, como a produção de hormônios tireoidianos. Além disso, têm efeitos anti-inflamatórios e antioxidantes.

Importância: previne o envelhecimento precoce, doenças cardiovasculares e certos tipos de câncer. Algumas pessoas, incluindo aquelas que seguem dietas veganas, pessoas com HIV e pessoas com doenças renais correm o risco de desenvolver deficiência de selênio[68]. Pesquisas demonstraram que os suplementos de selênio podem ser benéficos para melhorar a saúde do sistema imunológico e reduzir os sintomas relacionados a doenças autoimunes da tireoide[69].

Alimentação: alimentos de origem animal e vegetal, incluindo carne, grãos, castanha-do-pará, peixes e ovos. No entanto, as concentrações de selênio em alimentos derivados de plantas e animais variam devido às flutuações no conteúdo de selênio no solo.

Toxicidade: ao pesquisar um suplemento de selênio, é importante entender que mais não é necessariamente melhor. Na verdade, tomar muito selênio pode ser perigoso, razão pela qual um nível máximo de ingestão tolerável de 400 mcg/dia foi definido para a sua ingestão. Embora a pesquisa mostre que doses mais altas podem ser toleradas com segurança, é importante consultar um profissional de saúde qualificado para avaliar suas necessidades antes de suplementar com selênio.

Deve-se observar que doses de 5.000 mcg e superiores podem causar toxicidade e levar a dificuldade respiratória, ataque cardíaco e insuficiência renal[70].

Sugestão posológica: 50 a 200 mcg/dia.

Doses usadas para a suplementação: *box* no final deste capítulo.

● SILÍCIO

O que é: um suplemento mineral indicado para a pele, unhas e cabelo, contribuindo para a sua saúde e estrutura. Dióxido de silício (SiO_2), também conhecido como sílica, é um mineral natural feito de uma combinação de silício e oxigênio.

Importância: é responsável por regular o metabolismo de diversos tecidos do corpo. Uma das suas principais funções é a síntese de colágeno tipo I e elastina.

O silício é usado para osteoporose, doenças cardiovasculares, doença de Alzheimer, queda de cabelo e melhora das unhas. Também é usado para a cicatrização da pele e para o tratamento de entorses e distensões, bem como distúrbios do sistema digestivo.

Alimentação: os principais alimentos ricos em silício orgânico são maçã, laranja, manga, banana, repolho cru, cenoura, cebola, pepino, abóbora, amendoim, amêndoas, arroz, milho, aveia, cevada, soja, peixe, farelo de trigo, água com gás.

Toxicidade: não há informações suficientes para saber se o silício é seguro quando usado como medicamento.

Sugestão posológica: 150 a 300 mg, 2 x/dia.

Bamboo Dry Extract Powder: o extrato padronizado de bambu contém 75% de silício orgânico em sua composição.

● SÓDIO

O que é: é um mineral que costuma estar presente em abundância em alimentos industrializados.

Importância: se você é um corredor de longa distância ou alguém que trabalha até suar, se exercitando ou trabalhando por longos períodos, provavelmente conhece a importância de se manter hidratado com líquidos e manter níveis saudáveis de certos minerais conhecidos como eletrólitos. O sódio permite a transmissão de informações entre as células nervosas, além de ser o desencadeador da contração muscular e regulador da pressão arterial.

Alimentação: são ricos em sódio carnes processadas, como presunto, mortadela, *bacon*, paio, salsinha, defumados e peixes enlatados como sardinha e atum; queijos como parmesão, *roquefort*, *camembert*, *cheddar* cremoso; temperos prontos como Arisco, Sazón, Ajinomoto, *ketchup*, mostarda, maionese.

Toxicidade: cuidado, pois o simples fato de haver muito sódio (hipernatremia) no corpo pode fazer você se sentir mal. Os sintomas de hipernatremia incluem sede extrema, fadiga e baixa energia, confusão, dificuldade de concentração e pressão arterial elevada.

Sugestão posológica: usado para maratonistas ou atletas. Os comprimidos de sal mais comuns são comprimidos de 1 g que contêm cerca de 300 a 400 mg de sódio. Os comprimidos são dissolvidos em cerca de 120 mL de água e consumidos pouco antes ou durante uma longa sessão de exercícios ou trabalho físico pesado.

● VANÁDIO

O que é: é um mineral. Foi nomeado para a deusa nórdica da beleza, Vanadis, por causa de suas belas cores. Suplementos de vanádio são usados como remédio.

Importância: mineral que, dentro do nosso corpo, tem a capacidade de "imitar" os fortes efeitos da insulina. A insulina é um hormônio anabólico potente que atua no armazenamento dos nutrientes no músculo pós-exercícios, como glicose, creatina e aminoácidos.

Há algumas evidências de que altas doses de sulfato de vanádio podem melhorar a maneira como o corpo usa a insulina e reduzir o açúcar no sangue em pessoas com diabetes tipo 2. Porém, os estudos são pequenos, portanto as conclusões precisam ser confirmadas usando um grupo de estudo maior.

Pode ser útil também no pré-diabetes, anemia, *performance* atlética, doença cardíaca, níveis elevados de colesterol, níveis baixos de açúcar no sangue, tuberculose, retenção de água (edema). Mais evidências são necessárias para avaliar a eficácia do vanádio para esses usos[71].

Alimentação: gorduras e óleos vegetais, trigo, salsa, aveia, arroz, feijão verde, cenoura, repolho, rabanete, ovos, ostras e arenques.

Toxicidade: é provavelmente seguro em adultos se tomado por via oral em quantidades inferiores a 1,8 mg/dia. Em doses mais altas, costuma causar efeitos colaterais indesejados, incluindo desconforto estomacal, diarreia, náusea e gases. Também pode causar língua esverdeada, perda de energia, problemas no sistema nervoso e danos aos rins.

Sugestão posológica: 20 a 100 mcg/dia. Opções disponíveis: vanádio bisglicinato quelado.

Doses usadas para a suplementação: *box* no final deste capítulo.

● ZINCO

O que é: é um micronutriente essencial, crucial para quase todos os aspectos da saúde. É o segundo mineral mais abundante em seu corpo, perdendo apenas para o ferro.

Importância: melhora a resposta imune do organismo, a função neurológica e a função reprodutiva. Muitos medicamentos de venda livre e remédios naturais contêm zinco, devido à sua capacidade de aumentar a função imunológica e combater a inflamação.

O zinco é bem conhecido por seu papel no controle do açúcar no sangue e na secreção de insulina[72]. Algumas pesquisas mostram que tomar zinco pode melhorar diversos fatores de risco para doenças cardíacas e reduzir os níveis de triglicerídeos e colesterol.

Os suplementos de zinco são frequentemente usados para promover a saúde da pele e tratar doenças comuns desta, como a acne[73]. O sulfato de zinco demonstrou ser especialmente útil para diminuir os sintomas de acne grave[74].

Retarda a degeneração macular, que é uma doença ocular comum e uma das principais causas de perda de visão em todo o mundo[75].

Alimentação: alimentos ricos em zinco são amendoim, amêndoas, camarão, carne vermelha, castanhas, chocolate amargo, feijão e grão-de-bico.

Toxicidade: doses mais altas têm sido usadas para tratar certas condições, incluindo acne, diarreia e infecções respiratórias. Porém, devido aos efeitos colaterais potenciais associados ao consumo excessivo, é melhor não exceder o limite superior de 40 mg/dia, a menos que sob supervisão médica. Exceder 40 mg/dia de zinco elementar pode causar sintomas semelhantes aos da gripe, como febre, tosse, dor de cabeça e fadiga[76].

Sugestão posológica: para adultos, a dosagem diária recomendada é normalmente de 15-30 mg de zinco elementar.

Doses usadas para a suplementação: *box* no final deste capítulo.

TIPOS DE SUPLEMENTOS DE ZINCO

Ao escolher um suplemento de zinco, você provavelmente notará que existem muitos tipos diferentes disponíveis. Essas várias formas afetam a saúde de maneiras distintas.

Aqui estão alguns que você pode encontrar no mercado:

• **GLUCONATO DE ZINCO:** uma das formas mais comuns de venda livre de zinco, é frequentemente usado em remédios para resfriado, como pastilhas e *sprays* nasais[77];

• **ACETATO DE ZINCO:** como o gluconato de zinco, é frequentemente adicionado a pastilhas frias para reduzir os sintomas e acelerar a taxa de recuperação[78];

• **SULFATO DE ZINCO:** além de ajudar a prevenir a deficiência de zinco, demonstrou reduzir a gravidade da acne[79];

• **PICOLINATO DE ZINCO:** algumas pesquisas sugerem que o corpo pode absorver essa forma melhor do que outros tipos de zinco, incluindo o gluconato de zinco e o citrato de zinco[80];

• **OROTATO DE ZINCO:** esta forma está ligada ao ácido orótico e um dos tipos mais comuns de suplementos de zinco no mercado[81];

• **CITRATO DE ZINCO:** um estudo mostrou que esse tipo de suplemento de zinco é tão bem absorvido quanto o gluconato de zinco, mas tem um sabor menos amargo e mais atraente[82].

TABELA DE INGESTÃO DIÁRIA RECOMENDADA DE VITAMINAS E MINERAIS[14]

TABELA DE INGESTÃO DIÁRIA RECOMENDADA[14]

NUTRIENTE	UNIDADE	ADULTO
Proteína	g	50
Vitamina A	mcg ER/d	600
Vitamina D	mcg/d	5
Vitamina C	mg/d	45
Vitamina E	mg/d	10
Tiamina	mg/d	1,2
Riboflavina	mg/d	1,3
Niacina	mg/d	16
Vitamina B6	mg/d	1,3
Ácido fólico	mcg/d	400
Vitamina B12	mcg/d	2,4
Biotina	mcg/d	25
Ácido pantotênico	mg/d	5
Vitamina K	mcg/d	65
Cálcio	mg/d	1000
Ferro	mg/d	14
Magnésio	mg/d	260
Zinco	mg/d	7
Iodo	mcg/d	130
Fósforo	mg/d	700
Flúor	mg/d	4
Cobre	mcg/d	900
Selênio	mcg/d	34
Molibdênio	mcg/d	45
Cromo	mcg/d	35
Manganês	mg/d	2,3
Colina	mg/d	550

REFERÊNCIAS

1. Brasil. Agência Nacional de Vigilância Sanitária. Suplementos alimentares. Disponível em: <http://portal.anvisa.gov.br/suplementos-alimentares>. Acesso em: 06 fev. 2021.
2. Disponível em: <https://www.ncbi.nlm.nih.gov/books/NBK56068/table/summarytables.t2/?report=objectonly>. Acesso em: 06 fev. 2021.
3. THE STATE of the World's Children 2010: Special Edition - Celebrating 20 Years of the Convention on the Rights of the Child. State of the World's Children, New York, p. 61-72, 8 mar. 2021. DOI https://doi.org/10.18356/0ce46b91-en. Disponível em: https://www.un-ilibrary.org/content/books/9789210597562. Acesso em: 8 mar. 2021.
4. Young, E. M. Food and development. Abingdon: Routledge, 2002. p. 36-8.
5. Combs Jr., G. F.; McClung, J. P. The vitamins. Fundamental Aspects in Nutrition and Health. 5. ed. Elsevier, 2017.
6. Rhodes, L. E. et al. Recommended summer sunlight exposure levels can produce sufficient (> or =20 ng ml(-1)) but not the proposed optimal (> or =32 ng ml(-1)) 25(OH)D levels at UK latitudes. Journal of Investigative Dermatology, v. 130, n. 5, p. 1411-8, 2010.
7. Cicarma, E. et al. Sun and sun beds: inducers of vitamin D and skin cancer. Anticancer Research, v. 29, n. 9, p. 3495-500, 2009.
8. Mohania, D. et al. Ultraviolet Radiations: Skin Defense-Damage Mechanism. Advances in Experimental Medicine and Biology, v. 996, p. 71-87, 2017.
9. Vitamin E. In: Institute of Medicine (US) Panel on Dietary Antioxidants and Related Compounds. Dietary Reference Intakes for Vitamin C, Vitamin E, Selenium, and Carotenoids. Washington (DC): National Academies Press (US), 2000.
10. Halder, M. et al. Vitamin K: Double Bonds beyond Coagulation Insights into Differences between Vitamin K1 and K2 in Health and Disease. International Journal of Molecular Sciences, v. 20, n. 4, p. 896, 2019.
11. Institute of Medicine (US) Committee to Review Dietary Reference Intakes for Vitamin D and Calcium. Dietary Reference Intakes for Calcium and Vitamin D. Washington (DC): National Academies Press (US), 2011.
12. Chhetri, S. K. et al. Copper deficiency. BMJ, 2014.
13. Disponível em: <https://www.ncbi.nlm.nih.gov/books/NBK545442/table/appJ_tab9/?report=objectonly>. Acesso em: 06 fev. 2021.
14. TABELA Ingestão Diária Recomendada. Unimed, [S. l.], p. 1-2, 8 mar. 2021. Disponível em: https://www.unimed.coop.br/-/tabela-ingestao-diaria-recomendada. Acesso em: 8 mar. 2021.
15. Vincent, J. B. The Biochemistry of Chromium. The Journal of Nutrition, v. 130, p. 715-8, abr. 2000.
16. National Institutes of Health. Chromium. Disponível em: <https://ods.od.nih.gov/factsheets/Chromium-HealthProfessional/>. Acesso em: 06 fev. 2021.

17. Vincent, J. B. The potential value and toxicity of chromium picolinate as a nutritional supplement, weight loss agent and muscle development agent. Sports Medicine, v. 33, n. 3, p. 213-30, 2003.
18. Anton, S. D. et al. Effects of chromium picolinate on food intake and satiety. Diabetes Technology & Therapeutics, v. 10, n. 5, p. 405-12, 2008.
19. Docherty, J. P. et al. A Double-Blind, Placebo-Controlled, Exploratory Trial of Chromium Picolinate in Atypical Depression: Effect on Carbohydrate Craving. Journal of Psychiatric Practice, v. 11, n. 5, p. 302-14, set. 2005.
20. Brownley, K. A. et al. A double-blind, randomized pilot trial of chromium picolinate for binge eating disorder: results of the Binge Eating and Chromium (BEACh) study. Journal of Psychosomatic Research, v. 75, n. 1, p. 36-42, 2013.
21. Chromium. In: Institute of Medicine (US) Panel on Micronutrients. Dietary Reference Intakes for Vitamin A, Vitamin K, Arsenic, Boron, Chromium, Copper, Iodine, Iron, Manganese, Molybdenum, Nickel, Silicon, Vanadium, and Zinc. Washington (DC): National Academies Press (US), 2001. p. 210.
22. Ezaki, J. et al. Assessment of safety and efficacy of methylsulfonylmethane on bone and knee joints in osteoarthritis animal model. Journal of Bone and Mineral Metabolism, v. 31, n. 1, p. 16-25, 2013.
23. Xu, G. et al. Evaluation of the Effect of Mega MSM on Improving Joint Function in Populations Experiencing Joint Degeneration. International Journal of Biomedical Science, v. 11, n. 2, p. 54-60, 2015.
24. Kim, Y. H. et al. The anti-inflammatory effects of methylsulfonylmethane on lipopolysaccharide-induced inflammatory responses in murine macrophages. Biological and Pharmaceutical Bulletin, v. 32, n. 4, p. 651-6, 2009.
25. Barrager, E. et al. A multicentered, open-label trial on the safety and efficacy of methylsulfonylmethane in the treatment of seasonal allergic rhinitis. Journal of Alternative and Complementary Medicine, v. 8, n. 2, p. 167-73, 2002.
26. Liu, X. et al. Which supplements can I recommend to my osteoarthritis patients? Rheumatology (Oxford), v. 57 (suplemento 4), 2018.
27. Kalman, D. S. et al. Influence of methylsulfonylmethane on markers of exercise recovery and performance in healthy men: a pilot study. Journal of the International Society of Sports Nutrition, v. 9, n. 1, p. 46, 2012.
28. Skinner, M. D. et al. Disulfiram efficacy in the treatment of alcohol dependence: a meta-analysis. PLoS One, v. 9, n. 2, 2014.
29. Gibson, R. S. et al. Is iron and zinc nutrition a concern for vegetarian infants and young children in industrialized countries? American Journal of Clinical Nutrition, 2014.
30. McLean, E. et al. Worldwide prevalence of anaemia, WHO Vitamin and Mineral Nutrition Information System, 1993-2005. Public Health Nutrition, v. 12, n. 4, p. 444-54, 2009.
31. Chang, T. P.; Rangan, C. Iron poisoning: a literature-based review of epidemiology, diagnosis, and management. Pediatric Emergency Care, v. 27, n. 10, p. 978-85, 2011.
32. Manoguerra, A. S. et al. Iron ingestion: an evidence-based consensus guideline for out-of-hospital management. Clinical Toxicology, v. 43, n. 6, p. 553-70, 2005.

33. Mayo Clinic. Phosphate Supplement (Oral Route, Parenteral Route). Disponível em: <https://www.mayoclinic.org/drugs-supplements/phosphate-supplement-oral-route-parenteral-route/before-using/drg-20070193>. Acesso em: 08 fev. 2021.
34. American Cancer Society. Radioactive Iodine (Radioiodine) Therapy for Thyroid Cancer. Disponível em: <https://www.cancer.org/cancer/thyroid-cancer/treating/radioactive-iodine.html>. Acesso em: 06 fev. 2021.
35. Monahan, M. et al. Costs and benefits of iodine supplementation for pregnant women in a mildly to moderately iodine-deficient population: a modelling analysis. Lancet Diabetes & Endocrinology, v. 3, n. 9, p. 715-22, 2015.
36. Centers for Disease Control and Prevention. Ratiation Emergencies. Potassium Iodide (KI). Disponível em: <https://www.cdc.gov/nceh/radiation/emergencies/ki.htm?CDC_AA_refVal=https%3A%2F%2Femergency.cdc.gov%2Fradiation%2Fki.asp>. Acesso em: 06 fev. 2021.
37. Abraham, G. E. et al. Orthoiodosupplementation: Iodine sufficiency of the whole human body. The Original Internist, 2002.
38. Gröber, U. et al. Magnesium in Prevention and Therapy. Nutrients, v. 7, n. 9, v. 8199-226, 2015.
39. Romani, A. M. P. Beneficial Role of Mg2+ in Prevention and Treatment of Hypertension. International Journal of Hypertension, 2018.
40. Wu, J. et al. Circulating magnesium levels and incidence of coronary heart diseases, hypertension, and type 2 diabetes mellitus: a meta-analysis of prospective cohort studies. Nutrition Journal, v. 16, n. 1, p. 60, 2017.
41. Serefko, A. et al. Magnesium and depression. Magnesium Research, v. 29, n. 3, p. 112-9, 2016.
42. Gröber, U. et al. Magnesium in Prevention and Therapy. Nutrients, v. 7, n. 9, p. 8199-226.
43. Nutrition Institutes of Health. Magnesium. Disponível em: <https://ods.od.nih.gov/factsheets/Magnesium-HealthProfessional/>. Acesso em: 08 fev. 2021.
44. Walker, A. F. et al. Mg citrate found more bioavailable than other Mg preparations in a randomised, double-blind study. Magnesium Research, v. 16, n. 3, p. 183-91, 2003.
45. Kirkland, A. E. et al. The Role of Magnesium in Neurological Disorders. Nutrients, v. 10, n. 6, p. 730, 2018.
46. National Library of Medicine. Magnesium oxide. Disponível em: <https://pubchem.ncbi.nlm.nih.gov/compound/Magnesium-oxide>. Acesso em: 08 fev. 2021.
47. Schuchardt, J. P.; Hahn, A. Intestinal Absorption and Factors Influencing Bioavailability of Magnesium-An Update. Current Nutrition & Food Science, v. 13, n. 4, p. 260-78, 2017.
48. National Library of Medicine. Lactic acid. Disponível em: <https://pubchem.ncbi.nlm.nih.gov/compound/Lactic-acid>. Acesso em: 08 fev. 2021.
49. Uysal, N. et al. Timeline (Bioavailability) of Magnesium Compounds in Hours: Which Magnesium Compound Works Best? Biological Trace Element Research, v. 187, n. 1, p. 128-36, 2019.

50. Ferreira, I. et al. Magnesium and malic acid supplement for fibromyalgia. Medwave, v. 19, n. 4, 2019.
51. ELDerawi, W. A. et al. The Effects of Oral Magnesium Supplementation on Glycemic Response among Type 2 Diabetes Patients. Nutrients, v. 11, n. 1, p. 44, 2018.
52. Zhang, X. et al. Effects of Magnesium Supplementation on Blood Pressure: A Meta-Analysis of Randomized Double-Blind Placebo-Controlled Trials. Hypertension, v. 68, n. 2, p. 324-33, 2016.
53. National Library of Medicine. Threonic acid. Disponível em: <https://pubchem.ncbi.nlm.nih.gov/compound/Threonic-acid >. Acesso em: 08. fev. 2021.
54. Zarate, C. et al. New paradigms for treatment-resistant depression. Annals of the New York Academy of Sciences, v. 1292, p. 21-31, 2013.
55. Razak, M. A. et al. Multifarious Beneficial Effect of Nonessential Amino Acid, Glycine: A Review. Oxidative Medicine and Cellular Longevity, 2017.
56. Strause, L. et al. Spinal bone loss in postmenopausal women supplemented with calcium and trace minerals. Journal of Nutrition, v. 124, n. 7, p. 1060-4, 1994.
57. Turnlund, J. R. et al. Molybdenum absorption, excretion, and retention studied with stable isotopes in young men at five intakes of dietary molybdenum. The American Journal of Clinical Nutrition, v. 62, n. 4, p. 790-6, 1995.
58. Vally, H.; Misso, NL. Adverse reactions to the sulphite additives. Gastroenterology and Hepatology from Bed to Bench, v. 5, n. 1, p. 16-23, 2012.
59. Molybdenum. In: Institute of Medicine (US) Panel on Micronutrients. Dietary Reference Intakes for Vitamin A, Vitamin K, Arsenic, Boron, Chromium, Copper, Iodine, Iron, Manganese, Molybdenum, Nickel, Silicon, Vanadium, and Zinc. Washington (DC): National Academies Press (US), 2001. p. 210.
60. Vyskocil, A.; Viau, C. Assessment of molybdenum toxicity in humans. Journal of Applied Toxicology, v. 19, n. 3, p. 185-92, 1999.
61. Karaki, H. et al. Potassium-induced contraction in smooth muscle. Nihon Heikatsukin Gakkai zasshi, v. 20, n. 6, p. 424-44, 1984.
62. Aaron, K. J.; Sanders, P. W. Role of dietary salt and potassium intake in cardiovascular health and disease: a review of the evidence. Mayo Clinic Proceedings, v. 88, n. 9, p. 978-95, 2013.
63. Choi, H. Y. et al. Salt Sensitivity and Hypertension: A Paradigm Shift from Kidney Malfunction to Vascular Endothelial Dysfunction. Electrolytes & Blood Pressure, v. 13, n. 1, p. 7-16, 2015.
64. Larsson, S. C. et al. Dietary potassium intake and risk of stroke: a dose-response meta-analysis of prospective studies. Stroke, v. 42, n. 10, p. 2746-50, 2011.
65. Tucker, K. L. et al. Potassium, magnesium, and fruit and vegetable intakes are associated with greater bone mineral density in elderly men and women. The American Journal of Clinical Nutrition, v. 69, n. 4, p. 727-36, 1999.
66. Curhan, G. C. et al. Comparison of dietary calcium with supplemental calcium and other nutrients as factors affecting the risk for kidney stones in women. Annals of Internal Medicine, v. 126, n. 7, p. 497-504, 1997.

67. Aburto, N. J. Effect of increased potassium intake on cardiovascular risk factors and disease: systematic review and meta-analyses. BMJ, 2013.
68. Kim, S. et al. Nutritionally recommended food for semi- to strict vegetarian diets based on large-scale nutrient composition data. Scientific Reports, v. 8, n. 1, 2018.
69. van Zuuren, E. J. et al. Selenium Supplementation for Hashimoto's Thyroiditis: Summary of a Cochrane Systematic Review. European Thyroid Journal, v. 3, n. 1, p. 25-31, 2014.
70. Stoffaneller, R.; Morse, N. L. A review of dietary selenium intake and selenium status in Europe and the Middle East. Nutrients, v. 7, n. 3, p. 1494-537, 2015.
71. Hass, E. M. Vanadium. Healthy. Disponível em: <https://healthy.net/2000/12/06/vanadium-2/>. Acesso em. 08 fev. 2021.
72. Rutter, G. A. et al. Intracellular zinc in insulin secretion and action: a determinant of diabetes risk? Proceedings of the Nutrition Society, v. 75, n. 1, p. 61-72, 2016.
73. Cervantes, J. et al. The role of zinc in the treatment of acne: A review of the literature. Dermatologic Therapy, v. 31, n. 1, 2018.
74. Gupta, M. et al. Zinc therapy in dermatology: a review. Dermatology Research and Practice, 2014.
75. Christoforidis, J. B. et al. Age related macular degeneration and visual disability. Current Cancer Drug Targets, v. 12, n. 2, p. 221-33, 2011.
76. Chan, S. et al. The role of copper, molybdenum, selenium, and zinc in nutrition and health. Clinics in Laboratory Medicine, v. 18, n. 4, p. 673-85, 1998.
77. National Library of Medicine. Zinc;(2R,3S,4R,5R)-2,3,4,5,6-pentahydroxyhexanoate. Disponível em: <https://pubchem.ncbi.nlm.nih.gov/compound/452949>. Acesso em: 08 fev. 2021.
78. Hemilä, H. et al. Zinc Acetate Lozenges May Improve the Recovery Rate of Common Cold Patients: An Individual Patient Data Meta-Analysis. Open Forum Infectious Diseases, v. 4, n. 2, 2017.
79. Gupta, M. et al. Zinc therapy in dermatology: a review. Dermatology Research and Practice, 2014.
80. Barrie, S. A. et al. Comparative absorption of zinc picolinate, zinc citrate and zinc gluconate in humans. Agents and Actions Supplements, v. 21, n. 1-2, p. 223-8, 1987.
81. National Library of Medicine. Zinc orotate. Disponível em: <https://pubchem.ncbi.nlm.nih.gov/compound/108934>. Acesso em: 08 fev. 2021.
82. Wegmüller, R. et al. Zinc absorption by young adults from supplemental zinc citrate is comparable with that from zinc gluconate and higher than from zinc oxide. Journal of Nutrition, v. 144, n. 2, p. 132-6, 2014.

12 EMAGRECIMENTO HORMONAL

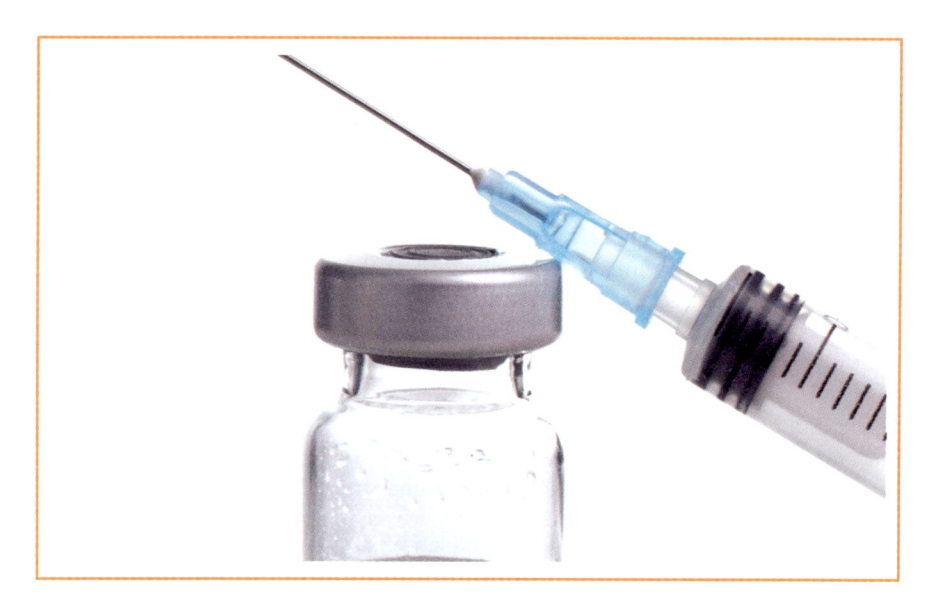

Os hormônios são os mensageiros químicos produzidos nas glândulas endócrinas do nosso corpo. Esses poderosos produtos químicos viajam pela corrente sanguínea dizendo aos tecidos e órgãos o que fazer. Eles ajudam a controlar muitos dos principais processos do corpo, incluindo o metabolismo e a reprodução.

Quando você tem um desequilíbrio hormonal, tem muito ou pouco de um determinado hormônio. Mesmo pequenas mudanças podem ter efeitos graves em todo o corpo.

Pense nos hormônios como uma receita de bolo. Muito ou pouco de qualquer um dos ingredientes afeta o produto final. Embora alguns níveis hormonais flutuem ao longo da vida e possam ser apenas o resultado do envelhecimento natural, outras mudanças ocorrem quando as glândulas endócrinas erram na receita.

A regulação hormonal do nosso corpo demanda uma análise individualizada. É como a impressão digital: cada um tem a sua. Então, o ideal é que as taxas hormonais sejam acompanhadas desde os 25 anos, 30 anos de idade, no auge da produção, e pelo resto da vida.

> O maior problema quando falamos sobre hormônios, tanto para leigos quanto para médicos, é a imensa quantidade de sinais e sintomas que podem gerar ao estar desregulados. Condições hormonais comuns que afetam homens e mulheres podem causar sinais e sintomas em qualquer parte do corpo, por isso seu diagnóstico é tão difícil.

SINAIS E SINTOMAS DE DESREGULAÇÃO HORMONAL:

- Ganho de peso;
- Protuberância de gordura entre os ombros;
- Perda de peso inexplicada e às vezes repentina;
- Fadiga;
- Fraqueza muscular;
- Dores musculares, sensibilidade e rigidez;
- Dor, rigidez ou inchaço nas articulações;
- Aumento ou diminuição da frequência cardíaca;
- Suor;
- Maior sensibilidade ao frio ou calor;
- Constipação ou evacuações mais frequentes;
- Micção frequente;
- Sede aumentada;
- Aumento da fome;
- Diminuição do desejo sexual;
- Depressão;
- Nervosismo, ansiedade ou irritabilidade;
- Visão embaçada;
- Infertilidade;
- Cabelo ralo ou cabelo fino e quebradiço;
- Pele seca;
- Rosto inchado;
- Rosto arredondado;
- Estrias roxas ou rosa.

Obs.: lembre-se de que esses sintomas não são específicos, e tê-los não significa necessariamente que você tenha um desequilíbrio hormonal.

Tudo o que estamos falando sobre dietas restritivas, contagem de calorias, exercícios, intestino etc. servirão como início do processo de emagrecimento; porém, se o corpo não estiver muito bem balanceado em suas taxas hormonais, invariavelmente o peso tende a parar de diminuir ou pelo menos terá a sua queda lentificada.

Muitas vezes, quando falamos de hormônios, tendemos a pensar em testosterona e menopausa, contudo esses são apenas alguns dos hormônios relacionados com a perda de peso. A lista é muito maior do que você imagina; se todos não estiverem funcionando perfeitamente, como uma orquestra, o seu esforço precisará ser muito maior do que o necessário.

Por isso vou lhe ajudar e mostrarei todos os principais hormônios que precisarão ser regulados, para que seu emagrecimento se pareça mais com a quinta sinfonia de Beethoven do que com um chacoalhar de latas velhas.

● SISTEMA ENDÓCRINO

O sistema endócrino é composto por uma complexa rede de glândulas, que são os órgãos que secretam as substâncias que chamamos de hormônios. Nessas glândulas os hormônios são produzidos, armazenados e liberados. Cada glândula produz um ou mais hormônios, que se dirigem a órgãos e tecidos específicos do corpo. As principais glândulas e hormônios do sistema endócrino incluem:

● GLÂNDULA PINEAL

Essa glândula é encontrada no meio do cérebro e é importante para regular os nossos ciclos de sono e vigília. Sua função não é totalmente compreendida, porém os pesquisadores sabem que ela produz e regula alguns hormônios, incluindo a melatonina.

A melatonina é mais conhecida pelo papel que desempenha na regulação dos padrões de sono e no controle do ritmo circadiano. Todavia, a glândula pineal também desempenha um papel na regulação dos níveis de hormônios femininos e pode afetar a fertilidade e o ciclo menstrual, o que se deve em parte à melatonina produzida e excretada pela glândula pineal. Um estudo de 2016[1] sugere que a melatonina também possa ajudar a proteger contra problemas cardiovasculares, como aterosclerose e hipertensão.

Se você tem um distúrbio do sono, esse pode ser um sinal de que a glândula pineal não está produzindo a quantidade correta de melatonina, a qual é frequentemente usada como auxílio para dormir e para combater problemas como a insônia. Ela está amplamente disponível nos Estados Unidos como medicamento sem prescrição, mas requer receita médica em outras partes do mundo, como Europa, Brasil e Austrália.

Além de melhorar o sono, a melatonina está envolvida no gerenciamento da função imunológica, pressão sanguínea e níveis de cortisol[2], além de atuar como um antioxidante, com algumas pesquisas descobrindo que pode afetar significativamente diversas condições de saúde.

Na verdade, estudos mostram que a melatonina pode melhorar a saúde ocular[3], reduzir os sintomas da depressão sazonal[4] e até mesmo fornecer alívio da doença do refluxo gastroesofágico[5].

Alguns estudos descobriram também que a suplementação com melatonina pode aumentar os níveis de GH nos homens. Um pequeno estudo em oito homens descobriu que as doses baixas e altas de melatonina foram eficazes no aumento dos níveis de GH[6]. Outro estudo, em 32 homens, mostrou resultados semelhantes[7].

Se a glândula pineal estiver funcionando incorretamente, isso pode levar a um desequilíbrio hormonal, que pode afetar outros sistemas do corpo. Por exemplo, os padrões de sono são frequentemente interrompidos se a glândula estiver prejudicada. Isso pode aparecer em viagens de longas distâncias em distúrbios como o *jet lag* e a insônia. Além disso, como a melatonina interage com os hormônios femininos, as complicações podem afetar o ciclo menstrual e a fertilidade.

Alguns dos primeiros sintomas de disfunção da pineal e redução da melatonina incluem apreensão, lapsos de memória, dores de cabeça, náusea, danos na visão e outros sentidos.

Você pode melhorar a produção da melatonina no seu corpo com atitudes, suplementos, aromaterapia e com a própria melatonina em si.

As atitudes já foram descritas no capítulo sobre emagrecimento noturno, pois todos os comportamentos que melhoram o sono melhoram a produção da melatonina. Sugiro que você reveja esse capítulo, se ainda tiver dúvidas.

A melatonina é produzida a partir da serotonina, por isso suplementos que melhorem a serotonina também ajudarão na melhora da melatonina. Volte ao capítulo sobre emagrecimento emocional e reveja como melhorar os seus níveis de serotonina.

Aromas medicinais também podem ser usados para melhorar a produção de melatonina. Isso será mais bem descrito adiante (emagrecimento funcional)

Suplementos de melatonina podem ajudá-lo a realinhar seu ritmo circadiano se estiver viajando para um fuso horário diferente ou trabalhando no turno da noite. Os suplementos também podem ajudá-lo a adormecer mais rapidamente.

Para a maioria das pessoas, os suplementos de baixa dose de melatonina são seguros para uso em curto e longo prazo. Normalmente as dosagens variam de 0,2 a 20 mg, mas a dose certa varia entre as pessoas. Fale com um médico para verificar se a melatonina é adequada para você e para saber qual dosagem é a melhor.

Os suplementos de melatonina podem causar os seguintes efeitos colaterais: sonolência, tontura pela manhã, sonhos intensos e vívidos, ligeiro aumento da pressão arterial, ligeira queda na temperatura corporal, ansiedade e confusão.

Se estiver grávida, tentando engravidar ou amamentando, converse com seu médico antes de usar esses suplementos. Além disso, a melatonina pode interagir com os seguintes medicamentos e grupos:

- Fluvoxamina (Luvox®);
- Nifedipino (Adalat®);
- Pílulas anticoncepcionais;
- Anticoagulantes;
- Medicamentos para diabetes que reduzem o açúcar no sangue;
- Imunossupressores, que reduzem a atividade do sistema imunológico;
- Doses de 0,5 a 10 mg/dia parecem ser eficazes, embora seja melhor seguir as recomendações dos médicos.

A melatonina é segura e associada a efeitos colaterais mínimos, mas pode interagir com alguns medicamentos. Atualmente, não é recomendada para crianças, apesar de não existirem estudos relatando que gere dano.

● HIPOTÁLAMO

Embora algumas pessoas não o considerem uma glândula, o hipotálamo produz diversos hormônios que controlam a glândula pituitária (hipófise) e também está envolvido na regulação de muitas funções, incluindo ciclos de sono-vigília, temperatura corporal, apetite, liberação de hormônios, gestão do comportamento sexual, regulação das respostas emocionais e regulação de outras glândulas endócrinas. O hipotálamo possui três regiões principais, e cada uma contém núcleos diferentes que são grupos de neurônios que realizam funções vitais.

HIPOTÁLAMO ANTERIOR

Esta área também é chamada de região supraóptica. Seus principais núcleos incluem os núcleos supraóptico e paraventricular. Essa região é responsável pela secreção de vários hormônios que interagem com a glândula pituitária (hipófise), para produzir outros hormônios adicionais.

Alguns dos hormônios mais importantes produzidos na região anterior incluem:

• Hormônio liberador de corticotropina (CRH), que está envolvido na resposta do corpo ao estresse físico e emocional. Ele sinaliza à glândula pituitária (hipófise) para produzir um hormônio chamado adrenocorticotrófico (ACTH). O ACTH ativa a produção de cortisol, um importante hormônio relacionado com a resposta ao estresse;

• Hormônio liberador de tireotropina (TRH), que estimula a glândula pituitária (hipófise) a produzir o hormônio estimulador da tireoide (TSH). O TSH desempenha um papel importante na função de muitas partes do corpo, como tireoide, coração, trato gastrintestinal e os músculos;

• Hormônio liberador de gonadotrofina (GnRH), que faz que a hipófise produza hormônios reprodutivos importantes, como o folículo-estimulante (FSH) e o luteinizante (LH);

• Oxitocina, que é o hormônio controlador de muitos comportamentos e emoções importantes, como excitação sexual, confiança, reconhecimento e comportamento materno. Também está envolvido em funções do sistema reprodutivo, como parto e lactação;

• Vasopressina, que é também chamado de hormônio antidiurético (ADH). Regula os níveis de água no corpo. Quando a vasopressina é liberada, sinaliza aos rins para absorver água;

• Somatostatina, que atua impedindo a glândula pituitária (hipófise) de liberar certos hormônios, incluindo GH e TSH.

A região anterior do hipotálamo também ajuda a regular a temperatura corporal por meio do suor e atua no ritmo circadiano junto com a pineal.

HIPOTÁLAMO MÉDIO

Esta área também é chamada de região tuberal. Seus principais núcleos são os núcleos ventromedial e arqueado. O núcleo ventromedial ajuda a controlar o apetite, enquanto o núcleo arqueado está envolvido na liberação do hormônio liberador do hormônio do crescimento (GHRH). O GHRH estimula a glândula pituitária (hipófise) a secretar o GH, o que é responsável pelo crescimento, desenvolvimento e reparação das células do corpo.

HIPOTÁLAMO POSTERIOR

Esta área também é chamada de região mamilar. O núcleo hipotalâmico posterior e os núcleos mamilares são seus núcleos principais. O núcleo hipotalâmico posterior ajuda a regular a temperatura corporal, causando calafrios e bloqueando a produção de suor.

O papel dos núcleos mamilares é menos claro. Nós, médicos, acreditamos que esteja envolvido na função da memória.

• PITUITÁRIA (HIPÓFISE)

Está localizada abaixo do hipotálamo, e sua principal função é secretar hormônios na corrente sanguínea. Os hormônios que ela produz podem afetar outros órgãos e glândulas, especialmente tireoide, órgãos reprodutores e glândulas adrenais. A glândula pituitária (hipófise) às vezes é chamada de glândula mestra porque está envolvida em diversos processos do corpo humano. É dividida em lobo anterior e lobo posterior.

LOBO ANTERIOR

É composto de vários tipos diferentes de células que produzem e liberam diferentes tipos de hormônios, incluindo:
• GH: regula o crescimento e o desenvolvimento físico. Pode estimular o crescimento em quase todos os tecidos. Seus alvos principais são ossos e músculos;
• TSH: ativa a tireoide para liberar hormônios da tireoide (T3 e T4). A glândula tireoide e os hormônios que ela produz são cruciais para o metabolismo;
• ACTH: estimula as glândulas adrenais a produzir cortisol e outros hormônios;

• FSH: está envolvido na secreção de estrogênio e no crescimento de óvulos nas mulheres. Também é importante para a produção de espermatozoides nos homens;

• LH: está envolvido na produção de estrogênio em mulheres e testosterona em homens;

• Prolactina: ajuda as mulheres que amamentam a produzir leite;

• Endorfina: têm propriedades analgésicas, e acredita-se que estejam conectadas aos "centros de prazer" do cérebro. É o hormônio do bem-estar. Melhora o sistema nervoso central, proporcionando a elevação da autoestima, reduzindo sintomas depressivos e de ansiedade, além de manter o controle do apetite e inibir a transmissão da dor;

• Encefalinas: estão intimamente relacionadas às endorfinas e têm efeitos semelhantes no alívio da dor. São semelhantes à morfina e se ligam a sítios dos receptores opioides no cérebro, aliviando a dor e produzindo uma sensação de euforia;

• Hormônio estimulador de betamelanócitos (MSH): tem entre suas funções suprimir o apetite, estimulado pela leptina. De efeitos anti-inflamatórios, pode inibir a síntese de citocinas e ajuda a estimular o aumento da pigmentação da pele em resposta à exposição à radiação ultravioleta.

LOBO POSTERIOR

O lobo posterior da hipófise também secreta hormônios, os quais são geralmente produzidos no hipotálamo e armazenados no lobo posterior até que sejam liberados. Os hormônios armazenados no lobo posterior incluem vasopressina e a oxitocina.

Agora que já entendemos que no cérebro temos um centro de comando para a produção dos hormônios periféricos, composto por glândula pineal, hipotálamo e pituitária (hipófise), e entender que qualquer alteração corporal pode gerar uma alteração na cadeia de comando, vamos entender como as glândulas periféricas e os hormônios periféricos podem ser afetados por essas alterações.

● TIREOIDE

A glândula tireoide está no centro do pescoço, e, antes que você entenda mal, ter tireoide, como alguns dizem, não é uma doença. A partir de hoje, não diga mais a frase "eu tenho tireoide" como se fosse algo ruim. Todos temos tireoide, a não ser quem precisou retirá-la. Ela é um órgão importantíssimo para nós seres humanos e, a partir de agora, vamos entendê-la um pouco mais.

A tireoide produz três hormônios mas, sobretudo, T4 (tiroxina) e T3 (triiodotironina), que ajudam o corpo a produzir e regular os hormônios adrenalina (também chamados de epinefrina) e dopamina e a regular o metabolismo, processo por que calorias e oxigênio se convertem em energia.

Se sua tireoide não funcionar corretamente, seu corpo não será capaz de quebrar proteínas e de processar corretamente os carboidratos e as vitaminas. Por esse motivo, problemas com essa glândula podem levar a um ganho de peso incontrolável. Para muitas pessoas, essas irregularidades podem ser controladas por medicamentos, bem como por meio de uma modificação na dieta.

No entanto, é importante que, neste momento do livro, você entenda que nada no corpo funciona bem se não estiver em perfeita harmonia. Principalmente os hormônios. A glândula tireoide não consegue produzir hormônios por conta própria; precisa do comando da glândula pituitária (já descrita), que produz o hormônio estimulador da tireoide (TSH). Como resultado, uma glândula pituitária (hipófise) funcionando incorretamente acabará por levar a problemas relacionados à glândula tireoide. O TSH é que irá desencadear a produção de T4 e T3; se não estiver nos níveis certos, esses hormônios também não estarão.

A tireoide fabrica e armazena dois hormônios importantes:
• Tiroxina (T4): produzido em maior quantidade pela tireoide. É essencial para o metabolismo e para o crescimento e desenvolvimento normais. A principal função é ser convertido em T3;
• Triiodotironina (T3): de vital importância, afeta a frequência cardíaca, a temperatura corporal, o crescimento, o desenvolvimento e o metabolismo. A tireoide normalmente produz

cerca de cinco vezes mais T4 do que T3, mas T3 é um hormônio muito mais poderoso.

A tireoide produz esses hormônios usando iodo (descrito no emagrecimento vitamínico) e tirosina (descrito no emagrecimento emocional). Após a tireoide converter o iodo e a tirosina em hormônios, eles são liberados na corrente sanguínea por comando da glândula pituitária (hipófise).

Pessoas com problemas de tireoide podem apresentar vários sintomas, mas tudo vai depender de qual alteração se observará. A tireoide pode funcionar de forma mais acelerada ou mais lenificada, e para cada uma dessas alterações temos uma nomenclatura.

O **hipertireoidismo** é uma condição em que a tireoide produz hormônios em excesso e isso pode resultar em sintomas associados ao aumento do metabolismo. Os principais sintomas serão:

• Fadiga, fome excessiva, intolerância ao calor ou sudorese excessiva;
• Palpitações, ritmo anormal do coração ou ritmo cardíaco acelerado;
• Menstruação curta e leve ou menstruação irregular;
• Dificuldade em adormecer ou insônia;
• Protrusão anormal dos olhos ou olhos inchados;
• Mudanças de humor ou nervosismo;
• Hiperatividade ou irritabilidade;
• Diarreia, ejaculação precoce, fraqueza muscular, pele quente, perda de peso, queda de cabelo ou tremor.

O **hipotireoidismo** ocorre quando a tireoide não produz hormônios suficientes. Isso geralmente retarda o metabolismo. Os principais sintomas serão:

• Dores nas articulações;
• Fadiga, incapacidade de praticar atividade física, letargia, sensação de frio;
• Descamação, rugosidade ou secura da pele;
• Menstruação anormal ou menstruação irregular;
• Constipação ou retenção de líquido;
• Ronco ou sonolência;
• Cólicas ou fraqueza muscular;

- Crescimento lento ou puberdade atrasada;
- Queda de cabelo ou cabelos secos;
- Afinamento das sobrancelhas externas, colesterol alto, depressão, disfunção sexual, eczema, ganho de peso, inchaço, olhos inchados, palidez, pelos grossos, pés e mãos frias, rigidez das articulações, ritmo cardíaco lento, sensibilidade ao frio, tireoide aumentada ou unhas quebradiças.

Outras condições que afetam a tireoide incluem:
- Câncer de tireoide;
- Nódulos da tireoide: crescimentos não cancerosos na tireoide;
- Doença de Hashimoto: inflamação da tireoide;
- Bócio: aumento da tireoide.

Para ajudar a manter uma tireoide saudável, vitaminas e minerais que sustentam os níveis normais de hormônio da tireoide devem fazer parte de uma dieta regular ou ser consumidos na forma de suplemento, caso sua dieta não forneça quantidades adequadas.

- **Iodo e tireoide:** o nutriente mais importante relacionado à saúde e função da tireoide é o iodo. A tireoide usa iodo para produzir hormônios (emagrecimento nutricional);
- **Nutrientes e tireoide:** além do iodo, há algumas outras vitaminas e minerais que você pode precisar incluir em sua dieta regular ou tomar como suplementos: vitamina A, vitamina D, selênio, zinco e ferro;
- **Intestino e tireoide:** uma microbiota intestinal saudável não tem efeitos benéficos apenas sobre a atividade do sistema imunológico, mas também sobre a função da tireoide. Doenças da tireoide e alterações intestinais parecem estar relacionadas nos estudos. A tireoidite de Hashimoto, a principal causadora de hipotireoidismo do mundo, e a doença de Graves, uma das principais causas de hipertireoidismo, são conhecidas como as doenças autoimunes mais comuns e frequentes da tireoide e ocorrem com grande frequência junto da doença celíaca e da sensibilidade ao glúten não celíaca[8].

Precisamos de um suporte de vitaminas e minerais e de um intestino saudável para melhorarmos a nossa tireoide. E, se isso não for suficiente, precisaremos usar medicamentos para o tratamento do hipertireoidismo e do hipotireoidismo. Como o livro se dedica ao emagrecimento, focaremos no tratamento do hipotireoidismo, visto que esse é o mais comumente relacionado ao ganho do peso. No caso do hipotireoidismo, devemos usar a reposição de hormônios como:

• **Levotiroxina (T4):** geralmente a dose inicial é de 50 mcg/dia, aumentando 25 mcg a cada 2 ou 3 semanas até que o efeito desejado seja alcançado. Em pacientes com hipotireoidismo de longa data, particularmente com suspeita de alterações cardiovasculares, a dose inicial deve ser ainda mais baixa (25 mcg/dia). Manutenção: recomendam-se 75 a 125 mcg diários; alguns pacientes, com má absorção, podem necessitar de até 200 mcg/dia. A maioria não exige doses superiores a 150 mcg/dia. A falta da melhora dos sinais e sintomas às doses de 200 mcg/dia sugere má absorção, não aderência ao tratamento ou erro no diagnóstico. Porém, algumas pessoas podem não alcançar melhora significativa com o uso do T4, devido à sua baixa conversão em T3. Visto que o T3 é o hormônio ativo da tireoide, se não atingir níveis ideais no sangue, mesmo com o tratamento do T4, os sintomas podem não serem revertidos, por isso algumas pessoas precisarão usar a T3 em doses baixas;

• **Triiodotironina 3 a 7 mcg:** tomar 3 x/dia.

A tireoide também é responsável pela produção de **calcitonina**, hormônio produzido pelas células C da tireoide, também conhecidas como parafoliculares, responsáveis pela manutenção do controle do cálcio no sangue. A calcitonina tem ação contrária à do paratormônio, hormônio produzido pelas paratireoides, e tem, como suas principais funções:

• Diminuir a concentração de cálcio no sangue;
• Inibir a atividade das células responsáveis pela reabsorção óssea e a absorção de Ca^{+2} nos intestinos;
• Inibir a reabsorção de Ca^+ nos rins;
• Aumentar a fixação de cálcio e fosfato nos ossos.

● PARATIREOIDE

São quatro minúsculas glândulas, localizadas na parte frontal do pescoço que produzem um hormônio chamado paratormônio (PTH), responsável pelo controle dos níveis de cálcio no sangue e pela facilitação da síntese de vitamina D ativa, o calcitriol. Quando os níveis de cálcio estão muito baixos, as glândulas liberam PTH para trazer os níveis de cálcio de volta à faixa normal. Quando seus níveis de cálcio aumentam, as glândulas param de liberar o PTH.

A medição do PTH pode ajudar a explicar a razão dos níveis anormais de cálcio.

As duas principais alterações das paratireoides são o hiperparatireoidismo e o hipoparatireoidismo, e ambas as alterações podem gerar alterações na regulação do cálcio, fosfato e vitamina D do organismo. Por isso, devem ser estudadas.

● HIPERPARATIREOIDISMO – ALTAS DOSES DE PTH NO SANGUE

O **hiperparatireoidismo** é caracterizado, ainda, em disfunção primária, secundária ou terciária.

O **hiperparatireoidismo primário** refere-se a uma anormalidade das próprias glândulas paratireoides, como um adenoma ou hiperplasia (aumento), que causa a secreção excessiva de hormônio pelas glândulas. Pode ser avaliado com ultrassom ou cintilografia.

O **hiperparatireoidismo secundário** se refere à secreção alta e compensatória de PTH em resposta a níveis anormalmente baixos de cálcio no sangue devido a outros processos patológicos, como insuficiência renal, má absorção gastrintestinal ou simplesmente deficiência de vitamina D, o mais comum em minha prática clínica.

O **hiperparatireoidismo terciário** é extremamente raro, mas observado no contexto da secreção contínua de PTH, mesmo após a correção da condição que gerou o **hiperparatireoidismo secundário**.

O **hipoparatireoidismo** ocorre com menos frequência do que o hiperparatireoidismo e também pode variar em duração. Mais comumente, uma pessoa apresenta hipoparatireoidismo quando suas glândulas paratireoides são removidas com cirurgia eletiva ou são lesadas iatrogenicamente durante um procedimento de ressecção da tireoide devido à proximidade anatômica.

● ADRENAL

Temos duas glândulas adrenais, localizadas no topo de cada um dos rins. Embora sejam pequenas em tamanho, as glândulas adrenais são responsáveis por inúmeras funções relacionadas aos hormônios do corpo. Como resultado, os distúrbios que afetam as glândulas adrenais podem exercer um grande impacto na saúde.

Cada glândula adrenal contém um córtex, que é a parte externa da glândula, responsável pela produção de aldosterona, DHEA (deidroepiandrosterona) e cortisol, e uma medula, que é a parte interna da glândula, responsável pela produção de adrenalina e noradrenalina.

A aldosterona ajuda a controlar a pressão arterial, administrando o equilíbrio do potássio e do sódio no corpo. O cortisol atua em conjunto com a adrenalina e a noradrenalina para ajudar a regular sua reação ao estresse. O cortisol também ajuda a regular o metabolismo, os níveis de açúcar e a pressão arterial. A DHEA é o precursor da androstenediona – esta, por sua vez, precursora da testosterona e dos estrógenos, estrona e estradiol, dos quais a DHEA é precursora.

Suas glândulas adrenais são controladas pela glândula pituitária (hipófise), através da produção de determinados hormônios. Isso pode fazer com que produzam mais ou menos hormônios, podendo desencadear algumas doenças por essa produção excessiva ou reduzida.

DOENÇAS DAS ADRENAIS

• **Doença de Addison:** esta rara doença autoimune se desenvolve quando as glândulas adrenais não produzem cortisol ou aldosterona suficientes. É uma doença autodestrutiva, na qual seu próprio sistema imunológico pode atacar seus tecidos adrenais;

• **Síndrome de Cushing:** esta doença rara ocorre quando as glândulas adrenais produzem cortisol em excesso. O uso de corticoide (remédios) em longo prazo pode causar sintomas semelhantes;

• **Feocromocitoma:** um tumor produtor de adrenalina, que se desenvolve na medula das glândulas adrenais. Raramente canceroso;

• **Câncer adrenal:** essa condição ocorre quando tumores malignos se desenvolvem nas glândulas adrenais;

• **Hiperplasia adrenal congênita (HAC):** pessoas com esse distúrbio hormonal hereditário têm dificuldade para produzir hormônios adrenais. Pode afetar o desenvolvimento dos órgãos sexuais nos meninos.

O foco principal deste livro não são as doenças que tendem a ser mais raras, mas, sim, as disfunções da adrenal. Para ficar mais claro o que quero dizer com disfunção, é que a glândula não está doente em si, mas, devido a um conjunto de atitudes que tomamos em nosso dia a dia, temos redução ou aumento da função dessas glândulas, podendo ocasionar a desregulação das nossas funções metabólicas. Por esse motivo, a partir de agora, focaremos nos dois principais hormônios relacionados com o envelhecimento e ganho de peso: o cortisol e o DHEA.

Esse assunto ainda é muito controverso entre os médicos. A medicina cartesiana e principalmente a endocrinologia não aceitam o termo "disfunção adrenal" ou "disfunção do eixo hipotálamo-pituitária-adrenal (HPA)" como uma doença clínica propriamente estabelecida[9]. Para a medicina tradicional, ou temos síndrome de Addison ou temos síndrome de Cushing; porém, para a medicina funcional, alternativa ou para as terapias ortomoleculares, a disfunção adrenal, ou fadiga adrenal, é o termo que tem sido usado para explicar um grupo de sintomas que ocorrem em pessoas que estão sob forte estresse mental, emocional ou físico de longo prazo. Os defensores da fadiga adrenal dizem que você pode ter maior probabilidade de desenvolver essa condição se, por exemplo, tiver um trabalho estressante; trabalhar por turnos, precisar estudar e trabalhar ou ser pai ou mãe solteiros; ou, ainda, se você abusar de álcool ou drogas.

Os sintomas que observo nesses quadros denominados de disfunção do eixo HPA, pelos médicos funcionais, incluem cansaço intenso durante o dia, dificuldade em adormecer à noite ou acordar pela manhã, desejo por sal e açúcar e necessidade de estimulantes como cafeína para passar o dia. Esses sintomas são comuns e inespecíficos, e os médicos cartesianos ficam preocupados com o fato de que, se você não for informado corretamente, a verdadeira causa dos seus sintomas possa não ser encontrada e tratada corretamente, como depressão e fibromialgia.

Tendo isso sido compreendido, vamos agora falar desses dois hormônios, especificamente.

CORTISOL

O cortisol é conhecido como o hormônio do estresse, devido ao seu papel na resposta do corpo ao estresse. Mas o cortisol é mais do que apenas estresse; é um hormônio esteroide (derivado do colesterol), que possui receptores em quase todas as células corporais e uma variedade de funções, incluindo:

- Regulação de açúcar no sangue;
- Redução da inflamação;
- Regulação do metabolismo;
- Formulação de memória.

O cortisol é importante para a sua saúde, mas uma quantidade excessiva ou baixa dele pode causar estragos no corpo e uma série de sintomas indesejados. Se alto, pode causar vários sintomas, que podem variar dependendo do que está levando ao aumento dos seus níveis.

Em geral, os sinais e sintomas incluem ganho de peso, principalmente em torno do meio e da parte superior das costas, ganho de peso e arredondamento do rosto, acne, hematomas, rosto corado, dificuldade de cicatrização, fraqueza muscular, fadiga severa, irritabilidade, dificuldade de concentração, pressão alta e dor de cabeça.

O ESTRESSE, O VILÃO DO SÉCULO

O estresse desencadeia uma combinação de sinais que fazem com que suas glândulas adrenais liberem hormônios, incluindo adrenalina e cortisol. O resultado é um aumento da frequência cardíaca e da energia como parte da resposta de luta ou fuga. É a maneira do corpo de se preparar para situações potencialmente perigosas ou prejudiciais.

O cortisol também ajuda a limitar quaisquer funções que não sejam essenciais em uma situação de luta ou fuga; daí, assim que a ameaça passa, seus hormônios tendem a voltar aos níveis normais. Todo esse processo foi desenvolvido para poder dar a nós, seres humanos, a condição de passar pelas dificuldades e, com isso, poder salvar nossas vidas de uma adversidade.

Mas, quando você está sob **estresse constante**, essa resposta nem sempre é desativada, e a exposição em longo prazo ao cortisol e a outros hormônios gerados durante o estresse podem causar estragos em quase todos os processos do corpo, aumentando o risco de problemas de saúde, desde doenças cardíacas e obesidade até ansiedade e depressão.

Esse quadro é denominado disfunção adrenal aguda, no qual observamos um aumento da produção de cortisol para compensar o estresse excessivo. Nesse momento, temos uma hiperprodução de cortisol, podendo trazer sintomas similares aos citados anteriormente.

Se o processo de estresse não se encerrar, como geralmente não se encerra, o corpo começará a reduzir a sua produção, podendo ocasionar sinais e sintomas similares aos de pessoas com baixa produção de cortisol. Esse quadro denominamos de **disfunção adrenal crônica**.

Não é uma unanimidade nos estudos, porém hoje temos grande quantidade de informações, sugerindo que a **síndrome de *burnout*** esteja relacionada com baixos níveis de cortisol sanguíneo[10].

A **síndrome de *burnout*** é um distúrbio psíquico causado pela exaustão extrema, sempre relacionada ao trabalho ou ao estresse de um indivíduo. Essa condição também é chamada de síndrome do esgotamento profissional e afeta quase todas as facetas da vida de um indivíduo.

Achados surpreendentes mostram uma **redução** da liberação de cortisol livre na urina nos pacientes com *burnout* em comparação com os sem sintomas. Esse cortisol livre urinário no início do estudo foi significativamente menor nos pacientes com *burnout* e permaneceu significativamente reduzido por até 4 meses.

Não houve mudanças significativas nos demais dados hormonais e bioquímicos, com isso o estudo conclui que há o estado de cortisol baixo funcional no *burnout*, sem ser restaurado imediatamente na intervenção de gerenciamento de estresse, apesar da melhora clínica e psicológica[11].

Além do tratamento comportamental, podemos usar suplementos para melhorar esse quadro de fadiga crônica. Alguns suplementos podem ajudar a restaurar a função e sua glândula adrenal.

Os defensores da cura natural sugerem várias formas de lidar com os sintomas da fadiga adrenal.

DIETA PARA FADIGA ADRENAL

A dieta para fadiga adrenal segue as diretrizes de muitas dietas balanceadas recomendadas, com base no aumento do consumo de alimentos ricos em proteínas, grãos inteiros, legumes, e sugere diminuir o consumo de carboidratos simples, em especial o açúcar, alimentos processados, comidas fritas e cafeína. Estudos mostram que o aumento do consumo de carboidratos na dieta pode reduzir o cortisol circulante e diminuir a responsividade ao cortisol ligado ao estresse psicológico[12].

● DIMINUIR O ESTRESSE

A teoria da fadiga adrenal é fortemente baseada no estresse. Algumas formas de reduzir o estresse incluem:
- Meditação[13];
- Exercícios de respiração profunda[13];
- Desligar-se de dispositivos eletrônicos[14];
- Vitaminas e minerais[15].

Os defensores da teoria da fadiga adrenal sugerem suplementar sua dieta com:
- Vitaminas B5, B6 e B12;
- Vitamina C[16];
- Magnésio[17].

Não há evidência direta de que esses suplementos aliviem a fadiga adrenal. Antes de adicionar vitaminas e minerais à sua dieta, converse com seu médico.

● SUPLEMENTOS FITOTERÁPICOS

Muitos praticantes de cura natural que aceitam a teoria da fadiga adrenal recomendam tratar a doença com suplementos de ervas, como:
- **Raiz de alcaçuz (*licorice*)[18]:**

Sugestão posológica: 500 a 1.500 mg/dia. Atenção: essa substância pode elevar a pressão arterial e provocar retenção hídrica devido ao seu efeito semelhante ao da aldosterona.
- **Raiz dourada (*Rhodiola rosea*)[19]:**

Sugestão posológica: 250 a 500 mg, 1 a 3 x/dia.
- **Ginseng** siberiano (*Eleutherococcus senticosus*):
Sugestão posológica: 150 a 300 mg, 1 ou 2 x/dia.

Como os suplementos de ervas não são regulamentados pela FDA, seus benefícios alegados geralmente não são comprovados por pesquisas. Converse com seu médico antes de adicionar qualquer suplemento de ervas à sua dieta.

DHEA

A DHEA é um hormônio natural e um suplemento popular que pode afetar os níveis de outros hormônios no corpo. Foi estudado pelo seu potencial de aumentar a densidade óssea, diminuir a gordura corporal, melhorar a função sexual e corrigir alguns problemas hormonais.

Parte dele é convertida nos principais hormônios sexuais masculinos e femininos, testosterona e estrogênio[20], e seus efeitos podem ser impulsionados pelas ações da testosterona e do estrogênio após essa conversão ocorrer, bem como pela própria molécula de DHEA.

Dado que a DHEA é produzido naturalmente, alguns se perguntam por que ele é consumido como suplemento. A principal razão é que os níveis de DHEA diminuem com a idade, e essa diminuição pode estar associada a diversas doenças. Estima-se que a DHEA diminua em até 80% ao longo da vida adulta. Isso não é relevante apenas para adultos mais velhos, pois os níveis começam a diminuir por volta dos 30 anos[21]. E níveis mais baixos de DHEA têm sido associados a doenças cardíacas, depressão e mortalidade[22].

Quando você toma esse hormônio como suplemento, seus níveis aumentam e parte dele é convertida em testosterona e estrogênio; com isso, podemos ter efeitos benéficos se estivermos com deficiência desses determinados hormônios.

Níveis baixos de DHEA estão associados a menor densidade óssea e a um risco aumentado de fraturas ósseas[23]. Por causa dessas associações, vários estudos examinaram se a reposição de DHEA pode melhorar a densidade óssea em adultos mais velhos, e algumas pesquisas mostram que tomar esse suplemento por um a dois anos pode melhorar a densidade óssea em mulheres mais velhas, mas não em homens[24].

Outros estudos, por sua vez, não observaram quaisquer benefícios na densidade óssea após a suplementação com DHEA, mas a maioria deles durou seis ou menos meses[25].

Pode ser necessário tomar esse suplemento por períodos mais longos, para experimentar aumento da densidade óssea; esse efeito pode ser maior em mulheres mais velhas.

Devido à sua capacidade de aumentar os níveis de testosterona, muitos creem que a DHEA possa aumentar a massa muscular ou força muscular. No entanto, a maioria das pesquisas mostra que tomar suplementos de DHEA não aumenta a massa muscular ou o desempenho muscular.

Isso foi demonstrado em adultos jovens, de meia-idade e idosos em períodos de quatro semanas a um ano[26,27], porém uma pequena quantidade de pesquisas relatou que esse suplemento pode melhorar a força e o desempenho físico em idosos frágeis ou que têm glândulas adrenais que não funcionam corretamente[28].

No geral, como um grande número de estudos não mostra benefícios para o tamanho ou para a força muscular, a DHEA provavelmente não é tão eficaz nesses dois aspectos. Seu efeito na queima de gordura não é claro, tal como acontece com a massa muscular. A maioria das pesquisas indica que a DHEA não é eficaz na redução da massa gorda[29]; no entanto, algumas evidências sugerem que os suplementos de DHEA podem produzir pequenas diminuições na massa gorda em homens idosos ou adultos cujas glândulas adrenais não funcionam corretamente[30].

Embora os efeitos dos suplementos de DHEA-padrão na massa gorda não sejam impressionantes, uma forma diferente de DHEA pode ser mais promissora. Essa forma do suplemento, chamada 7-Keto DHEA, pode aumentar a taxa metabólica em homens e mulheres com sobrepeso[31], e, quando associada a um programa de exercícios de oito semanas em adultos com excesso de peso, o peso corporal e a massa gorda diminuíram três vezes mais após tomar suplementos de 7-Keto DHEA, em comparação com o placebo.

A diferença do 7-Keto-DHEA para a DHEA é que primeiro não induz o corpo a produzir mais testosterona ou estrogênio, o que reduz os riscos de efeitos colaterais pelo excesso desses hormônios. Embora mais pesquisas sejam necessárias, essa forma de DHEA possa ajudá-lo a perder gordura.

Embora não esteja à venda no Brasil, pode desempenhar um papel no combate à depressão. Alguns indivíduos com depressão grave têm níveis mais baixos de DHEA do que aqueles com depressão mais branda[32], e algumas pesquisas mostram que pode ajudar no tratamento da depressão, em especial em indivíduos com depressão leve ou aqueles que não respondem ao tratamento normal[33].

Contudo, outros estudos não mostraram melhorias na função mental ou escores de depressão em adultos saudáveis, de meia-idade e idosos. No geral, mais informações são necessárias antes que a DHEA possa ser recomendada para o tratamento da depressão.

Os suplementos podem melhorar a função dos ovários em mulheres com fertilidade prejudicada; na verdade, podem aumentar o sucesso da fertilização *in vitro*[34].

Mulheres submetidas à fertilização *in vitro* antes e depois do tratamento com DHEA produzem mais óvulos e apresentam porcentagem maior de óvulos fertilizados: 67% contra 39% antes do tratamento. Um estudo descobriu que as mulheres que tomaram suplementos de DHEA durante a fertilização tiveram uma taxa de nascidos vivos de 23%, em comparação com uma taxa de nascidos vivos de 4% no grupo de controle[35], além de estudos mostrando o aumento do libido e da função sexual em homens e mulheres. No entanto, os maiores benefícios foram observados em indivíduos com função sexual prejudicada. Frequentemente, nenhum benefício foi visto em indivíduos sem problemas sexuais[36] – ou seja, se já está bom, provavelmente não irá melhorar.

DOSAGEM E EFEITOS COLATERAIS

Embora doses de 10 a 500 mg tenham sido relatadas, as mais comuns são de 25 a 50 mg/dia[33] em períodos de um a dois anos com segurança. Os efeitos colaterais mais comuns são menores e incluem pele oleosa, acne e aumento do crescimento de pelos nas axilas e região púbica[22]. É importante falar com um médico antes de começar a tomar um suplemento de DHEA.

No Brasil, a prescrição de DHEA ora está liberada, ora não. Quando liberada, pode ser manipulada com o nome de prasterona[37].

● PÂNCREAS

O pâncreas é uma glândula de 15 cm de comprimento localizada no abdômen, perto do fígado e do intestino delgado. Está aninhado logo atrás e um pouco abaixo de seu estômago e na frente de sua coluna e desempenha um papel duplo nas funções corporais.

O pâncreas secreta hormônios, incluindo os reguladores do açúcar no sangue, insulina e glucagon, e também enzimas para o trato digestivo, que atuam em conjunto com a bile do fígado e da vesícula biliar para ajudar a quebrar os alimentos, a fim de uma digestão e absorção adequadas.

Para a ajuda ao emagrecimento, vamos nos ater à função endócrina do pâncreas e, mais especificamente, à insulina, visto que é uma das principais dúvidas de todos que querem emagrecer.

A insulina é um hormônio que controla como o corpo usa e armazena o açúcar no sangue (glicose), além de ser parte vital do metabolismo. Ela funciona como uma chave que permite que a glicose entre nas células de todo o corpo. Sem a insulina, nosso corpo deixaria de funcionar.

Quando você come, o pâncreas libera insulina para ajudá-lo a produzir energia a partir da glicose e a armazenar o que não foi gasto.

No quadro de diabetes tipo 1, o pâncreas não é mais capaz de produzir insulina. No diabetes tipo 2, o pâncreas inicialmente produz insulina, mas as células do corpo são incapazes de fazer um bom uso dela. Essa é a diferença entre essas duas comorbidades.

O uso inadequado da insulina pelo corpo é chamado de resistência à insulina.

Uma insulina mal utilizada pelo corpo permite que a glicose se acumule no sangue, em vez de ser distribuída às células ou armazenada, o que pode causar estragos em praticamente todas as partes do corpo. Essas complicações incluem doenças renais, danos aos nervos e problemas cardíacos, oculares e estomacais.

A resistência à insulina, na qual as células param de responder corretamente à insulina, é incrivelmente comum. Na verdade, mais de 32,2% da população dos Estados Unidos podem ter essa condição[38], e, dependendo dos critérios diagnósticos, esse número pode aumentar para 44% em mulheres com obesidade e mais de 80% em alguns grupos de pacientes. Cerca de 33% das crianças e adolescentes com obesidade também podem ter resistência à insulina[39].

RESISTÊNCIA VS. SENSIBILIDADE À INSULINA

A resistência à insulina e a sensibilidade à insulina são duas faces da mesma moeda. Se você tem resistência à insulina, tem baixa sensibilidade à insulina. Por outro lado, se é sensível à insulina, você tem baixa resistência à insulina. Embora a resistência à insulina seja prejudicial à saúde, a sensibilidade à insulina é benéfica.

O QUE CAUSA RESISTÊNCIA À INSULINA?

Numerosos estudos mostram que grandes quantidades de ácidos graxos livres no sangue fazem que as células parem de responder adequadamente à insulina[40], e a principal causa do aumento de ácidos graxos livres é comer muitas calorias e carregar o excesso de gordura corporal. Na verdade, comer demais, ganhar peso e obesidade se associam fortemente à resistência à insulina[41].

A gordura visceral, a perigosa gordura da barriga que se acumula ao redor dos órgãos, pode liberar muitos ácidos graxos livres no sangue, bem como hormônios inflamatórios que aumentam a resistência à insulina. Embora essa condição seja mais comum entre aqueles com excesso de peso, pessoas com peso baixo ou normal também são suscetíveis[42].

Outras causas potenciais de resistência à insulina incluem:
• A alta ingestão de frutose (de açúcar adicionado, não de frutas) foi associada à resistência à insulina em ratos e humanos[43];
• O acúmulo de radicais livres e da inflamação no corpo também podem levar a tal condição[44];
• A atividade física aumenta a sensibilidade à insulina, enquanto a inatividade causa resistência à insulina[45].

As evidências sugerem que uma piora das bactérias do intestino (disbiose) pode causar inflamação que piora a resistência à insulina e outros problemas metabólicos[46]. Além do mais, diversos fatores genéticos e sociais podem ser contribuintes. Os negros, hispânicos e asiáticos correm um risco particularmente mais alto.

COMO REDUZIR A RESISTÊNCIA À INSULINA

Muitas vezes podemos reverter completamente essa condição mudando nosso estilo de vida sem precisar de medicações. O bom senso diz que, se foi uma alteração do seu estilo de vida que a gerou, provavelmente uma reformulação dele lhe será benéfica.

ATITUDES PARA MELHORAR A RESISTÊNCIA INSULÍNICA

• **EXERCÍCIO:** a atividade física pode ser a maneira mais fácil de melhorar a sensibilidade à insulina. Seus efeitos são quase imediatos[47];
• **PERCA A GORDURA DA BARRIGA:** é a chave para direcionar a gordura que se acumula em torno de seus principais órgãos por meio de exercícios e outros métodos;
• **PARE DE FUMAR:** o tabaco pode causar resistência à insulina, logo parar de fumar deve ajudar[48];

• **REDUZA A INGESTÃO DE AÇÚCAR:** tente reduzir a ingestão de açúcares adicionados, especialmente de bebidas adoçadas com açúcar;

• **COMA BEM:** faça uma dieta baseada principalmente em alimentos inteiros não processados. Inclua nozes e peixes gordurosos;

• **ÁCIDOS GORDUROSOS DE ÔMEGA-3:** essas gorduras podem reduzir a resistência à insulina, bem como diminuir os triglicerídeos no sangue[49];

• **SUPLEMENTOS:** a berberina pode aumentar a sensibilidade à insulina e reduzir o açúcar no sangue. Suplementos de magnésio também podem ser úteis[50,51]. O cromo é um mineral envolvido no metabolismo de carboidratos e gorduras[52], e o resveratrol é um polifenol encontrado na casca das uvas vermelhas e demais frutas silvestres, o qual pode aumentar a sensibilidade à insulina, especialmente em pessoas com diabetes tipo 2, embora sua função seja mal compreendida[53];

• **DURMA:** algumas evidências sugerem que sono insuficiente causa resistência à insulina, portanto melhorar a qualidade do sono deve ajudar[54];

• **REDUZA O ESTRESSE:** tente controlar seus níveis de estresse se ficar sobrecarregado facilmente. A meditação pode ser particularmente útil[55];

• **DOE SANGUE:** níveis elevados de ferro no sangue relacionam-se à resistência à insulina. Para homens e mulheres na pós-menopausa, pode melhorar a sensibilidade à insulina[56];

• **JEJUM INTERMITENTE:** seguir esse padrão alimentar pode melhorar a sensibilidade à insulina. Notavelmente, as dietas com baixo teor de carboidratos (*low-carb*) podem combater a síndrome metabólica e o diabetes tipo 2, e isso é parcialmente mediado pela resistência à insulina reduzida[57];

• **COMA MAIS FIBRA SOLÚVEL:** vários estudos encontraram uma ligação entre a alta ingestão de fibra solúvel e o aumento da sensibilidade à insulina[58];

• **ADICIONE MAIS FRUTAS E VEGETAIS COLORIDOS À SUA DIETA:** as frutas e os vegetais não apenas são nutritivos, como também proporcionam efeitos potentes de aumento da saúde. Em particular, frutas e vegetais coloridos são ricos em compostos com propriedades antioxidantes que se ligam e neutralizam as moléculas chamadas radicais livres, as quais podem causar inflamação prejudicial em todo o corpo. Diversos estudos descobriram que a ingestão de uma dieta rica em compostos vegetais está ligada a maior sensibilidade à insulina[59];

• **ADICIONE ERVAS E ESPECIARIAS À SUA COMIDA:** eram usadas por suas propriedades medicinais muito antes de serem introduzidas na culinária. No entanto, foi só nas últimas décadas que os cientistas começaram a examinar suas propriedades de promoção da saúde. Feno-grego, açafrão, gengibre e alho mostraram resultados promissores para aumentar a sensibilidade à insulina;

• **ADICIONE UMA PITADA DE CANELA:** a canela é uma especiaria saborosa que contém compostos conhecidos por sua capacidade de reduzir o açúcar no sangue e aumentar a sensibilidade à insulina. Um estudo descobriu que o consumo de 1/2 a 3 colheres de chá (1-6 g) de canela diariamente reduziu significativamente os níveis de açúcar no sangue em curto e longo prazos[60];

• **BEBA CHÁ-VERDE:** vários estudos descobriram que beber chá-verde pode aumentar a sensibilidade à insulina e reduzir o açúcar no sangue[61];

• **VINAGRE DE MAÇÃ:** é um líquido versátil. Você pode fazer limpeza com ele ou usá-lo como ingrediente em alimentos, além de muitos outros usos. O vinagre pode ajudar a aumentar a sensibilidade à insulina, reduzindo o açúcar no sangue e melhorando a eficácia da insulina[62].

Obs.: a maioria dos hábitos nesta lista também está associada a uma boa saúde, vida longa e proteção contra doenças.

E agora é aquele momento em que você para, reflete e fala:
— Eitaaaaaaaaaaaaaaa...
Todo o livro fez sentido para você, tudo o que você aprendeu até agora foi buscando regularizar o seu corpo e, com isso, regularizar a sua insulina e diminuir a incidência de doenças e acúmulo de gordura. Mas calma, ainda não acabou. Vou lhe ensinar muito mais. Segue comigo.

Os tratamentos medicamentosos já foram abordados no capítulo sobre emagrecimento medicamentoso. Se houver dúvidas, retorne a ele.

Vamos separar, agora, por sexo. Falaremos primeiro das mulheres e, por isso, começaremos com um órgão exclusivo da mulheres. Vamos falar dos ovários.

● OVÁRIOS

Os ovários são um par de órgãos produtores de óvulos que mantêm a saúde do sistema reprodutor feminino. Os ovários, assim como a sua contraparte masculina, os testículos, são conhecidos como gônadas. Isso simplesmente significa que são os principais órgãos reprodutivos do corpo humano. Além de seu papel na produção de óvulos, os ovários funcionam como importantes glândulas endócrinas, porque secretam hormônios – principalmente estrogênio, progesterona e testosterona (dentre outros) –, vitais para o desenvolvimento reprodutivo normal e a fertilidade.

HORMÔNIOS OVARIANOS

ESTROGÊNIO

Na verdade, há três estrogênios principais, conhecidos como estradiol, estrona e estriol. Essas substâncias atuam juntas para promover o desenvolvimento saudável das características do sexo feminino durante a puberdade e para garantir a fertilidade.

• **Estrona (E1):** produzido sobretudo na gordura corporal, mas também nos ovários e na placenta. É um estrogênio fraco, na maioria das vezes com possíveis efeitos pró-cancerígenos[63];

• **Estradiol (E2):** o tipo mais ativo de estrogênio. Está envolvido no ciclo menstrual[63]. Esse tipo de estrogênio se liga muito fortemente aos receptores de estrogênio;

• **Estriol (E3):** é o principal estrogênio da gravidez. Esse tipo é produzido e secretado sobretudo a partir da placenta (com a ajuda do feto) cerca de cinco semanas depois da implantação. Esse também é um estrogênio fraco[63].

O estrogênio é conhecido como o hormônio "feminino", e a testosterona é conhecida como o hormônio "masculino". Embora cada hormônio seja identificado com um sexo específico, ambos são encontrados tanto em mulheres como em homens. Em média, as mulheres têm níveis mais altos de estrogênio, enquanto os homens têm mais testosterona.

Nas mulheres, o estrogênio ajuda a iniciar o desenvolvimento sexual. Junto com outro hormônio sexual feminino, conhecido como progesterona, ele regula o ciclo menstrual da mulher e afeta todo o seu sistema reprodutor. Em mulheres na pré-menopausa, os níveis de estrogênio e progesterona variam de um estágio do ciclo menstrual para outro.

O grande problema é quando temos alteração da concentração desses hormônios. Tanto altos quanto baixos níveis levarão a sintomas indesejados, no ciclo menstrual e no dia a dia.

CAUSAS DE ALTO ESTROGÊNIO

Altos níveis de estrogênio podem se desenvolver naturalmente, mas muito estrogênio também pode resultar da ingestão de certos medicamentos e alimentos que podem alterar a função dele em nosso corpo.

FITOESTROGÊNIOS

Os fitoestrogênios, também conhecidos como estrogênio dietético, são compostos naturais de plantas que podem agir de forma semelhante ao estrogênio produzido pelo corpo humano. Os fitoestrogênios têm uma estrutura química semelhante à do estrogênio e podem imitar suas ações hormonais, pois se ligam aos receptores de estrogênio em suas células, afetando potencialmente a função do estrogênio em todo o corpo[64].

No entanto, nem todos os fitoestrogênios funcionam da mesma maneira. Foi demonstrado que eles têm efeitos estrogênicos e antiestrogênicos. Isso significa que, enquanto alguns fitoestrogênios têm efeitos semelhantes aos do estrogênio e aumentam os níveis de estrogênio em seu corpo, outros bloqueiam seus efeitos e diminuem esses níveis. Por causa de suas ações complexas, os fitoestrógenos são um dos tópicos mais polêmicos em nutrição e saúde.

Embora alguns pesquisadores tenham levantado preocupações de que uma alta ingestão de fitoestrogênios possa causar desequilíbrio hormonal, a maioria das evidências os associa a efeitos positivos para a saúde. Na verdade, vários estudos associaram a ingestão de fitoestrogênio a níveis de colesterol diminuídos, sintomas da menopausa melhorados e risco menor de osteoporose e certos tipos de câncer, incluindo câncer de mama[65].

Por isso, é importante absorver o conceito e entender que você é um ser único, que precisa ter seu tratamento individualizado. Se seus níveis de estrogênio estão desbalanceados, poderá se beneficiar ou se prejudicar com esses alimentos.

ALIMENTOS FITOESTROGÊNIOS:

- Sementes de linhaça;
- Soja e edamame;
- Frutas secas;
- Sementes de sésamo;
- Alho;
- Pêssegos;
- Bagas;
- Farelo de trigo;
- Tofu;
- Vegetais crucíferos;
- *Tempeh*.

Os fitoestrogênios são perigosos? Essa é uma pergunta que costumo escutar bastante. Vamos desmistificá-la.

Os benefícios para a saúde com o consumo de alimentos ricos em fitoestrogênios provavelmente superam os riscos potenciais, portanto podem ser consumidos com segurança e moderação. Porém, pesquisas limitadas sugerem que possa haver riscos e complicações associados à alta ingestão de fitoestrogênios. Essas descobertas são confusas e inconclusivas, então mais pesquisas são necessárias em humanos. Assim, não temos conclusões fortes sobre os perigos dos fitoestrogênios.

As possíveis preocupações que as pessoas levantaram sobre os fitoestrogênios incluem o seguinte:

• **Infertilidade:** embora algumas pesquisas afirmem que os fitoestrogênios podem prejudicar a saúde reprodutiva, a maior parte dessa pesquisa foi conduzida em modelos animais, e faltam estudos sólidos em humanos[66];

• **Câncer de mama:** pesquisas limitadas ligam os fitoestrogênios a um risco aumentado de câncer de mama. No entanto, alguns estudos observaram o oposto – que a alta ingestão de fitoestrogênio possa estar ligada a uma diminuição do risco[67];

• **Efeitos nos hormônios reprodutivos masculinos:** ao contrário da crença popular, estudos mostraram que a ingestão de fitoestrogênios pode não ter efeitos sobre os hormônios sexuais masculinos em humanos[68].

Algumas pesquisas associam a ingestão de isoflavonas de soja com a diminuição da produção do hormônio tireoidiano. No entanto, a maioria dos estudos em adultos saudáveis não encontrou efeitos significativos.[69]

Embora existam evidências fracas de estudos em animais para sugerir que os fitoestrogênios possam estar associados a essas complicações, muitos estudos em humanos não encontraram evidências. Além disso, muitos estudos associaram a ingestão de fitoestrogênios a benefícios potenciais à saúde, incluindo níveis mais baixos de colesterol, melhora dos sintomas da menopausa e diminuição do risco de osteoporose e câncer de mama[70].

LEITE E ESTROGÊNIOS

A presença de hormônios no leite e nos alimentos lácteos foi discutida décadas atrás, e uma quantidade considerável de estudos demonstrou que a existência de hormônios nos leites humano e animal é essencial para o crescimento e a imunidade do lactente. Porém, durante os últimos anos, evidências crescentes estão indicando outra propriedade dos hormônios em produtos lácteos com possível impacto na saúde humana, incluindo o papel de alguns estrogênios e IGF-1, na iniciação e provocação de tumores de mama, próstata e endométrio.

Um recente estudo balançou o mundo acadêmico quando concluiu que "o alto consumo de alimentos lácteos provavelmente aumenta os riscos de câncer de próstata e possivelmente de câncer endometrial, mas reduz o risco de câncer colorretal"[71]. Além disso, não há nenhum benefício claro de consumir laticínios com baixo teor de gordura em relação aos laticínios integrais e com gordura.

Na opinião dos autores e na minha pessoal, a recomendação atual de aumentar muito o consumo de alimentos lácteos para três ou mais porções por dia não parece ser razoável – a ingestão ideal de leite para uma pessoa dependerá da qualidade geral da dieta.

Se a qualidade da dieta for baixa, especialmente para crianças em ambientes de baixa renda, os laticínios podem melhorar a nutrição, ao passo que, se a qualidade for alta, é improvável que o aumento da ingestão proporcione benefícios substanciais, e os danos à saúde são possíveis[71].

Por isso, como marca registrada, preciso recorrer ao nosso famoso bom senso. Não condene uma comida nem a trate como o Santo Graal. Entenda que o que precisamos é de bom senso e saber balancear a nossa dieta, como mostrado no emagrecimento nutricional.

O corpo da mulher também pode desenvolver níveis baixos de testosterona e/ou progesterona, o que pode perturbar seu equilíbrio hormonal. Ter níveis de estrogênio anormalmente altos em relação aos níveis de progesterona é conhecido como predominância estrogênica.

Como saber se os estrogênios estão altos e estamos frente a um quadro de predominância de estrogênica na mulher: inchaço; inchaço e sensibilidade nos seios; nódulos fibrocísticos na mama; diminuição do desejo sexual; períodos menstruais irregulares; aumento dos sintomas da síndrome pré-menstrual (TPM); mudanças de humor; dores de cabeça; ataques de ansiedade e pânico; ganho de peso; perda de cabelo; mãos ou pés frios; dificuldade em dormir; sonolência ou fadiga; problemas de memória – os sintomas mais comuns.

DIAGNOSTICANDO O AUMENTO DO ESTROGÊNIO

Se o seu médico suspeitar que você tenha níveis elevados de estrogênio, provavelmente solicitará um exame de sangue para verificar seus níveis hormonais e os resultados indicarão se seus níveis de estrogênio estão muito baixos ou muito altos. Os níveis de estrogênio no sangue são medidos em pictogramas por mililitro (pg/mL).

NÍVEIS NORMAIS DE ESTROGÊNIO EM MULHERES

De acordo com o Mayo Medical Laboratories, os seguintes níveis de estrona e estradiol são considerados normais para mulheres:

	ESTRONA	ESTRADIOL
MULHER ANTES DA PUBERDADE	Indetectável – 29 pg/mL	Indetectável – 20 pg/mL
MULHER NA PUBERDADE	10 a 200 pg/mL	Indetectável – 350 pg/mL
MULHER ADULTA NA PRÉ-MENOPAUSA	17 a 200 pg/mL	15 a 350 pg/mL
MULHER ADULTA PÓS-MENOPAUSA	7 a 40 pg/mL	< 10 pg/mL

SUPLEMENTOS PARA REDUZIR O ESTROGÊNIO

• **DIM ou indol-3-carbinol:** é um forte metabolizador de estrogênio e útil para aqueles com problemas na degradação do estrogênio;
• **Vitamina D:** desempenha um papel na regulação dos níveis de estrogênio, bem como no apoio ao funcionamento saudável do sistema imunológico;
• **Vitamina B6:** ajuda a aumentar a produção de progesterona para neutralizar o excesso de estrogênio;
• **Magnésio:** é responsável por centenas de respostas enzimáticas que afetam o equilíbrio hormonal natural. Ajuda na desintoxicação do fígado, que reduz o excesso de estrogênio do corpo;
• **Crisina:** apresenta a ação de inibição da aromatase, enzima responsável pela conversão de testosterona em estrogênio.

MEDICAMENTOS PARA REDUZIR O ESTROGÊNIO

Se você tem um tipo de câncer sensível ao estrogênio, os níveis elevados deste podem gerar sintomas. Seu médico pode prescrever medicamentos para bloquear a ligação do estrogênio às células, como o tamoxifeno; ou prescrever um inibidor da aromatase, que impede que a enzima converta os andrógenos em estrogênio. Essa classe de drogas inclui o anastrozol, exemestano e letrozol.

Em outros casos, podem prescrever um medicamento que impeça os ovários de produzir estrogênio a exemplo de gosserrelina (Zoladex®), leuprolida (Lupron®), progestínicos (dienogeste) ou anticoncepcional de uso contínuo.

Eu sou adepto do tratamento mais funcional. Balanceando os hormônios, tendemos a melhorar os sintomas. Uso em muitos casos a reposição de progesterona em forma de creme corporal ou cápsula vaginal.

PROGESTERONA

A progesterona é produzida no corpo lúteo dos ovários, nas glândulas adrenais e na placenta. No meio do ciclo menstrual da mulher, o aumento nos níveis do hormônio luteinizante (LH) leva à ovulação, e essa ovulação se refere à liberação de um óvulo de um dos dois ovários. Assim que o óvulo é liberado, o corpo lúteo se forma e começa a produzir progesterona.

Na mulher, a progesterona ajuda a preparar o corpo para a gravidez, estimulando o desenvolvimento glandular e o desenvolvimento de novos vasos sanguíneos. Isso fornece um bom ambiente para a implantação do óvulo fertilizado. Se o óvulo não for fertilizado, o corpo lúteo se decompõe, levando a queda nos níveis de progesterona. Essa diminuição causa a descamação do endométrio, ocasionando o início do período menstrual.

QUAIS SÃO OS EFEITOS DA PROGESTERONA ALTA?

Altos níveis de progesterona normalmente não causam efeitos negativos à saúde. Na verdade, os estudos sugerem que a progesterona desempenha um papel protetor contra o câncer de ovário[72].

QUAIS SÃO OS EFEITOS DA BAIXA PROGESTERONA?

Níveis baixos de progesterona podem afetar a menstruação e a fertilidade. Estão relacionados com ausência de menstruação, quadros de abortos espontâneos e função ovariana deficiente. A progesterona ajuda também a regular os níveis de estrogênio, por isso é que a sua deficiência gera os sintomas de predominância estrogênica descritos anteriormente.

A progesterona pode ser usada em casos de cistos mamários, cistos ovarianos, endometriose, hiperplasia endometrial, câncer endometrial, miomas uterinos, útero aumentado, infertilidade, problemas de gravidez, ou seja, na pré-eclâmpsia e no aumento do risco de aborto espontâneo ou parto prematuro, a progesterona se mostrou altamente eficaz.

Outra forma de tratar o excesso de estrogênio é usar a gestrinona, que ficou mais conhecida como o famoso "*chip* da beleza".

A gestrinona inibe a liberação dos hormônios da hipófise que comandam a liberação do estrogênio e da progesterona. Inibe também o desenvolvimento do endométrio e interage com receptores estrogênicos apresentando atividade antiestrogênica e, em outros tecidos, com receptores androgênicos, apresentando atividade androgênica parcial. Por essa associação aos hormônios androgênicos é que ficou conhecida como "*chip* da beleza". Tem resultados na estética feminina, com aumento do ganho de massa magra, aumento da libido e auxílio discreto na redução de massa gorda.

Também leva a parada da menstruação e sudorese e pode gerar redução do volume dos seios e ressecamento vaginal. A maioria dos efeitos adversos está relacionada à sua ligação com receptores androgênicos, incluindo acne, seborreia de pele e cabelos, hirsutismo leve, edema, alterações na voz, queda de cabelo e raramente hipertrofia clitoriana.

Além de tudo isso, pode ser usada por via vaginal ou como implante hormonal absorvível e não absorvível.

E SE O ESTROGÊNIO ESTIVER BAIXO, COM A MENOPAUSA?

A menopausa ocorre quando a mulher para de ovular e sua menstruação cessa. Conforme ela chega aos 40 e 50 anos, há tendência a ganhar peso; isso pode ser influenciado por fatores de estilo de vida, como dieta e exercícios, porém o aumento da distribuição da gordura abdominal está relacionado às mudanças hormonais na perimenopausa. O excesso de peso na meia-idade está associado a um risco aumentado de doenças cardiovasculares e diabetes; à medida que envelhecemos, nossos músculos diminuem em massa e nosso metabolismo desacelera. Tais mudanças podem contribuir para o ganho de peso na época da menopausa.

Outras alterações físicas associadas à menopausa podem incluir mudanças na pele, como ressecamento e perda de elasticidade, secura vaginal, crescimento (ou perda) do cabelo. Essas mudanças podem afetar a imagem corporal e a autoestima da mulher e aumentar o risco de depressão e dificuldades sexuais. Tomar medidas para controlar os sintomas da menopausa pode ajudar.

● SUPLEMENTOS

• **Black Cohosh:** embora mais pesquisas ainda sejam necessárias, existe um possível benefício dos suplementos de Black Cohosh quando o estrogênio está baixo;

• *Chasteberry* (*Vitex agnus castus*): é um tratamento tradicional à base de ervas, mais conhecido por seu uso em condições ginecológicas, como a TPM. A literatura disponível para as espécies *Vitex*, que inclui *chasteberry*, sugere que esse suplemento seja capaz de exibir efeitos estrogênicos nas doses de 0,6 e 1,2 g/kg de peso corporal;

• **Óleo de prímula:** é um remédio tradicional à base de ervas que contém altos níveis de ácidos graxos ômega-6, tornando-o um suplemento popular para doenças como a TPM e a menopausa. Existem poucas pesquisas recentes sobre os benefícios do óleo de prímula para o estrogênio. No entanto, um estudo descobriu que, de mais de 2.200 mulheres que usaram óleo de prímula após a descontinuação da terapia de reposição hormonal, 889 relataram que o óleo de prímula se mostrou útil para controlar os sintomas de baixo estrogênio da menopausa[73];

• **Red Clover** (*Trifolium pratense*): é um suplemento de ervas que contém um punhado de compostos vegetais chamados isoflavonas, os quais podem agir como o estrogênio no corpo. Essas isoflavonas incluem biocanina A, formononetina, genisteína e daidzeína. Um estudo de revisão examinou o impacto desse suplemento nas ondas de calor e nos níveis hormonais nas mulheres. Os pesquisadores encontraram quatro estudos que mostraram um aumento significativo nos níveis de estrogênio com o suplemento[74];

• ***Dong quai***: é um medicamento tradicional chinês comumente usado para os sintomas da menopausa. Pesquisadores examinaram e encontraram dois compostos possíveis no *dong quai* que exibem atividade estrogênica[75].

● TERAPIA HORMONAL

A **terapia com estrogênio** é a opção de tratamento mais eficaz para o alívio das ondas de calor da menopausa. Dependendo do histórico médico pessoal e familiar, seu médico pode recomendar estrogênio na dose mais baixa e no menor intervalo de tempo necessário para fornecer alívio dos sintomas para você. Se ainda estiver com o útero, precisará de progesterona além do estrogênio.

O **estrogênio** pode ser administrado diretamente na vagina por meio de um creme, comprimido ou anel vaginal. Esse tratamento libera apenas uma pequena quantidade de estrogênio, a qual é absorvida pelos tecidos vaginais. Pode ajudar a aliviar a secura vaginal, o desconforto durante a relação sexual e alguns sintomas urinários.

Antidepressivos de baixa dosagem, como medicamentos chamados inibidores seletivos da recaptação da serotonina (ISRS), podem diminuir as ondas de calor da menopausa. Um antidepressivo de baixa dosagem para o controle de ondas de calor pode ser útil para mulheres que não podem tomar estrogênio por motivos de saúde ou para mulheres que precisam de um antidepressivo para distúrbios de humor.

A **gabapentina** foi aprovada para tratar convulsões, mas também demonstrou ajudar a reduzir as ondas de calor. Esse medicamento é útil para aquelas que não podem usar a terapia de estrogênio e aquelas que também apresentam ondas de calor noturnas.

A **clonidina** é normalmente usada para tratar a hipertensão e pode fornecer algum alívio para as ondas de calor.

● TESTOSTERONA EM MULHERES

Para a medicina cartesiana, não há indicações claramente estabelecidas para terapia com testosterona para mulheres. No entanto, os médicos tratam mulheres com testosterona há décadas, com a intenção de aliviar uma variedade de sintomas.

Na maioria dos países, a terapia com testosterona é prescrita *off-label*, e, no Brasil, as mulheres usam formulações de testosterona aprovadas para homens com doses reduzidas ou manipuladas para sua necessidade.

O Consenso de Princeton, conferência internacional realizada em 2002 com o propósito de revisar a literatura e avaliar as evidências favoráveis e contrárias à insuficiência androgênica feminina, considerou que a síndrome da insuficiência androgênica nas mulheres se constituía num conjunto de sinais e sintomas clínicos associado a níveis diminuídos de testosterona e níveis normais de estrogênios.

Os principais sintomas da deficiência androgênica em mulheres são diminuição da sensação de bem-estar, humor disfórico (variado), fadiga persistente de causa desconhecida, diminuição da libido e da receptividade sexual e do prazer, sintomas vasomotores (calores/vermelhidão) e diminuição da lubrificação vaginal na menopausa, mesmo repondo estrogênio adequadamente, perda de massa óssea e comprometimento da força muscular, rarefação e afinamento dos pelos pubianos.

É importante lembrar que o avanço da idade e o uso crônico de anticoncepcionais são as causas mais comuns da redução dos níveis plasmáticos de testosterona nas mulheres. Porém, nesse momento, a única indicação baseada em evidências para a terapia com testosterona para mulheres é para o tratamento do transtorno ou disfunção do desejo sexual hipoativo[76]. As demais indicações são feitas individualmente, segundo o conhecimento de cada médico e o desejo de cada paciente.

As meta-análises dos dados disponíveis não mostram eventos adversos graves durante o uso de testosterona fisiológica. Os principais efeitos colaterais da terapia com testosterona em mulheres estão relacionados a sintomas masculinizantes e sangramento vaginal anormal, mas o câncer de mama e o risco cardiovascular não foram associados ao uso.

Os efeitos são dependentes da dose; doses muito altas, apesar de estarem associadas a melhoras na estética corporal dos tempos atuais por parte de algumas mulheres, devem sempre ser evitadas. Efeitos colaterais clínicos mais comuns são acne, hirsutismo, queda de cabelo androgênica e voz grave. O aumento do clítoris não surgiu como efeito colateral comum em doses fisiológicas[77].

Agora falaremos do homem. Vamos abordar os testículos.

● TESTÍCULOS

São responsáveis por produzir a testosterona e têm a função não endócrina de produzir espermatozoides. A testosterona contribui tanto para o desejo sexual e a densidade corporal como para o desenvolvimento das características sexuais masculinas. Porém, não se engane: os homens também produzem estrogênio e progesterona, ainda que em menor quantidade que as mulheres.

Nos homens, o estrogênio desempenha um papel importante na função sexual, todavia, se em altas quantidades, pode gerar infertilidade, ginecomastia e disfunção erétil.

Embora seja chamado de hormônio feminino, o corpo do homem produz estrogênio principalmente nas células adiposas do abdômen, e um equilíbrio saudável de estrogênio e testosterona é importante para o crescimento e o desenvolvimento sexual. Quando esses hormônios ficam desequilibrados, seu desenvolvimento e função sexual podem ser afetados. Por isso, a obesidade é um dos fatores que contribuem para esse desbalanço.

NÍVEIS NORMAIS DE ESTROGÊNIO EM HOMENS

De acordo com o Mayo Medical Laboratories, os seguintes níveis de estrona e estradiol são considerados normais para homens:

	ESTRONA	ESTRADIOL
HOMEM PRÉ-ADOLESCENTE	Indetectável – 16 pg/mL	Indetectável – 13 pg/mL
HOMEM PÚBERE	Indetectável – 60 pg/mL	Indetectável – 40 pg/mL
HOMEM ADULTO	10 a 60 pg/mL	10 a 40 pg/mL

Nos homens, a progesterona também é produzida nas glândulas adrenais, e sua função está associada ao desenvolvimento dos espermatozoides.

Mas, agora, vamos falar da testosterona em si.

Os níveis de testosterona no homem normalmente diminuem conforme o avanço da idade, e aproximadamente 25% dos homens maduros têm de leve a moderada deficiência de testosterona[78].

O hipogonadismo, ou a deficiência de testosterona em homens adultos, é definida por baixos níveis de testosterona no exame de sangue, acompanhados por sinais e/ou sintomas característicos como baixa libido, fracas ereções matinais, disfunção erétil, humor deprimido, fadiga, diminuição da vitalidade, raciocínio lenificado, diminuição da massa e força muscular, diminuição da densidade mineral óssea e osteoporose. Geralmente está associado a quadros clínicos como resistência à insulina, obesidade, obesidade abdominal, síndrome metabólica, hipertensão arterial, diabetes *mellitus* tipo 2 e o uso de glicocorticoides, opioides e antipsicóticos cronicamente.

Não é uma tarefa fácil estabelecer os aspectos clínicos mais importantes. Com isso, diversos questionários foram criados para a triagem da deficiência da testosterona – o mais conhecido é o St. Louis University Androgen Deficiency in Aging

Male (ADAM)[79], que possui uma sensibilidade diagnóstica de até 97%:

> 1. Você tem diminuição na libido (desejo sexual)?
> 2. Você tem falta de energia?
> 3. Você tem uma diminuição na força e/ou resistência?
> 4. Você perdeu altura?
> 5. Você notou uma diminuição no "prazer da vida"?
> 6. Você está triste e/ou mal-humorado?
> 7. Suas ereções são menos fortes?
> 8. Você notou deterioração recente em sua capacidade de praticar esportes?
> 9. Você está adormecendo depois do jantar?
> 10. Houve deterioração recente em seu desempenho no trabalho?
>
> **UM RESULTADO POSITIVO DO QUESTIONÁRIO É DEFINIDO COMO UMA RESPOSTA "SIM" ÀS PERGUNTAS 1 OU 7 OU QUAISQUER OUTRAS 3 PERGUNTAS.**

● DIAGNÓSTICO LABORATORIAL

Para o diagnóstico do hipogonadismo, na maioria das vezes basta a dosagem da testosterona total, utilizando-se como referência o limite inferior de normalidade informado pelo laboratório. Embora esses valores variem entre os laboratórios, admite-se que dosagens de testosterona total acima de 346 ng/dL possam ser consideradas normais e que as abaixo de 231 ng/dL sejam compatíveis com hipogonadismo. Homens com sintomas e sinais compatíveis com hipogonadismo e dosagens entre os limites de 231 ng/dL e 346 ng/dL, se puderem, devem fazer o teste com testosterona e avaliar a resposta clínica. No entanto, devido às diferenças individuais, com base no julgamento clínico, alguns homens podem exibir sintomas de hipogonadismo mesmo com concentrações de testosterona acima desse limite e se beneficiar da reposição[80].

● SUPLEMENTOS PARA MELHORA DA TESTOSTERONA

Vários suplementos afirmam aumentar os níveis de testosterona, e algumas pessoas optam por usá-los na esperança de aumentar os níveis desse hormônio. No entanto, há pesquisas limitadas para apoiar seu uso para essa finalidade. Os principais mecanismos desses suplementos visam aumentar os hormônios relacionados com a testosterona ou impedir que o corpo a converta em estrogênio.

Ácido D-aspártico: é um aminoácido natural que pode aumentar os níveis baixos de testosterona. Pesquisas sugerem que ele funciona principalmente aumentando os níveis do FSH e LH e, com isso, estimula as células de Leydig nos testículos a produzir mais testosterona[81]. Porém, no geral, as pesquisas sobre se o ácido pode ajudar as pessoas com baixa testosterona ou função sexual prejudicada parecem inconclusivas.

Vitamina D: um estudo encontrou ligação entre a deficiência de vitamina D e baixa testosterona. Quando os participantes passaram mais tempo ao sol de verão, seus níveis de vitamina D e testosterona aumentaram[82]. Em outro estudo de um ano, os pesquisadores dividiram 65 homens em 2 grupos, um dos quais tomou 3.300 UI de vitamina D diariamente. Os níveis de vitamina D do grupo do suplemento dobraram, e seus níveis de testosterona aumentaram em cerca de 20%[83].

Tribulus terrestris: é uma erva usada há séculos na medicina tradicional. Alguns cientistas têm investigado seus efeitos nos níveis de testosterona e na saúde sexual. Pesquisas descobriram que pode aumentar os níveis de testosterona em animais, mas não parece ter o mesmo efeito em humanos[84]. No entanto, algumas evidências sugerem que pode aumentar a função sexual e a libido em homens e mulheres[85].

Feno-grego: é uma opção popular, à base de ervas. Um estudo de 2011 examinou como o feno-grego afetou a função sexual e a qualidade de vida. Os pesquisadores deram a 60 homens saudáveis, com idades entre 25 e 52 anos, 600 mg de feno-grego ou uma pílula de placebo todos os dias durante 6 semanas[86]. Os participantes relataram melhorias na força após tomar os suplementos. Além disso, os autores de uma revisão de 2020 concluíram que o extrato de feno-grego pode aumentar os níveis de testosterona[87].

Gengibre: é uma especiaria doméstica comum, que desempenha um papel na medicina alternativa há séculos. Parece ter muitos benefícios potenciais para a saúde, como reduzir a inflamação e os níveis de colesterol. Um estudo em ratos sugeriu que também pode aumentar a testosterona[88]. Na verdade, vários estudos com roedores descobriram que o gengibre afeta positivamente os níveis de testosterona e a função sexual. Em um estudo de 30 dias, os pesquisadores descobriram que ele aumenta a testosterona e o LH em ratos com diabetes[89]. Em um dos poucos estudos em humanos, 75 homens com infertilidade tomaram suplemento diário de gengibre. Após 3 meses, eles experimentaram um aumento de 17% nos níveis de testosterona, e seus níveis de hormônio luteinizante quase dobraram[90].

Zinco: é um mineral essencial que contribui para mais de 100 processos químicos no corpo. Pesquisas encontraram ligações entre o zinco e a saúde sexual masculina, incluindo os níveis de testosterona. Os autores de uma revisão de 2018 observaram que os baixos níveis de zinco podem afetar negativamente a saúde sexual e a fertilidade dos homens[91]. Outro estudo sugeriu que homens com baixos níveis de testosterona e infertilidade podem se beneficiar com a ingestão de 220 mg de sulfato de zinco 2 x/dia por 1 a 4 meses[92].

Ashwagandha (Withania somnifera): é uma erva usada na medicina indiana antiga como um adaptógeno, o que significa que ajuda o corpo a lidar com o estresse e a ansiedade. Depois de tomar 5 g/dia durante 3 meses, os participantes de um estudo experimentaram um aumento de 10% a 22% nos níveis de testosterona. Além disso, as parceiras de 14% dos participantes engravidaram[93]. Outro estudo sugeriu que *ashwagandha* aumenta o desempenho nos exercícios, a força e a perda de gordura enquanto aumenta os níveis de testosterona[94].

Se não for suficiente, os homens precisarão repor a testosterona, e as formas de que dispomos no Brasil são estas:

● TRATAMENTO PARA REPOR A TESTOSTERONA[95]

Gel de testosterona: é um composto de testosterona natural, aplicado diariamente na pele dos ombros, braços ou pernas. Recomenda-se que a aplicação ocorra de manhã cedo sobre a pele seca, e é necessário evitar o contato da pele direto com outras pessoas durante 2 a 4 horas, não tomar banho ou nadar nas primeiras horas após a aplicação.

Cipionato de testosterona (Deposteron® 200 mg/2 mL): tem meia-vida média de 8 dias e pode ser usado de 50 a 250 mg a cada 2 ou 4 semanas.

Durateston® 250 mg/mL (propionato de testosterona; fempropionato de testosterona; isocaproato de testosterona; decanoato de testosterona): normalmente, a dose é de uma injeção de 1 mL a cada 3 semanas, podendo variar de pessoa para pessoa.

Undecanoato de testosterona (Nebido®/Hormus®): permite uma vida longa de cerca de 34 dias. A eliminação total demora 90 dias, aproximadamente. A administração de 1.000 mg a cada 12 semanas (intervalo de 10 a 14 semanas) leva a concentrações muito estáveis por um longo período, sem variações extremas.

Implantes (*pellets*): é um composto de testosterona natural. São usados de 4 a 6 implantes de 200 mg a cada 24 semanas (variando de 16 a 26 semanas).

● HORMÔNIOS E CÂNCER

Evidências recentes não sustentam o medo antigo de que a terapia com testosterona, progesterona micronizada ou estradiol bioidênticos aumente o risco de câncer de próstata ou mama ou cause o rápido crescimento de um câncer oculto. De fato, várias pequenas séries mostraram baixas taxas de progressão ou recorrência do câncer[80,96]. O tratamento com hormônios pode e deve ser seguro, e as formas de conseguirmos isso é:

- **Use doses fisiológicas com moléculas bioidênticas:** doses fisiológicas são doses que são uma fração da secreção diária normal de um hormônio, até a secreção máxima diária em adultos jovens saudáveis. Existem diferenças importantes na ação e segurança entre os hormônios bioidênticos e os não bioidênticos. Os primeiros têm uma estrutura exatamente igual à estrutura do hormônio secretado naturalmente pelo corpo. Em contraste, a estrutura dos hormônios não bioidênticos (fármacos) é diferente daquela do hormônio natural. A maioria é modificada sinteticamente, como o etinilestradiol, que é usado nas pílulas anticoncepcionais. Trata-se de um derivado sintético do hormônio feminino natural, o estradiol.
- **Cuidado com doses suprafisiológicas com hormônios não bioidênticos:** são doses altas de hormônios não bioidênticos (fármacos) que possuem estruturas diferentes dos hormônios naturais do corpo humano. A estrutura diferente pode causar ligação excessiva ou ligação instável e incompleta aos receptores dos hormônios e, portanto, causar efeitos diferentes. Além disso, como o fígado humano não foi feito para processar esses hormônios (fármacos), a decomposição de derivados não bioidênticos geralmente ocorre em um ritmo mais lento, permitindo que se acumulem no corpo. Em certas circunstâncias, essa decomposição lenta oferece uma vantagem em comparação aos hormônios bioidênticos, que podem ser decompostos muito rapidamente. No entanto, essa decomposição é difícil e pode levar a efeitos adversos, bem como danos ao fígado e a promoção do câncer de mama por progestogênios sintéticos.
- **Fuja das *overdoses* (ou doses excessivas):** são doses de um tratamento muito altas para o indivíduo que o recebe. As *overdoses* podem ser de hormônios bioidênticos e não bioidênticos, mas sempre excedem o necessário para corrigir a deficiência de um indivíduo.

Portanto, os médicos devem administrar a dose fisiológica adequada (também chamada de dose ideal para pacientes deficientes), que não seja muito alta nem muito baixa. Um médico pode estimar a dose ideal verificando os exames laboratoriais dos pacientes, as queixas durante a consulta e os sinais clínicos no exame físico.

REFERÊNCIAS

1. Sun, H. et al. Effects of melatonin on cardiovascular diseases: progress in the past year. Current Opinion in Lipidology, v. 27, n. 4, p. 408-13, 2016.
2. Claustrat, B.; Leston, J. Melatonin: Physiological effects in humans. Neurochirurgie, v. 61, n. 2-3, p. 77-84, 2015.
3. Yi, C. et al. Effects of melatonin in age-related macular degeneration. Annals of the New York Academy of Sciences, p. 384-92, dez. 2005.
4. Lewy, A. J. et al. The circadian basis of winter depression. Proceedings of the National Academy of Sciences of the United States of America, v. 103, n. 19, p. 7414-6, maio 2006.
5. Kandil, T. S. et al. The potential therapeutic effect of melatonin in Gastro-Esophageal Reflux Disease. BMC Gastroenterology, jan. 2010.
6. Forsling, M. L. et al. The effect of melatonin administration on pituitary hormone secretion in man. Clinical Endocrinology, v. 51, n. 5, p. 637-42, nov. 1999.
7. Valcavi, R. et al. Melatonin stimulates growth hormone secretion through pathways other than the growth hormone-releasing hormone. Clinical Endocrinology, v. 39, n. 2, p. 193-9, 1993.
8. Krysiak, R. et al. The Effect of Gluten-Free Diet on Thyroid Autoimmunity in Drug-Naïve Women with Hashimoto's Thyroiditis: A Pilot Study. Experimental and Clinical Endocrinology & Diabetes, v. 127, n. 7, p. 417-22, jul. 2019.
9. Hormonal Health Network. Adrenal fatigue. Disponível em: <https://www.hormone.org/diseases-and-conditions/adrenal-fatigue>. Acesso em: 10 fev. 2021.
10. Oosterholt, B. G. et al. Burnout and cortisol: Evidence for a lower cortisol awakening response in both clinical and non-clinical burnout. Journal of Psychosomatic Research, v. 78, n. 5, p. 445-51, 2015.
11. Moch, S. L. et al. Longitudinal changes in pituitary-adrenal hormones in South African women with burnout. Endocrine, v. 21, n. 3, p. 267-72, 2003.
12. Soltani, H. et al. Increasing Dietary Carbohydrate as Part of a Healthy Whole Food Diet Intervention Dampens Eight Week Changes in Salivary Cortisol and Cortisol Responsiveness. Nutrients, v. 11, n. 11, p. 2563, out. 2019.
13. Cahn, B. R. et al. Yoga, Meditation and Mind-Body Health: Increased BDNF, Cortisol Awakening Response, and Altered Inflammatory Marker Expression after a 3-Month Yoga and Meditation Retreat. Frontiers in Human Neuroscience, v. 11, p. 315, jun. 2017.
14. Rahman, S. A. et al. Characterizing the temporal Dynamics of Melatonin and Cortisol Changes in Response to Nocturnal Light Exposure. Scientific Reports, v. 9, n. 1, dez. 2019.
15. Kodama, M. et al. Vitamin C infusion treatment enhances cortisol production of the adrenal via the pituitary ACTH route. In Vivo, v. 8, n. 6, p. 1079-85, 1994.

16. Patak, P. et al. Vitamin C is an important cofactor for both adrenal cortex and adrenal medulla. Endocrine Research, v. 30, n. 4, p. 871-5, 2004.
17. Sartori, S. B. et al. Magnesium deficiency induces anxiety and HPA axis dysregulation: modulation by therapeutic drug treatment. Neuropharmacology, v. 62, n. 1, p. 304-12, 2012.
18. National Center for Complementary and Integrative Health. Licorice root. Disponível em: <https://www.nccih.nih.gov/health/licorice-root>. Acesso em: 10 fev. 2021.
19. National Center for Complementary and Integrative Health. Rhodiola. Disponível em: <https://www.nccih.nih.gov/health/rhodiola>. Acesso em: 10 fev. 2021.
20. Celec, P.; Stárka, L. Dehydroepiandrosterone - is the fountain of youth drying out? Physiological Research, v. 52, n. 4, p. 397-407, 2003.
21. Orentreich, N. et al. Age changes and sex differences in serum dehydroepiandrosterone sulfate concentrations throughout adulthood. The Journal of Clinical Endocrinology and Metabolism, v. 59, n. 3, p. 551-5, 1984.
22. Rutkowski, K. et al. Dehydroepiandrosterone (DHEA): hypes and hopes. Drugs, v. 74, n. 11, p. 1195-207, 2014.
23. Garnero, P. et al. Biochemical markers of bone turnover, endogenous hormones and the risk of fractures in postmenopausal women: the OFELY study. The Journal of Bone and Mineral Research, v. 15, n. 8, p. 1526-36, 2000.
24. Weiss, EP. et al. Dehydroepiandrosterone replacement therapy in older adults: 1- and 2-y effects on bone. The American Journal of Clinical Nutrition, v. 89, n. 5, p. 1459-67, maio 2009.
25. Kenny, AM. et al. Dehydroepiandrosterone combined with exercise improves muscle strength and physical function in frail older women. Journal of the American Geriatrics Society, v. 58, n. 9, p. 1707-14, 2010.
26. Jankowski, C. M. et al. Oral dehydroepiandrosterone replacement in older adults: effects on central adiposity, glucose metabolism and blood lipids. Clinical Endocrinology, v. 74, n. 4, p. 456-63, 2011.
27. Wallace, M. B. et al. Effects of dehydroepiandrosterone vs androstenedione supplementation in men. Medicine & Science in Sports & Exercise, v. 31, n. 12, p. 1788-92, dez. 1999.
28. Baker, W.L. et al. Effect of dehydroepiandrosterone on muscle strength and physical function in older adults: a systematic review. Journal of the American Geriatrics Society, v. 59, n. 6, p. 997-1002, 2011.
29. Jedrzejuk, D. et al. Dehydroepiandrosterone replacement in healthy men with age-related decline of DHEA-S: effects on fat distribution, insulin sensitivity and lipid metabolism. The Aging Male, v. 6, n. 3, p. 151-6, 2003.
30. Libè, R. et al. Effects of dehydroepiandrosterone (DHEA) supplementation on hormonal, metabolic and behavioral status in patients with hypoadrenalism. Journal of Endocrinological Investigation, v. 27, n. 8, p. 736-41, 2004.
31. Zenk, J. L. et al. HUM5007, a novel combination of thermogenic compounds, and 3-acetyl-7-oxo-dehydroepiandrosterone: each increases the res-

ting metabolic rate of overweight adults. Journal of Nutritional Biochemistry, v. 18, n 9, p. 629-34, 2007.
32. Uh, D. et al. Dehydroepiandrosterone Sulfate Level Varies Nonlinearly with Symptom Severity in Major Depressive Disorder. Clinical Psychopharmacology and Neuroscience, v. 15, n. 2, p. 163-9, 2017.
33. Peixoto, C. et al. The effects of dehydroepiandrosterone (DHEA) in the treatment of depression and depressive symptoms in other psychiatric and medical illnesses: a systematic review. Current Cancer Drug Targets, v. 15, n. 9, p. 901-14, 2014.
34. Barad, D.; Gleicher, N. Effect of dehydroepiandrosterone on oocyte and embryo yields, embryo grade and cell number in IVF. Human Reproduction, v. 21, n. 11, p. 2845-9, 2006.
35. Wiser, A. et al. Addition of dehydroepiandrosterone (DHEA) for poor--responder patients before and during IVF treatment improves the pregnancy rate: a randomized prospective study. Human Reproduction, v. 25, n. 10, p. 2496-500, 2010.
36. Peixoto, C. et al. The effects of dehydroepiandrosterone on sexual function: a systematic review. Climacteric, v. 20, n. 2, p. 129-37, 2017.
37. Catálogo Fagron. Disponível em: <http://www.dismadel.com/fagron.pdf>. Acesso em: 10 fev. 2021.
38. Kocełak, P. et al. Prevalence of metabolic syndrome and insulin resistance in overweight and obese women according to the different diagnostic criteria. Minerva Endocrinologica, v. 37, n. 3, p. 247-54, 2012.
39. Bonora, E. et al. Prevalence of insulin resistance in metabolic disorders: the Bruneck Study. Diabetes, v. 47, n. 10, p. 1643-9, 1998.
40. Belfort, R. et al. Dose-response effect of elevated plasma free fatty acid on insulin signaling. Diabetes, v. 54, n. 6, p. 1640-8, 2005.
41. Tam, C. S. et al. Short-term overfeeding may induce peripheral insulin resistance without altering subcutaneous adipose tissue macrophages in humans. Diabetes, v. 59, n. 9, p. 2164-70, 2010.
42. Ervin RB. Prevalence of metabolic syndrome among adults 20 years of age and over, by sex, age, race and ethnicity, and body mass index: United States, 2003-2006. National Health Statistics Reports, 2009.
43. Stanhope, K. L. et al. Consuming fructose-sweetened, not glucose-sweetened, beverages increases visceral adiposity and lipids and decreases insulin sensitivity in overweight/obese humans. J Clin Invest, v. 119, n. 5, p. 1322-34, maio 2009.
44. Mehta, N. N. et al. Experimental endotoxemia induces adipose inflammation and insulin resistance in humans. Diabetes, v. 59, n. 1, p. 172-81, 2010.
45. Nelson, R. K. et al. Daily physical activity predicts degree of insulin resistance: a cross-sectional observational study using the 2003-2004 National Health and Nutrition Examination Survey. International Journal of Behavioral Nutrition and Physical Activity, jan. 2013.
46. Caricilli, A. M. The role of gut microbiota on insulin resistance. Nutrients, v. 5, n. 3, p. 829-51, 2013.

47. Borghouts, L. B.; Keizer, H. A. Exercise and insulin sensitivity: a review. International Journal of Sports Medicine, v. 21, n. 1, p. 1-12, 2000.

48. Attvall, S. et al. Smoking induces insulin resistance--a potential link with the insulin resistance syndrome. Journal of Internal Medicine, v. 233, n. 4, p. 327-32, 1993.

49. Flachs, P. et al. The effect of n-3 fatty acids on glucose homeostasis and insulin sensitivity. Physiological Research, v. 63, supl. 1, p. S93-118, 2014.

50. Pang, B. et al. Application of berberine on treating type 2 diabetes mellitus. International Journal of Endocrinology, 2015.

51. Lopez-Ridaura, R. et al. Magnesium intake and risk of type 2 diabetes in men and women. Diabetes Care, v. 27, n. 1, p. 143-40, 2004.

52. Anderson, R. A. et al. Elevated intakes of supplemental chromium improve glucose and insulin variables in individuals with type 2 diabetes. Diabetes, v. 46, n. 11, p. 1786-91, 1997.

53. Szkudelski, T.; Szkudelska, K. Resveratrol and diabetes: from animal to human studies. Biochimica et Biophysica Acta, v. 1852, n. 6, p. 1145-54, 2015.

54. Donga, E. et al. A single night of partial sleep deprivation induces insulin resistance in multiple metabolic pathways in healthy subjects. The Journal of Clinical Endocrinology and Metabolism, v. 95, n. 6, p. 2964-8, 2010.

55. Li, L. et al. Acute psychological stress results in the rapid development of insulin resistance. Journal of Endocrinology, v. 217, n. 2, p. 175-84, 2013.

56. Jehn, M. et al. Serum ferritin and risk of the metabolic syndrome in U.S. adults. Diabetes Care, v. 27, n. 10, p. 2422-8, 2004.

57. Krebs, J. D. et al. Improvements in glucose metabolism and insulin sensitivity with a low-carbohydrate diet in obese patients with type 2 diabetes. The Journal of the American College of Nutrition, v. 32, n. 1, p. 11-7, 2013.

58. Yu, K. et al. The impact of soluble dietary fibre on gastric emptying, postprandial blood glucose and insulin in patients with type 2 diabetes. Asia Pacific Journal of Clinical Nutrition, v. 23, n. 2, p. 210-8, 2014.

59. Manzano, M. et al. Apple polyphenol extract improves insulin sensitivity in vitro and in vivo in animal models of insulin resistance. Nutrition & Metabolism, v. 13, 2016.

60. Akilen, R. et al. Cinnamon in glycaemic control: Systematic review and meta analysis. Clinical Nutrition, v. 31, n. 5, p. 608-15, 2012.

61. Ferreira, M. A. et al. Therapeutic potential of green tea on risk factors for type 2 diabetes in obese adults - a review. Obesity Reviews, v. 17, n. 12, p. 1316-28, 2016.

62. Petsiou, E. I. et al. Effect and mechanisms of action of vinegar on glucose metabolism, lipid profile, and body weight. Nutrition Reviews, v. 72, n. 10, p. 651-61, 2014.

63. Jones, R. E.; Lopez, K. H. Human reproductive biology. Academic Press, 2013.

64. Kuiper, G. G. et al. Interaction of estrogenic chemicals and phytoestrogens with estrogen receptor beta. Endocrinology, v. 139, n. 10, p. 4252-63, 1998.

65. Bilal, I. et al. Phytoestrogens and prevention of breast cancer: The contentious debate. World Journal of Clinical Oncology, v. 5, n. 4, p. 705-12, 2014.
66. Jefferson, W. N. et al. Reproductive consequences of developmental phytoestrogen exposure. Reproduction, v. 143, n. 3, p. 247-60, 2012.
67. Chi, F. et al. Post-diagnosis soy food intake and breast cancer survival: a meta-analysis of cohort studies. Asian Pacific Journal of Cancer Prevention, v. 14, n. 4, p. 2407-12, 2013.
68. Hamilton-Reeves, J. M. et al. Clinical studies show no effects of soy protein or isoflavones on reproductive hormones in men: results of a meta--analysis. Fertility and Sterility, v. 94, n. 3, p. 997-1007, 2010.
69. Doerge, D. R.; Sheehan, D. M. Goitrogenic and estrogenic activity of soy isoflavones. Environmental Health Perspectives, 2002.
70. Hooper, L. et al. Effects of soy protein and isoflavones on circulating hormone concentrations in pre- and post-menopausal women: a systematic review and meta-analysis. Human Reproduction Update, v. 15, n. 4, p. 423-40, 2009.
71. Willett, W. C. et al. Milk and Health. New England Journal of Medicine, v. 382, n. 7, 644-54, 2020.
72. Ho, S. M. Estrogen, progesterone and epithelial ovarian cancer. Reproductive Biology and Endocrinology, v. 1, p. 73, 2003.
73. Gentry-Maharaj, A. et al. Use and perceived efficacy of complementary and alternative medicines after discontinuation of hormone therapy: a nested United Kingdom Collaborative Trial of Ovarian Cancer Screening cohort study. Menopause, v. 22, n. 4, p. 384-90, 2015.
74. Ghazanfarpour, M. et al. Effects of red clover on hot flash and circulating hormone concentrations in menopausal women: a systematic review and meta-analysis. Avicenna Journal of Phytomedicine, v. 5, n. 6, p. 498-511, 2015.
75. Powers, C. N.; Setzer, W. N. A molecular docking study of phytochemical estrogen mimics from dietary herbal supplements. In Silico Pharmacology, 2015.
76. Davis, S. R. et al. Global Consensus Position Statement on the Use of Testosterone Therapy for Women. The Journal of Clinical Endocrinology and Metabolism, v. 104, n. 10, p. 4660-6, 2019.
77. Weiss, R. V. et al. Testosterone therapy for women with low sexual desire: a position statement from the Brazilian Society of Endocrinology and Metabolism. Archives of Endocrinology and Metabolism, v. 63, n. 3, p. 190-8, 2019.
78. Vermeulen, A.; Kaufmann, J. M. Role of the hypothalamo-pituitary function in the hypoandrogenism on healthy aging. The Journal of Clinical Endocrinology and Metabolism, v. 75, p. 704-6, 1992.
79. HIVclinic.org. Saint Louis University Androgen Deficiency in Aging Males (ADAM) questionnaire. Disponível em: <https://www.nzgp-webdirectory.co.nz/site/nzgp-webdirectory2/files/pdfs/forms/ADAM.pdf>. Acesso em: 10 fev. 2021.
80. Lunenfeld, B. et al. Recommendations on the diagnosis, treatment and monitoring of hypogonadism in men. Aging Male, v. 18, n. 1, p. 5-15, 2015.

81. Topo, E. et al. The role and molecular mechanism of D-aspartic acid in the release and synthesis of LH and testosterone in humans and rats. Reproductive Biology and Endocrinology, v. 7, 2009.
82. Wehr, E. et al. Association of vitamin D status with serum androgen levels in men. Clinical Endocrinology, v. 73, n. 2, p. 243-8, 2010.
83. Pilz, S. et al. Effect of vitamin D supplementation on testosterone levels in men. Hormone and Metabolic Research, v. 43, n. 3, p. 223-5, 2011.
84. Roaiah, M. F. et al. Prospective Analysis on the Effect of Botanical Medicine (Tribulus terrestris) on Serum Testosterone Level and Semen Parameters in Males with Unexplained Infertility. Journal of Dietary Supplements, v. 14, 2017.
85. Kamenov, Z. Evaluation of the efficacy and safety of Tribulus terrestris in male sexual dysfunction-A prospective, randomized, double-blind, placebo-controlled clinical trial. Maturitas, v. 99, p. 20-6, 2017.
86. Steels, E. et al. Physiological aspects of male libido enhanced by standardized Trigonella foenum-graecum extract and mineral formulation. Phytotherapy Research, v. 25, n. 9, p. 1294-300, 2011.
87. Mansoori, A. et al. Effect of fenugreek extract supplement on testosterone levels in male: A meta-analysis of clinical trials. Phytotherapy Research, v. 34, n. 7, p. 1550-5, 2020.
88. Banihani, S. A. Ginger and Testosterone. Biomolecules, v. 8, n. 4, p. 119, 2018.
89. Ghlissi, Z. et al. Antioxidant and androgenic effects of dietary ginger on reproductive function of male diabetic rats. International Journal of Food Sciences and Nutrition, v. 64, n. 8, p. 974-8, 2013.
90. Mares, W. A. A.-K.; Najam, W. S. The effect of Ginger on semen parameters and serum FSH, LH & testosterone of infertile men. The Medical Journal of Tikrit University, v. 18, n. 2, p. 322-9, 2012.
91. Fallah, A. et al. Zinc is an Essential Element for Male Fertility: A Review of Zn Roles in Men's Health, Germination, Sperm Quality, and Fertilization. Journal of Reproduction & Infertility, v. 19, n. 2, p. 69-81, 2018. 2018;19(2):69-81.
92. Santos, H. O.; Teixeira, F. J. Use of medicinal doses of zinc as a safe and efficient coadjutant in the treatment of male hypogonadism. The Aging Male, 2019.
93. Mahdi, A. A. et al. Withania somnifera Improves Semen Quality in Stress-Related Male Fertility [published online ahead of print, 2009 Sep 29]. Evidence-based Complementary and Alternative Medicine, 2009.
94. Wankhede, S. et al. Examining the effect of Withania somnifera supplementation on muscle strength and recovery: a randomized controlled trial. Journal of the International Society of Sports Nutrition, v. 12, p. 43, 2015.
95. Becher, E. et al. Consenso Latino-Americano sobre DAEM. 1. ed. São Paulo: Planmark; 2013.
96. Davey, D. A. Menopausal hormone therapy: a better and safer future. Climacteric, v. 21, n. 5, p. 454-61, 2018.

> O terceiro pilar é o pilar da **MANUTENÇÃO**.
> Emagrecimento **SUPLEMENTAR**
> Emagrecimento **FUNCIONAL**
> Emagrecimento **ESTÉTICO**
> Emagrecimento **FAMILIAR**

13 EMAGRECIMENTO SUPLEMENTAR

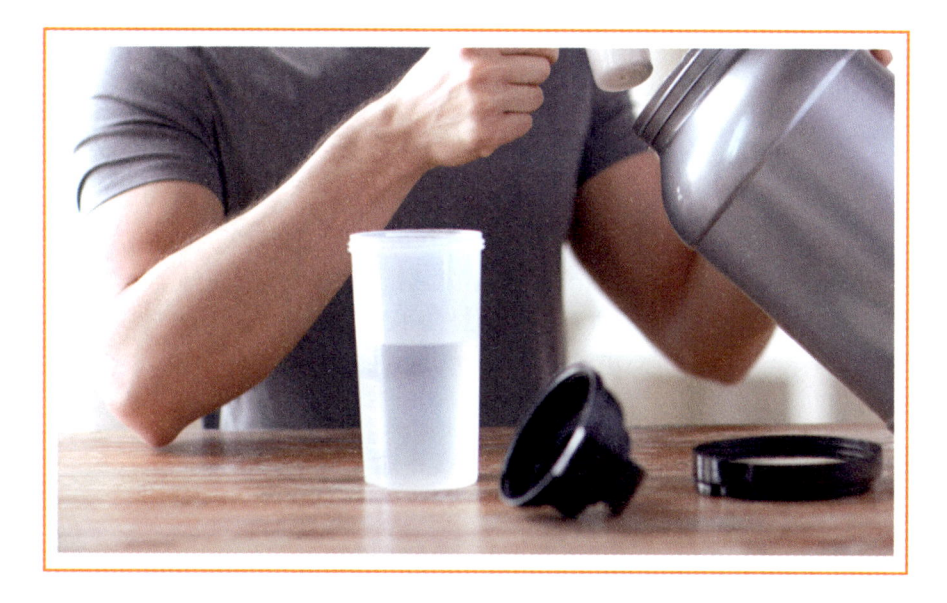

Quando falamos de suplementação, estamos falando de ergogenia, e com isso apresento a você um novo conceito. Para entendê-lo, vamos mergulhar no mundo dos suplementos.

A definição de um auxiliar ergogênico é qualquer técnica de treinamento, mecânica, dispositivo, ingrediente nutricional ou prática, remédio, método ou técnica psicológica que possa melhorar a capacidade de desempenho ou aprimore as adaptações ao treinamento de um ser humano.

Auxílios ergogênicos podem ajudar a preparar um indivíduo para fazer exercícios específicos, melhorar a eficiência, a recuperação dos exercícios, bem como o perfil corporal ou auxiliar na prevenção de lesões durante o treinamento[1].

A mais recente Instrução Normativa (IN), 76/2020, que vigora em nosso país, fala sobre a atualização das listas de constituintes e limites de uso dos suplementos alimentares e é de 11/11/2020. Segundo a Anvisa, os suplementos alimentares não são medicamentos; portanto, não tratam, previnem ou curam doenças. Eles são destinados a pessoas saudáveis, a fim de fornecer nutrientes, substâncias bioativas, enzimas ou probióticos em complemento à alimentação. Essa categoria foi criada em 2018 para garantir o acesso da população a produtos seguros e de qualidade[2].

Hoje, segundo a International Society of Sports Nutrition, os suplementos dietéticos podem conter carboidratos, proteínas, gorduras, minerais, vitaminas, ervas, enzimas, intermediários metabólicos (ou seja, aminoácidos selecionados) ou várias plantas e extratos.

Os suplementos em geral podem ser classificados como suplementos de conveniência (por exemplo, barras energéticas, géis, substitutos de refeição ou suplementos prontos para beber) projetados para fornecer e atender rapidamente às necessidades de energia ou para construção de músculos ou para aumento da *performance*. A intenção é, ao mesmo tempo que fornecem uma alternativa para controlar a ingestão calórica, ganho de peso, perda de peso, melhorar o desempenho[1].

Eles são separados em três categorias:

Nível 1: fortes evidências para apoiar a eficácia e aparentemente seguros: são suplementos com uma longa base de dados; a maioria dos estudos mostrou eficácia.

Nível 2: evidência limitada ou mista para apoiar a eficácia: são suplementos seguros, com uma longa base de dados, mas nem todos os estudos mostraram eficácia.

Nível 3: pouca ou nenhuma evidência para apoiar a eficácia e/ou segurança: suplementos dentro dessa categoria em geral não possuem uma fundamentação científica sólida, e as pesquisas disponíveis mostram que falta eficácia. Suplementos que podem ser prejudiciais para a saúde ou que apresentam falta de segurança também são colocados nessa categoria.

Os suplementos são separados por sua função e resultados esperados: para ganho de massa muscular e para melhora de *performance*. Porém, alguns apresentam estudos para as duas coisas, por isso são descritos duas vezes.

Nível 1 – para ganho de massa muscular: HMB, creatina monoidratada, aminoácidos essenciais e suplementos proteicos.

Nível 2 – para ganho de massa muscular: adenosina trifosfato (ATP), BCAA, ácido fosfatídico.

Nível 3 – para ganho de massa muscular: sulfato de agmatina, alfa-cetoglutarato, arginina, boro, cromo, ácidos linoleicos conjugados (CLA), ácido D-aspártico, *ecdysterones*, extrato de feno-grego, gama orizanol (ácido ferúlico), glutamina, peptídeos de liberação do hormônio do crescimento e secretagogos, isoflavonas, ornitina-alfa-cetoglutarato, pró-hormônios, sulfo-polissacarídeos, *Tribulus terrestris*, sulfato de vanadil e aspartato de zinco-magnésio.

Nível 1 – para melhora da *performance*: beta-alanina, cafeína, carboidrato, creatina monoidratada, bicarbonato de sódio, fosfato de sódio, água e bebidas esportivas.

Nível 2 – para melhora da *performance*: L-alanil-L-glutamato, ácido araquidônico, aminoácidos de cadeia ramificada (BCAA), L-citrulina, aminoácidos essenciais (EAA), glicerol, HMB, nitratos, carboidrato e proteína pós-exercício, quercetina, taurina.

Nível 3 – para melhora da *performance*: arginina, carnitina, glutamina, inosina, triglicerídeos de cadeia média (MCT) e ribose.

Focaremos nos principais, mais conhecidos e nos de mais fácil aquisição no Brasil, para você ter certeza de estar investindo corretamente seus recursos.

Após ou durante a perda de peso, esses serão artifícios poderosos, tanto para potencializar os resultados como para mantê-los. Vamos começar a falar dos suplementos específicos.

● CREATINA

A creatina é uma molécula produzida naturalmente no corpo e fornece energia para seus músculos e outros tecidos. No entanto, tomá-la como suplemento dietético pode aumentar o conteúdo de creatina muscular em até 40% além dos níveis normais[3].

Isso afeta as células musculares e o desempenho do exercício, promovendo o ganho de massa muscular e melhorando a força muscular[4]. Maior força permite um melhor desempenho durante o exercício, levando a maiores aumentos na massa muscular ao longo do tempo.

A creatina também pode aumentar o conteúdo de água nas células musculares. Isso pode fazer que as células musculares inchem ligeiramente e produzam sinais de crescimento muscular[5]. Por isso algumas pessoas se queixam por ficar inchadas após usar a creatina. Porém, aumentando a ingestão de água e reduzindo a quantidade de creatina tomada, esse sintoma diminui na maioria das vezes.

Além disso, esse suplemento pode aumentar os níveis dos hormônios envolvidos no crescimento muscular, como IGF-1[6], e algumas pesquisas mostram que a creatina pode diminuir a degradação de proteínas nos músculos[7].

No geral, muitos pesquisadores já estudaram o uso da creatina nos exercícios, e uma coisa é certa: ela pode ajudar a aumentar a massa muscular e tem um perfil de segurança excelente, já que foi extensivamente estudada[8]. Se você está procurando um suplemento para ajudá-lo a ganhar músculos, considere primeiro a creatina, devido ao seu excelente custo-benefício.

Sugestão de uso: o método mais rápido de aumentar os estoques de creatina muscular é fazer uma fase de carregamento[1]:
• 0,3 g/kg/dia de 5 a 7 dias – geralmente 4 porções de 5 g/dia;
• Após, usar 3 a 5 g/dia para manter os estoques elevados.

Se optar por não fazer a fase de carregamento e tomar quantidades regulares de creatina (por exemplo, 3 a 5 g/dia), os estoques desta no músculo levarão, em média, um período de 3 a 4 semanas para aumentar.

SUPLEMENTOS PROTEICOS

Obter proteína suficiente é fundamental para ganhar músculos, e você precisará consumir mais proteína do que o seu corpo decompõe, por meio de processos naturais[9]. Embora seja possível obter todas as proteínas de que você precisa por meio de alimentos ricos nelas, algumas pessoas lutam para fazer isso por vários motivos – o principal é que a maioria dos alimentos industrializados possui baixa quantidade de proteína, e, por ser o macronutriente mais caro, geralmente está em menor quantidade nos alimentos. Sendo assim, se você tem consumido esses alimentos na maioria dos dias, provavelmente estará em déficit.

Se isso diz respeito a você, considere tomar um suplemento de proteína.

Existem muitos suplementos de proteína diferentes disponíveis, mas alguns dos mais populares são o Whey Protein, a caseína e a proteína de soja. Outros suplementos contêm proteína isolada de ovos, carne, frango ou outras fontes.

As pesquisas mostram que somente adicionar proteína extra por meio de suplementos causa um ganho ligeiramente maior de músculo em pessoas que se exercitam do que adicionar carboidratos extras[10]. No entanto, os efeitos são provavelmente maiores para pessoas que não estão recebendo proteína suficiente em sua dieta normal do que para pessoas que já se alimentem bem.

Na verdade, algumas pesquisas mostram que consumir quantidades muito elevadas de suplementos de proteína não ajuda a aumentar os músculos se você já está seguindo uma dieta rica em proteínas[11].

Se está se perguntando quanta proteína de alimentos comer diariamente, se você for um indivíduo ativo que está tentando ganhar músculos, de 1,2 a 2,0 g de proteína por kg de peso corporal podem ser a melhor alternativa[12]. Se não está conseguindo alcançar essa quantidade, suplementar será necessário.

TABELA DE QUANTIDADE DE PROTEÍNAS NOS ALIMENTOS

ALIMENTO	PORÇÃO	QUANTIDADE DE PROTEÍNA (G)
FONTES ANIMAIS		
frango	1 filé médio	32,8g
carne vermelha	1 filé médio	26,4g
queijo	3 fatias médias	26g
salmão	1 filé médio	23,8g
pescada	1 filé grande	19,2g
ovo	2 unidades	13g
iogurte	2-3 potinhos	4,1g
leite	1 xícara de chá grande	3,3g
FONTES VEGETAIS		
soja	1 xícara de chá	12,5g
quinoa	1 xícara de chá	12g
lentilhas	1 xícara de chá	9,1g
tofu	1 xícara de chá	8,5g
feijão	1 xícara de chá	6,6g
ervilhas	1 xícara de chá	6,2g

Sugestão de uso: 25 a 50 g/dia (1 a 2 *scoops*) formam uma dosagem comumente recomendada, mas certifique-se de seguir as instruções de dosagem na embalagem.

> ## WHEY PROTEIN
>
> Whey Protein é a fração proteica do soro, que é um líquido que se separa do leite durante a produção do queijo. É uma proteína completa e de alta qualidade, contendo todos os aminoácidos essenciais. Além disso, é bastante digerível, absorvido pelo intestino rapidamente em comparação com outros tipos de proteína[13]. Essas qualidades o tornam uma das melhores fontes dietéticas de proteína disponíveis.

Existem três tipos principais de proteína de soro de leite em pó: concentrado (WPC), isolado (WPI) e hidrolisado (WPH). O concentrado passa apenas por uma filtragem e contém gordura, lactose, carboidratos e minerais. A velocidade de absorção é a mais lenta entre os três tipos. O isolado é o mais puro, além de concentrar mais proteínas, que passam por um processo específico de filtragem, o que aumenta a velocidade de absorção. E o hidrolisado, por ter uma produção mais complexa, por passar por um processo chamado de pré-digestão, faz com que a proteína não precise passar pelo processo de digestão e seja mais rapidamente absorvida.

> Como um suplemento dietético, a proteína *whey* é amplamente popular entre os fisiculturistas, atletas e aqueles que desejam proteína adicional em sua dieta.

Quais são os benefícios de uma pessoa não atleta usar Whey Protein?

Promove o crescimento muscular[14];
Pode baixar a pressão arterial[15];
Pode ajudar a tratar o diabetes tipo 2[16];
Pode ajudar a reduzir a inflamação[17];
Pode ser benéfico para doenças inflamatórias intestinais[18];
Pode melhorar as defesas antioxidantes do corpo[19];
Pode ter efeitos benéficos nas gorduras do sangue[16];
É altamente saciante (enchendo), o que pode ajudar a reduzir a fome[20];
Pode ajudá-lo a perder peso[20].

● **BETA-ALANINA**

A beta-alanina é um aminoácido que reduz a fadiga e pode aumentar o desempenho nos exercícios. Além disso, pode ajudar a aumentar a massa muscular se você estiver seguindo um programa de exercícios.

Um estudo mostrou que tomar 4 g de beta-alanina por dia durante 8 semanas aumentou a massa corporal magra mais do que um placebo em lutadores universitários e jogadores de futebol[21].

Outro estudo relatou que adicionar um suplemento de beta-alanina a um programa de treinamento de HIIT de 6 semanas aumentou a massa corporal magra em cerca de 0,45 kg a mais do que um placebo[22].

Quando o ácido láctico começa a se acumular em seus músculos durante o exercício intenso, a beta-alanina ajuda a combater esse ácido. Especificamente, o suplemento pode ajudar a melhorar o desempenho durante exercícios intensos com duração de 1 a 4 minutos por vez. No entanto, pode não ser eficaz para melhorar exercícios que duram menos de 1 minuto, como uma única série durante um treino de musculação.

Algumas evidências mostram que esse suplemento pode ser mais eficaz para exercícios de resistência de longo prazo. Por isso, é mais bem usado em exercícios funcionais, HIIT, CrossFit® e esportes em geral.

Sugestão de uso: a dose recomendada para melhorar o desempenho nos exercícios é de 4 a 6 g/dia. Com base em pesquisas existentes, essa dose é segura para consumo. O único efeito colateral conhecido é um formigamento ou sensação de "alfinetes e agulhas" na pele se você tomar doses mais altas.

● AMINOÁCIDOS DE CADEIA RAMIFICADA

Os BCAAs consistem em três aminoácidos individuais: leucina, isoleucina e valina. Eles são encontrados na maioria das fontes de proteína, particularmente aquelas de origem animal, como carnes, aves, ovos, laticínios e peixes, são extremamente importantes para o crescimento muscular e constituem cerca de 14% dos aminoácidos em seus músculos[23].

Uma pequena quantidade de pesquisa mostrou que os BCAAs podem melhorar o ganho muscular ou reduzir a perda muscular, em comparação com um placebo[24]. No entanto, outras pesquisas mostram que os BCAAs podem não produzir maior ganho muscular em quem segue um programa de exercícios[25].

Se você gostaria de começar a suplementar com BCAA, a quantidade a tomar dependerá de suas necessidades e objetivos individuais. Um relatório da Organização Mundial da Saúde, de 1985, afirma que o adulto médio deve consumir um mínimo de 34 mg/kg de BCAAs de peso corporal/dia[26]. No entanto, de acordo com pesquisas mais recentes, as necessidades diárias podem, na verdade, ser tão altas quanto 144 mg/kg de peso corporal/dia[27].

Com base nesses estudos mais recentes, adultos saudáveis devem ter, como objetivo, consumir:
- **Mulheres:** um mínimo de 9 g de BCAAs por dia;
- **Homens:** um mínimo de 12 g de BCAAs por dia.

As pessoas que incluem alimentos ricos em proteínas suficientes em suas dietas provavelmente não precisam tomar suplementos. No entanto, as necessidades diárias podem ser ligeiramente maiores para atletas e pessoas que fazem treinamento de resistência pesado. Nesses casos, os suplementos podem ser benéficos.

Sugestão de uso: a maioria dos estudos observando os benefícios em indivíduos treinados usou doses de suplemento que variam de 10 a 20 g de BCAA/dia. A melhor hora para tomar suplementos de BCAA é antes e/ou depois do treino. Muitas pessoas que estão tentando ganhar músculos também os tomam de manhã e antes de dormir. No entanto, se o momento exato faz uma grande diferença, isso não foi estudado adequadamente.

● CAFEÍNA

É uma molécula natural encontrada no café, no chá e em outros alimentos e bebidas. Estimula certas partes do cérebro a aumentar o estado de alerta e fazer você se sentir menos cansado. A cafeína, eficaz na melhoria de vários aspectos do desempenho nos exercícios, pode aumentar a produção de energia ou a capacidade de produzir força rapidamente. Isso se aplica a diferentes tipos de exercício, incluindo corrida, musculação e ciclismo[28].

Estudos também demonstraram que ela pode melhorar o desempenho durante eventos de *endurance* de longa duração, como corrida e ciclismo, bem como durante atividades intermitentes como futebol[29].

A cafeína pode produzir aumentos de curto prazo na pressão arterial e aumentar a inquietação, mas normalmente não causa batimento cardíaco irregular, também conhecido como arritmia. As pessoas respondem de maneira diferente a quantidades variáveis, então provavelmente é melhor começar com uma dose baixa para ver como você reage. Finalmente, pode ser melhor limitar a ingestão de cafeína ao início do dia, devido aos seus efeitos antissono.

Sugestão de uso: com base em diversos estudos, a dose recomendada de cafeína para o desempenho nos exercícios é de cerca de 3 a 6 mg/kg de peso corporal[29]. Para alguém que pesa 70 kg, isso seria de 210 a 420 mg/dia.

A cafeína é considerada segura nessas doses, e a dose tóxica suspeita é muito mais alta, de 20 a 40 mg/kg de peso corporal[30]. No entanto, doses de 9 mg/kg de peso corporal podem causar sudorese, tremores, tonturas e vômitos[29].

● CITRULINA

É um aminoácido produzido naturalmente no corpo. No entanto, consumir citrulina de alimentos ou suplementos pode aumentar os níveis, os quais, por sua vez, podem ser benéficos para o desempenho do exercício.

Um dos efeitos da citrulina é o aumento do fluxo sanguíneo para os tecidos do corpo e no contexto do exercício, o que pode ajudar a fornecer aos músculos durante o exercício o oxigênio e os nutrientes necessários para um bom desempenho.

Um estudo mostrou que os ciclistas pedalaram cerca de 12% a mais antes da exaustão ao tomar citrulina, em comparação com um placebo[31]. Outro estudo avaliou os efeitos no desempenho do treinamento de peso da parte superior do corpo. Os participantes realizaram cerca de 53% a mais de repetições depois de tomar citrulina, em comparação com quando tomaram placebo[32].

Tomar citrulina também reduziu significativamente a dor muscular nos dias após o exercício. Existem duas formas principais de suplementos, e a dose recomendada depende da forma como você a usa.

A maioria dos estudos de exercícios de resistência usou L-citrulina, enquanto a maioria das pesquisas sobre treinamento de peso usou malato de citrulina.

Sugestão de uso: a dose recomendada é de 6 g de L-citrulina ou 8 g de malato de citrulina[32]. Esses suplementos parecem seguros e não trazem efeitos colaterais, mesmo em doses de 15 g.

● BICARBONATO DE SÓDIO

Muitas pessoas ficam surpresas ao saber que esse produto doméstico comum também é um suplemento esportivo. O famoso bicarbonato de sódio atua como agente tampão, o que significa que ele ajuda a combater o acúmulo de ácido láctico no corpo.

O bicarbonato de sódio pode ajudar a reduzir a fadiga durante o exercício, que se caracteriza pela sensação de "queimação" nos músculos. Esse é um indicador de que a produção de ácido está aumentando devido à intensidade do exercício.

Muitos estudos demonstraram que o bicarbonato de sódio tem um pequeno benefício durante corrida intensa, ciclismo e *sprints* repetidos[33]. No geral, o principal benefício desse suplemento provavelmente está em atividades intensas caracterizadas por queimadura muscular. Você pode obter bicarbonato de sódio no bicarbonato de sódio comum ou na forma de suplemento.

Sugestão de uso: a dose ideal para o desempenho do exercício é de cerca de 300 mg/kg de peso corporal[34]. Para alguém que pesa 70 kg, seriam cerca de 20 g. Um efeito colateral bastante comum é dor de estômago, que você pode ajudar a reduzir ou prevenir consumindo a dose mais lentamente, ou dividindo-a em várias doses durante o dia.

● NITRATO

É uma molécula encontrada em vegetais como espinafre, nabo e beterraba; pequenas quantidades também são produzidas naturalmente no corpo. Pode ser benéfico para o desempenho do exercício porque pode ser convertido em uma molécula chamada óxido nítrico, que pode aumentar o fluxo sanguíneo[35]. O nitrato consumido como suplemento esportivo geralmente é obtido da beterraba ou do suco de beterraba e pode melhorar o desempenho diminuindo a quantidade de oxigênio necessária durante o exercício[36]. Estudos têm mostrado que o suco de beterraba pode aumentar o tempo de corrida antes da exaustão, bem como aumentar a velocidade durante uma corrida de 5 km[36]. Uma pequena quantidade de evidências mostra que também pode reduzir o quão difícil é a sensação de corrida[36].

No geral, pode ser um suplemento que vale a pena considerar se você realizar atividades de resistência como corrida ou ciclismo.

Sugestão de uso: a dose ideal é provavelmente de 6 a 13 mg/kg de peso corporal. Para alguém que pesa 70 kg, isso é cerca de 420 a 910 mg[37]. Os cientistas acreditam que o nitrato de vegetais, como a beterraba, é seguro para consumo.

● HMB

O beta-hidroxi beta-metilbutirato (HMB) é uma molécula produzida quando o aminoácido leucina é decomposto em seu corpo. Essa molécula pode ajudar na recuperação após exercícios intensos e reduzir a degradação das proteínas musculares[38]. Embora resultados mistos tenham sido relatados, os suplementos de HMB podem melhorar a recuperação e o ganho muscular, especialmente naqueles sem experiência anterior de treinamento[38]. No entanto, os estudos que mostram os maiores benefícios dos suplementos de HMB foram recentemente questionados, e mais informações são necessárias para esclarecer seus verdadeiros efeitos.

Sugestão de uso: o suplemento deve ser tomado de 1 a 2 g de 30 a 60 minutos antes do exercício. Mas é provável que o HMB funcione idealmente se o consumo se iniciar até 2 semanas do início dos exercícios, na dosagem de 3 g diários.

● AMINOÁCIDOS ESSENCIAIS

Os aminoácidos, frequentemente chamados de blocos de construção das proteínas, são compostos que desempenham muitas funções críticas no corpo. Eles são necessários para processos vitais como a construção de proteínas e a síntese de hormônios e neurotransmissores. Alguns também podem ser tomados em forma de suplemento, como forma natural de aumentar o desempenho atlético ou melhorar o humor. Os nove aminoácidos essenciais desempenham uma série de funções importantes e variadas em seu corpo:

Fenilalanina: é um precursor dos neurotransmissores tirosina, dopamina, epinefrina e norepinefrina. Desempenha um papel integral na estrutura e função de proteínas e enzimas e na produção de outros aminoácidos.

Valina: é um dos três BCAA, o que significa que tem uma cadeia que se ramifica para um lado de sua estrutura molecular. A valina ajuda a estimular o crescimento e a regeneração muscular e está envolvida na produção de energia.

Treonina: é a parte principal das proteínas estruturais, como o colágeno e a elastina, que são componentes importantes da pele e do tecido conjuntivo. Também desempenha um papel no metabolismo da gordura e na função imunológica.

Triptofano: embora frequentemente esteja associado a sonolência, o triptofano tem diversas outras funções. É necessário para manter o equilíbrio adequado de nitrogênio e é um precursor da serotonina, neurotransmissor que regula o apetite, o sono e o humor.

Metionina: desempenha papel importante no metabolismo e na desintoxicação. Também é necessário para o crescimento do tecido e a absorção de zinco e selênio, minerais vitais à saúde.

Leucina: como a valina, é um BCAA crítico para a síntese de proteínas e reparo muscular. Também ajuda a regular os níveis de açúcar no sangue, estimula a cicatrização de feridas e produz hormônios de crescimento.

Isoleucina: o último dos três BCAA, está envolvida no metabolismo muscular e fortemente concentrada no tecido muscular. Também é importante para a função imunológica, produção de hemoglobina e regulação de energia.

Lisina: desempenha um papel importante na síntese de proteínas, produção de hormônios e enzimas e absorção de cálcio. Também é importante para a produção de energia, função imunológica e produção de colágeno e elastina.

Histidina: é usada para produzir histamina, um neurotransmissor vital para a resposta imunológica, digestão, função sexual e ciclos de sono-vigília. É essencial para manter a bainha de mielina, barreira protetora que envolve suas células nervosas.

Como você pode ver, os aminoácidos essenciais estão no centro de diversos processos vitais. Embora os aminoácidos sejam mais reconhecidos por seu papel no desenvolvimento e reparo muscular, o corpo depende deles para muito mais. É por isso que as deficiências de aminoácidos essenciais podem impactar negativamente todo o corpo, incluindo os sistemas nervoso, reprodutivo, imunológico e digestivo.

Um estudo de 10 dias em 22 adultos mais velhos em repouso na cama mostrou que aqueles que receberam 15 g de aminoácidos essenciais mistos mantiveram a síntese de proteína muscular, enquanto o processo diminuiu 30% no grupo de placebo[39]. Os suplementos de aminoácidos essenciais também foram considerados eficazes na preservação da massa corporal magra em idosos e atletas. As doses diárias recomendadas pelos Estados Unidos por 1 kg de peso corporal para os nove aminoácidos essenciais são:

- Histidina: 14 mg;
- Isoleucina: 19 mg;
- Leucina: 42 mg;
- Lisina: 38 mg;
- Metionina (+ o aminoácido não essencial cisteína): 19 mg;
- Fenilalanina (+ o aminoácido não essencial tirosina): 33 mg;
- Treonina: 20 mg;
- Triptofano: 5 mg;
- Valina: 24 mg.

Sugestão de uso: as apresentações no Brasil são prontas, e a recomendação é de em média 10 a 20 g ao dia antes, intra ou depois do treino.

● TAURINA

É um tipo de aminoácido encontrado em diversos alimentos e frequentemente adicionado a bebidas energéticas. Muitas pessoas tomam taurina como suplemento, e alguns pesquisadores referem-se a ela como "molécula maravilhosa". A taurina demonstrou trazer vários benefícios à saúde, como menor risco de doenças e melhora do desempenho esportivo[40].

As principais fontes são alimentos de origem animal, como carne, peixe e laticínios. Embora alguns alimentos vegetarianos processados contenham taurina adicionada, é improvável que ofereçam quantidades suficientes para otimizar seus níveis. A taurina também é comumente adicionada a refrigerantes e bebidas energéticas, que podem fornecer de 600 a 1.000 mg em porção única de 237 mL. No entanto, não é recomendado beber refrigerantes ou bebidas energéticas em grandes quantidades, devido a outros ingredientes que podem ser prejudiciais.

A taurina usada em suplementos e bebidas energéticas geralmente é feita de forma sintética – não derivada de animais – e é adequada para veganos.

A taurina também pode trazer benefícios para o desempenho atlético. Em estudos com animais, ela fez os músculos trabalharem mais e por mais tempo e aumentou a capacidade de se contraírem e produzirem força. Em ratos, reduziu a fadiga e os danos musculares durante um treino[41].

Em estudos em humanos, a taurina demonstrou remover produtos residuais que levam à fadiga e causam fadiga muscular. Ela também protege os músculos contra danos celulares e estresse oxidativo[42]. Além de tudo isso, aumenta a queima de gordura durante o exercício[43].

Estudos em humanos indicam que atletas treinados que suplementam com taurina têm melhor desempenho nos exercícios e apoiam o papel desse aminoácido na redução de danos musculares. Os participantes colocados em uma rotina de levantamento de peso que geram lesão nos músculos experimentaram menos marcadores de dano e menos dor muscular ao suplementar taurina[44].

Sugestão de uso: as dosagens mais comuns são de 500 a 2.000 mg/dia. No entanto, o limite superior de toxicidade é muito maior – mesmo doses acima de 2.000 mg parecem ser bem toleradas. Pesquisas sobre a segurança da taurina sugerem que até 3.000 mg por dia por toda a vida ainda são seguros[45].

● L-GLUTAMINA, OU APENAS GLUTAMINA

É um dos diferentes aminoácidos não essenciais produzidos pelo corpo. Em condições normais, seu corpo pode produzir L-glutamina suficiente para atender à maioria de suas necessidades.

Os estudos não demonstram uma importante validade no uso para o treinamento esportivo ou ganho de massa muscular, porém de longe a glutamina é desnecessária.

A L-glutamina pode ajudar na síndrome do intestino irritável (SII) e parece ter um papel na manutenção de barreiras adequadas no intestino.

A SII é uma das doenças intestinais mais comuns, cujos sintomas podem incluir inchaço, constipação, cólicas, diarreia, dor de estômago crônica e muco branco nas fezes. Essas alterações podem reduzir a *performance* no treino e piorar a saúde em geral.

A L-glutamina pode ajudar as pessoas que apresentam esses sintomas regularmente ou que receberam um diagnóstico de SII. Em alguns casos, acredita-se que o próprio SII seja o resultado de deficiência de L-glutamina.

As deficiências de L-glutamina podem acontecer por uma série de razões: trauma, grandes infecções, exercício vigoroso, tratamento de radioterapia, quimioterapia e estresse significativo.

O consumo inadequado de L-glutamina também pode diminuir seus níveis. Em outros casos mais raros, pode ser devido a um distúrbio imunológico, como HIV ou AIDS. A L-glutamina já é produzida pelo organismo, mas também pode ser ingerida em pó ou suplemento, que pode ser adquirido nas lojas de suplemento. A suplementação direta pode ser recomendada para corrigir qualquer deficiência, especialmente em tempos de estresse significativo e doença grave.

Sugestão de uso: de modo geral, tomar L-glutamina é seguro. Para SII, a dose que o seu médico recomenda dependerá do seu caso. Normalmente, a dose máxima é de 5 a 30 g/dia e pode ser dividida em doses de 5 g, tomadas até seis vezes por dia, de acordo com a Mayo Clinic.

Os efeitos colaterais podem ocorrer se você for alérgico a L-glutamina ou se tiver tomado muito dela. Efeitos incluem náuseas, vômitos, dores nas articulações, urticária. Se algum desses efeitos ou qualquer outra reação adversa surgir, procure atendimento médico imediatamente.

Alguns estudos mostram que certos tipos de células cancerosas aumentam rapidamente em resposta à L-glutamina. Sabe-se que as células tumorais se alimentam de L-glutamina como fonte de combustível preferida. Por esse motivo, pode ser aconselhável, para quem tem câncer, ou alto risco de, evitar suplementos. Mais pesquisas são necessárias para saber como a L-glutamina e determinados tipos de câncer interagem.

● ÔMEGA-3

São gorduras essenciais que você deve obter na dieta, e essas gorduras, incrivelmente saudáveis, trazem benefícios importantes para o corpo e o cérebro. No entanto, a maioria das pessoas que seguem a dieta ocidental padrão não consome gorduras ômega-3 suficientes[46].

Existem muitos ácidos graxos que pertencem à família ômega-3. Os mais importantes são:

EPA (ácido eicosapentaenoico): é um ácido graxo ômega-3 de 20 carbonos, encontrado principalmente em peixes gordurosos, frutos do mar e óleo de peixe. Esse ácido graxo tem muitas funções essenciais, mas a mais importante é poder reduzir a inflamação crônica subclínica[47].

O EPA demonstrou ser particularmente eficaz contra certas condições mentais, especialmente depressão[48].

DHA (ácido docosaexaenoico): é um ácido graxo ômega-3 de 22 carbonos, encontrado principalmente em peixes gordurosos, frutos do mar, óleos de peixe e algas. Seu principal papel é servir como componente estrutural nas membranas celulares, particularmente nas células nervosas do cérebro e dos olhos. Constitui cerca de 40% das gorduras poli-insaturadas do cérebro[49], além de ser muito importante durante a gravidez e a amamentação e absolutamente crucial para o desenvolvimento do sistema nervoso. O leite materno pode conter quantidades significativas de DHA, dependendo da ingestão da mãe[50].

ALA (ácido alfa-linolênico): é um ácido graxo ômega-3 de 18 carbonos, o mais comum na dieta, encontrado em alimentos vegetais ricos em gordura, especialmente sementes de linho, sementes de chia e nozes. Além de ser usado para energia, não tem muitas funções biológicas; no entanto, é classificado como um ácido graxo essencial, pois o corpo pode convertê-lo em EPA e DHA.

Esse processo, contudo, é altamente ineficiente em humanos. De acordo com uma estimativa, apenas cerca de 5% do ALA são convertidos em EPA e apenas 0,5% em DHA[51]. Por esse motivo, nunca deve ser considerado sua única fonte de ômega-3. A maior parte do ALA que você ingere será simplesmente usada para gerar energia.

Os ácidos graxos ômega-3 estão entre os nutrientes mais estudados do mundo e demonstraram trazer poderosos benefícios à saúde nas seguintes condições:

Reduzir os triglicerídeos: os suplementos de ômega-3 podem reduzir significativamente os triglicerídeos no sangue.

Câncer: comer alimentos ricos em ômega-3 tem sido associado à redução do risco de câncer de cólon, próstata e mama. Porém, nem todos os estudos concordam com essa afirmação.

Esteatose hepática: tomar suplementos de ácido graxo ômega-3 pode ajudar a eliminar o excesso de gordura do fígado.

Depressão e ansiedade: tomar suplementos de ômega-3, como óleo de peixe, pode ajudar a reduzir os sintomas de depressão e ansiedade.

Inflamação e dor: ômega-3 pode reduzir a inflamação e os sintomas de várias doenças autoimunes, como a artrite reumatoide. Eles também são eficazes na redução da dor menstrual.

TDAH: em crianças com TDAH, os suplementos de ômega-3 podem melhorar significativamente vários sintomas.

Asma: os ômega-3 podem ajudar a prevenir a asma em crianças e adultos jovens.

Desenvolvimento do bebê: o DHA tomado durante a gravidez e a amamentação pode melhorar a inteligência e a saúde dos olhos do seu bebê.

Demência: alguns estudos associam maior ingestão de ômega-3 a um risco reduzido de doença de Alzheimer e demência.

Apesar de melhorar diversos fatores de risco para doenças cardíacas, os resultados dos estudos com ácidos graxos ômega-3 mostraram resultados conflitantes na prevenção de ataques cardíacos ou derrames. Porém, acreditamos que seu uso seja essencial para uma boa saúde cardiovascular.

O FDA afirma que os suplementos de ômega-3 contendo EPA e DHA são seguros se as doses não excederem 3.000 mg/dia. Por outro lado, a European Food Safety Authority (EFSA) observa que até 5.000 mg/dia de suplementos é seguro.

Esses cuidados existem por vários motivos. Por um lado, o ômega-3 pode causar afinamento do sangue ou sangramento excessivo em algumas pessoas.

É importante ler o rótulo do seu suplemento de ômega-3 para descobrir quanto EPA e DHA ele contém. Esses valores variam, e os rótulos podem ser confusos. Por exemplo, um produto pode fornecer 1.000 mg de óleo de peixe, mas seus níveis dessas duas gorduras podem ser muito mais baixos. Dependendo da concentração de EPA e DHA em uma dose, pode ser necessário tomar até oito cápsulas para atingir a quantidade recomendada.

As principais organizações de saúde, como a OMS e a EFSA, recomendam um mínimo de 250 a 500 mg combinados de EPA e DHA por dia para adultos saudáveis. A American Heart Association recomenda comer peixes gordurosos pelo menos duas vezes por semana, para garantir a ingestão ideal de ômega-3 para a prevenção de doenças cardíacas.

Sugestão de uso: de 3 a 6 cápsulas/dia.

A IMPORTÂNCIA DO SELO IFOS – SELO DE QUALIDADE ÔMEGA-3

O ômega-3 é um dos suplementos nutricionais mais populares do mundo. Pesquisas científicas comprovam seus inúmeros benefícios, mas nem todos os ômega-3 oferecidos no mercado são iguais...

A família do ácido graxo ômega-3, representada pelo EPA e DHA, necessita ser ingerida em quantidade ideal diariamente (em média 4 g/dia). A concentração de DHA e EPA em uma cápsula de ômega-3 fará a diferença no momento da adesão, pois isso justifica o número de cápsulas ao dia. O ideal seriam 330 mg de EPA e 220 mg de DHA, ou cerca de 50% a 60% de ômega-3 por cápsula.

A qualidade do óleo de peixe ingerido também é importante. O nível de contaminação por metais pesados como mercúrio, chumbo, arsênico e cádmio pode gerar problemas cardiovasculares, respiratórios, digestivos, reprodutivos, além de afetar o sistema nervoso. Pensando nisso, surgiu o selo IFOS (International Fish Oil Standards Program).

O IFOS é um projeto desenvolvido pela empresa canadense Nutrasource e atualmente é referência mundial no controle de qualidade do ômega-3. Produtos que contêm EPA e DHA e cumprem as normas de segurança para contaminantes ambientais definidos pelo Council for Responsible Nutrition (CRN)/The Global Organization for EPA and DHA Omega-3 (Goed) e da OMS são elegíveis para inclusão no programa. O programa testa os seguintes compostos do óleo de peixe:

- Dioxinas, furanos e PCB;
- Ácidos graxos essenciais e oxidação (peróxido, anisidina, oxidação total);
- Mercúrio, cádmio, chumbo, arsênico;
- Índice de acidez.

MARCAS QUE TÊM A CERTIFICAÇÃO

[QR code]

Porém, sugerimos buscar no rótulo da embalagem o selo IFOS ou Meg-3, o qual garante a qualidade do produto.

REFERÊNCIAS

1. Kerksick, C. M. et al. ISSN exercise & sports nutrition review update: research & recommendations Journal of the International Society of Sports Nutrition, 2018.
2. Suplementos alimentares: Anvisa publica instrução normativa. Gov.br, 11 nov. 2020. Disponível em: <https://www.gov.br/anvisa/pt-br/assuntos/noticias-anvisa/2020/suplementos-alimentares-anvisa-publica-instrucao-normativa>. Acesso em: 11 fev. 2021.
3. Brault, J. J. et al. Parallel increases in phosphocreatine and total creatine in human vastus lateralis muscle during creatine supplementation. International Journal of Sport Nutrition and Exercise Metabolism, v. 17, n. 6, p. 624-34, 2007.
4. Lanhers, C. et al. Creatine Supplementation and Lower Limb Strength Performance: A Systematic Review and Meta-Analyses. Sports Medicine, v. 45, n. 9, p. 1285-94, 2015.
5. Safdar, A. et al. Yardley NJ, Snow R, Melov S, Tarnopolsky MA. Global and targeted gene expression and protein content in skeletal muscle of young men following short-term creatine monohydrate supplementation. Physiological Genomics, v. 32, n. 2, p. 219-28, 2008.
6. Burke, D. G. et al. Effect of creatine supplementation and resistance-exercise training on muscle insulin-like growth factor in young adults. International Journal of Sport Nutrition and Exercise Metabolism, v. 18, n. 4, p. 389-98, 2008.
7. Parise, G. et al. Effects of acute creatine monohydrate supplementation on leucine kinetics and mixed-muscle protein synthesis. Journal of Applied Physiology, v. 91, n. 3, p. 1041-7, 2001.
8. Buford, T. W. et al. International Society of Sports Nutrition position stand: creatine supplementation and exercise. Journal of the International Society of Sports Nutrition, v. 4, 2007.
9. Phillips, S. M. et al. Dietary protein to support anabolism with resistance exercise in young men. Journal of the American College of Nutrition, v. 24, n. 2, p. 134S-139S, 2005.
10. Naclerio, F.; Larumbe-Zabala, E. Effects of Whey Protein Alone or as Part of a Multi-ingredient Formulation on Strength, Fat-Free Mass, or Lean Body Mass in Resistance-Trained Individuals: A Meta-analysis. Sports Medicine, v. 46, n. 1, p. 125-37, 2016.
11. Antonio, J. et al. The effects of a high protein diet on indices of health and body composition--a crossover trial in resistance-trained men. Journal of the International Society of Sports Nutrition, v. 13, 2016.
12. Morales Ms, F. E. et al. Acute and Long-Term Impact of High-Protein Diets on Endocrine and Metabolic Function, Body Composition, and Exer-

cise-Induced Adaptations. Journal of the American College of Nutrition, v. 36, n. 4, p. 295-305, 2017.

13. Boirie, Y. et al. Slow and fast dietary proteins differently modulate postprandial protein accretion. Proceedings of the National Academy of Sciences of the United States of America, v. 94, n. 26, p. 14930-5, 1997.

14. Kimball, S. R.; Jefferson, L. S. Signaling pathways and molecular mechanisms through which branched-chain amino acids mediate translational control of protein synthesis. Journal of Nutrition, v. 136, p. 227S-31S, 2006.

15. Nurminen, M. L. et al. Alpha-lactorphin lowers blood pressure measured by radiotelemetry in normotensive and spontaneously hypertensive rats. Life Sciences, v. 66, n. 16, p. 1535-43, 2000.

16. Pal, S.; Ellis, V. The chronic effects of whey proteins on blood pressure, vascular function, and inflammatory markers in overweight individuals. Obesity (Silver Spring), v. 18, n. 7, p. 1354-9, 2010.

17. Zhou, L. M. et al. Effect of whey supplementation on circulating C-reactive protein: a meta-analysis of randomized controlled trials. Nutrients, v. 7, n. 2, p. 1131-43, 2015.

18. Sprong, R. C. et al. Dietary cheese whey protein protects rats against mild dextran sulfate sodium-induced colitis: role of mucin and microbiota. Journal of Dairy Science, v. 93, n. 4, p. 1364-71, 2010.

19. de Aguilar-Nascimento, J. E. et al. Early enteral nutrition with whey protein or casein in elderly patients with acute ischemic stroke: a double-blind randomized trial. Nutrition, v. 27, n. 4, p. 440-4, 2011. Erratum in: Nutrition, v. 27, n. 9, p. 982, 2011.

20. Paddon-Jones, D. et al. Protein, weight management, and satiety. The American Journal of Clinical Nutrition, v. 87, n. 5, p. 1558S-1561S, 2008.

21. Kern, B. D.; Robinson, T. L. Effects of β-alanine supplementation on performance and body composition in collegiate wrestlers and football players. The Journal of Strength and Conditioning Research, v. 25, n. 7, p. 1804-15, 2011.

22. Smith, A. E. et al. Effects of beta-alanine supplementation and high-intensity interval training on endurance performance and body composition in men; a double-blind trial. Journal of the International Society of Sports Nutrition, v. 6, 2009.

23. Blomstrand, E. et al. Branched-chain amino acids activate key enzymes in protein synthesis after physical exercise. Journal of Nutrition, v. 136, p. 269S-73S, 2006.

24. Dudgeon, W. D. et al. In a single-blind, matched group design: branched-chain amino acid supplementation and resistance training maintains lean body mass during a caloric restricted diet. Journal of the International Society of Sports Nutrition, v. 13, 2016.

25. Spillane, M. et al. The effects of 8 weeks of heavy resistance training and branched-chain amino acid supplementation on body composition and muscle performance. Nutrition and Health, v. 21, n. 4, p. 263-73, 2012.

26. WHO. Energy and Protein Requirements. Genebra: World Health Organization; 1985.

27. Riazi, R. et al. The total branched-chain amino acid requirement in young healthy adult men determined by indicator amino acid oxidation by use of L-[1-13C]phenylalanine. Journal of Nutrition, v. 133, n. 5, p. 1383-9, 2003.
28. Del Coso, J. et al. Dose response effects of a caffeine-containing energy drink on muscle performance: a repeated measures design. Journal of the International Society of Sports Nutrition, v. 9, n. 1, p. 21, 2012.
29. Goldstein, E. R. et al. International society of sports nutrition position stand: caffeine and performance. Journal of the International Society of Sports Nutrition, 2010.
30. Examine.com. Caffeine. Disponível em: <https://examine.com/supplements/caffeine/>. Acesso em: 11 fev. 2021.
31. Bailey, S. J. et al. l-Citrulline supplementation improves O2 uptake kinetics and high-intensity exercise performance in humans. Journal of Applied Physiology, v. 119, n. 4, p. 385-95, 2015.
32. Pérez-Guisado, J.; Jakeman, P. M. Citrulline malate enhances athletic anaerobic performance and relieves muscle soreness. The Journal of Strength and Conditioning Research, v. 24, n. 5, p. 1215-32, 2010.
33. Kilding, A. E. et al. Effects of caffeine, sodium bicarbonate, and their combined ingestion on high-intensity cycling performance. International Journal of Sport Nutrition and Exercise Metabolism, v. 22, n. 3, p. 175-83, 2012.
34. Lancha Junior, A. H. et al. Nutritional Strategies to Modulate Intracellular and Extracellular Buffering Capacity During High-Intensity Exercise. Sports Medicine, p. S71-S81, 2015.
35. Lundberg, J. O. et al. The nitrate-nitrite-nitric oxide pathway in physiology and therapeutics. Nature Reviews Drug Discovery, v. 7, n. 2, p. 156-67, 2008.
36. Murphy, M. et al. Whole beetroot consumption acutely improves running performance. Journal of the Academy of Nutrition and Dietetics, v. 112, n. 4, p. 584-52, 2012.
37. Examine.com. Nitrate. Disponível em: <https://examine.com/supplements/nitrate/>. Acesso em: 11 fev. 2021.
38. Wilson, J. M. et al. International Society of Sports Nutrition Position Stand: beta-hydroxy-beta-methylbutyrate (HMB). Journal of the International Society of Sports Nutrition, v. 10, n. 1, p. 6, 2013.
39. Ferrando, A. A. et al. EAA supplementation to increase nitrogen intake improves muscle function during bed rest in the elderly. Clinical Nutrition, v. 29, n. 1, p. 18-23, 2010.
40. Kendler, B. S. Taurine: an overview of its role in preventive medicine. Preventive Medicine, v. 18, n. 1, p. 79-100, 1989.
41. Goodman, C. A. et al. Taurine supplementation increases skeletal muscle force production and protects muscle function during and after high-frequency in vitro stimulation. Journal of Applied Physiology, v. 107, n. 1, p. 144-54, 2009.

42. Balshaw, T. G. et al. The effect of acute taurine ingestion on 3-km running performance in trained middle-distance runners. Amino Acids, v. 44, n. 2, p. 555-61, 2013.

43. Rutherford, J. A. et al. The effect of acute taurine ingestion on endurance performance and metabolism in well-trained cyclists. International Journal of Sport Nutrition and Exercise Metabolism, v. 20, n. 4, p. 322-9, 2010.

44. Ra, S. G. et al. Additional effects of taurine on the benefits of BCAA intake for the delayed-onset muscle soreness and muscle damage induced by high-intensity eccentric exercise. Advances in Experimental Medicine and Biology, v. 776, p. 179-87, 2013.

45. Shao, A.; Hathcock, J. N. Risk assessment for the amino acids taurine, L-glutamine and L-arginine. Regulatory Toxicology and Pharmacology, v. 50, n. 3, p. 376-99, 2008.

46. Papanikolaou, Y. et al. U.S. adults are not meeting recommended levels for fish and omega-3 fatty acid intake: results of an analysis using observational data from NHANES 2003-2008. Nutrition Journal, v. 13, 2014.

47. Siriwardhana, N. et al. Health benefits of n-3 polyunsaturated fatty acids: eicosapentaenoic acid and docosahexaenoic acid. Advances in Food and Nutrition Research, v. 65, p. 211-22, 2012.

48. Sublette, M. E. et al. Meta-analysis of the effects of eicosapentaenoic acid (EPA) in clinical trials in depression. The Journal of Clinical Psychiatry, v. 72, n. 12, p. 1577-84, 2011. 49. Singh, M. Essential fatty acids, DHA and human brain. Indian Journal of Pediatrics, v. 72, n. 3, p. 239-42, 2005.

50. Coletta, J. M. et al. Omega-3 fatty acids and pregnancy. Review of Obstetrics & Gynecology, v. 3, n. 4, p. 163-71, 2010.

51. Plourde, M.; Cunnane, S. C. Extremely limited synthesis of long chain polyunsaturates in adults: implications for their dietary essentiality and use as supplements. Applied Physiology, Nutrition, and Metabolism, v. 32, n. 4, p. 619-34, 2007. Erratum in: Applied Physiology, Nutrition, and Metabolism, v. 33, n. 1, p. 228-9, 2008.

14 EMAGRECIMENTO FUNCIONAL

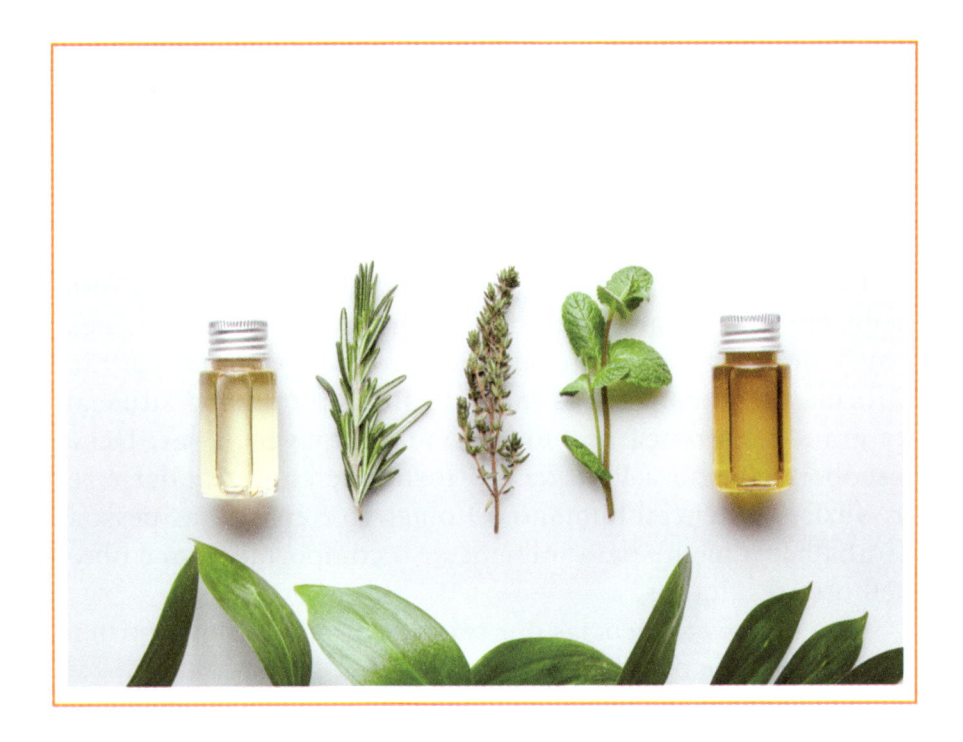

Aqui vou te contar um outro segredo, mas não ria, é sério! É possível emagrecer com a força da mente.

Pedi para não rir, poxa! Espera eu explicar, por favor.

Neste capítulo, focaremos em todas as terapias alternativas que podem ser usadas para você conseguir perder e manter o seu peso, e essas terapias são muito utilizadas na famosa medicina funcional.

São terapias que foram esquecidas pela medicina cartesiana, mas que por muitos anos foram utilizadas pelos profissionais de saúde, antes da criação de milhares de medicamentos para tratar doenças que na maioria das vezes se desenvolveram por um estilo de vida inadequado.

Vamos desvendar o conhecimento funcional e associar ao nosso tratamento para potencializá-lo. Vamos começar.

● PNL

Existe uma ciência chamada Programação Neurolinguística (PNL), criada na década de 1970 na Universidade de Santa Cruz, na Califórnia, por John Grinder e Richard Bandler, que é uma das mais usadas em todo o mundo hoje para o desenvolvimento de novos comportamentos e evolução humana. Esses pesquisadores queriam entender por que algumas pessoas conseguem resultados fantásticos em determinada área, enquanto outras, nem mesmo com muito treinamento, alcançam o mesmo resultado.

Eles começaram comparando pessoas que sofriam de algum problema emocional com outras que passaram por experiência semelhante, mas a haviam superado e descoberto um padrão. A forma como as pessoas mentalizam determinada situação faz grande diferença no modo como vão vivenciá-las. Dessa descoberta surgiu a PNL, como forma de compreender e reproduzir o potencial humano. O objetivo é ensinar as pessoas a trabalhar a mente para influenciar o comportamento e obter melhores resultados.

Essa é uma das ciências por trás dos programas que existem aos montes hoje na internet.

Você pode me perguntar:

— Mas, Márcio, isso é verdade? Funciona?

Vou responder o seguinte: tudo funciona quando se está determinado a fazer com que funcione. A ideia desses programas de PNL é descobrir o que impede de emagrecer. O que faz você se colocar em segundo plano, burlar a dieta ou não ter pique de ir à academia, por exemplo. E aí, aplicando técnicas de PNL, é possível obter bons resultados, não apenas para a perda de peso, mas também para a cura de fobias, alergias, melhorar a comunicação (se você for, digamos, uma pessoa retraída), inteligência emocional etc.

Por exemplo, se toda vez que tem um problema você corre para a geladeira, se sente muita culpa quando come algo fora da dieta e isso o leva a chutar o balde de vez e comer ainda mais, se toda vez que começa uma dieta é como se fosse um castigo, se você vive imaginando como será sua vida quando emagrecer, é possível aplicar as técnicas de PNL para ajudá-lo.

A principal forma de usar a PNL para emagrecer é criar um forte autocomprometimento com o resultado. A maioria das pessoas quer emagrecer, perder as gordurinhas, porém pagar o preço é o problema. Como um mentor meu diz: "todo mundo quer barriga tanquinho, mas ninguém quer fazer abdominal". O mais importante no processo do emagrecimento não é amar ser magro, e sim amar quem você se tornou ao emagrecer. Amar seu dia a dia, suas atitudes, sua nova rotina. Só assim o peso vai e não volta, pois, como você se transformou, ele não terá mais lugar parta retornar.

● MEDICINA AYURVÉDICA

Outro exemplo de alternativa nessa linha é a milenar medicina ayurvédica indiana, que trabalha o corpo, a mente e o meio ambiente de forma integrada, equilibrando as energias dos cinco elementos: terra, fogo, água, ar e éter (ou espaço).

A ideia é resolver problemas emocionais, traumas físicos, hábitos ruins e má alimentação, que tendem a provocar o desequilíbrio dessas energias. Quanto mais a gente fica desequilibrado, mais toxinas acumula. E, com mais toxinas, vêm as doenças – físicas e emocionais, obesidade etc.

Para resolver tudo, o Ayurveda nos livra das toxinas e traz mais equilíbrio à nossa vida, nos livrando de dinâmicas e hábitos tóxicos. Os terapeutas da medicina ayurvédica dizem que os cinco elementos básicos da natureza e de toda a vida (chamados de Pancha Maha Bhutas — se você faz ioga, pode ser que já tenha ouvido falar deles) são fundamentais para a nossa existência.

> **ESSAS ENERGIAS SÃO TRABALHADAS COMO "DOSHAS", OS QUAIS SERIAM HUMORES BIOLÓGICOS, QUE PERMEIAM NOSSO CORPO. EXISTEM TRÊS DOSHAS:**
>
> • Dosha Vata: éter e ar, ligado às funções excretória e nervosa;
> • Dosha Pitta: fogo e água, ligado às funções metabólica e digestiva;
> • Dosha Kapha: água e terra, ligado às funções estrutural e de lubrificação.

Como todos somos seres únicos, cada pessoa teria a sua própria configuração, de modo que, se você tem pouco do elemento terra e muito do ar, o seu principal *dosha* é o Vata, seguido pelo Pitta, com menos manifestações do Kapha e por aí vai. Essas combinações de *doshas*, se desequilibradas, provocam as doenças e as perturbações. Por exemplo:

> • Desequilíbrio em Vata causa secura, perda de peso, inquietação, gases, constipação, SII, ansiedade, medos, melancolia, instabilidade, flutuação de humor, insônia, problemas nas articulações e dores musculares;
> • Desequilíbrio em Pitta causa azia, gastrite, úlcera digestiva, hepatite, fezes soltas, aumento da sudorese, pele sensível, vermelhidão, irritabilidade, ciúmes, agressividade, inflamações, acne e enxaqueca;
> • Desequilíbrio em Kapha causa ganho de peso, lentidão, preguiça, oleosidade, aumento de secreções, diabetes, aumento do colesterol, bronquite, sinusite, tosse com secreção, alergias respiratórias e apego.

— Márcio, não estou entendendo nada do que você está falando e só queria saber como isso tudo se aplica na vida real, para eu emagrecer.

Calma, aprendiz. A paciência é tudo.

Isso se aplica controlando os alimentos, sabendo que cada um deles tem o poder de mexer com os elementos que nos formam. Então, na hora de rearmonizar o corpo e a mente, ter uma alimentação equilibrada para as suas necessidades é essencial. Por isso, a preocupação com a alimentação é uma das bases para todos os tratamentos ayurvédicos.

Basicamente, o que o tratamento ayurvédico recomenda é que você se conheça, sabendo quais são os seus *doshas*, e a partir daí componha a sua alimentação de forma equilibrada. A medicina ayuvérdica não fornece dietas, não recomenda nada, sequer substitui o trabalho de um médico e de um nutricionista; apenas trabalha seu autoconhecimento e, a partir disso, tudo o que pode manter suas energias equilibradas. Se a obesidade é um desequilibrio, taí uma solução.

● AROMATERAPIA

É um tratamento holístico de cura que utiliza extratos naturais de plantas para promover saúde e bem-estar. É reconhecida pelo Ministério da Saúde como uma prática integrativa e complementar. Às vezes é chamada de terapia com óleo essencial. Usa óleos essenciais aromáticos medicinalmente para melhorar a saúde do corpo, da mente e do espírito.

A aromaterapia é considerada uma arte e uma ciência. Recentemente ela ganhou mais reconhecimento nos campos da Ciência e da Medicina, porém os humanos a usam há milhares de anos[1]. Culturas antigas na China, Índia, Egito e em outros lugares incorporaram componentes de plantas aromáticas em resinas, bálsamos e óleos. Essas substâncias naturais eram usadas para fins médicos e religiosos, os quais eram conhecidos por trazerem benefícios físicos e psicológicos.

A destilação de óleos essenciais é atribuída aos persas no século X, embora a prática possa ter sido usada por um longo tempo antes disso. Informações sobre a destilação foram publicadas no século XVI na Alemanha. Os médicos franceses do século XIX, por sua vez, reconheceram o potencial dos óleos essenciais no tratamento de doenças.

Os médicos se estabeleceram no século XIX e se concentraram no uso de drogas químicas. No entanto, os médicos franceses e alemães ainda reconheciam o papel dos botânicos naturais no tratamento de doenças.

O termo "aromaterapia" foi cunhado pelo perfumista e químico francês René-Maurice Gattefossé, em um livro que ele escreveu sobre o assunto, publicado em 1937. Ele já havia descoberto o potencial curativo da lavanda no tratamento de queimaduras. O livro discute o uso de óleos essenciais no tratamento de condições médicas.

A aromaterapia atua através do olfato e da absorção pela pele, e existem quase cem tipos de óleos essenciais disponíveis. Esses óleos estão disponíveis *on-line*, em lojas de produtos naturais e algumas lojas de suplementos, contudo é importante comprar de um produtor confiável, uma vez que os óleos não são regulamentados pelo FDA. Isso garante que você está comprando um produto de qualidade 100% natural.

Cada óleo essencial tem uma série de propriedades, usos e efeitos curativos exclusivos. Combinar óleos essenciais para criar uma mistura sinérgica proporciona ainda mais benefícios.

A maioria dos estudos com aromaterapia foi feita em pacientes com câncer e em tratamento de quimioterapia, na intenção de amenizar os sintomas. Entretanto, não existem motivos para que esses resultados não sejam extrapolados para pacientes normais, sem o quadro de doença, visto que o tratamento, na esmagadora maioria das vezes, não causa danos ao ser humano.

RECOMENDAÇÃO PARA O USO DE ÓLEOS ESSENCIAIS – DIRETRIZES GERAIS DE ORIENTAÇÕES E DE SEGURANÇA DO ÓLEO ESSENCIAL[2]

- As garrafas de óleo essencial devem ser fechadas hermeticamente após cada uso;
- Garrafas de óleo essencial devem sempre ser mantidas fora do alcance das crianças e animais de estimação;
- Óleos essenciais que contêm altas concentrações de mentol (por exemplo, hortelã-pimenta) não devem ser aplicados na garganta ou pescoço de crianças menores de 30 meses;
- Os óleos essenciais não devem ser tomados internamente sem estudos apropriados de segurança em aromaterapia;
- Alguns óleos essenciais são fototóxicos (como laranja); portanto, a exposição da pele à luz ultravioleta, tanto o sol quanto uma cabine de bronzeamento, deve ser evitada após a aplicação;
- Os óleos essenciais são inflamáveis; eles devem ser mantidos longe do contato direto com chamas, como velas, fogo, fósforos, cigarros e fogões a gás;
- Os óleos essenciais não devem ser diluídos em água. Se a diluição for necessária, use um óleo transportador, como óleo de jojoba, óleo de amêndoa doce ou azeite.
- Os óleos essenciais não devem ser adicionados diretamente à água do banho. O óleo não é solúvel em água e flutua sobre a água, podendo causar queimadura ou irritação na pele. Um emulsificante, como um gel de banho ou sal de banho, deve ser usado como transportador;
- Os óleos essenciais não devem entrar em contato com as membranas mucosas ou pele sensível. Alguns óleos podem causar irritação na pele e devem ser diluídos em um óleo carreador. Se um óleo essencial causar irritação na pele, aplique uma pequena quantidade de óleo vegetal ou creme na área afetada e interrompa o uso do óleo essencial ou produto;

• Tenha cuidado com pessoas com alergias. Considere usar um teste em uma pequena porção de pele e mantenha uma boa ventilação do ambiente;

• Tenha cuidado ao usar óleo essencial próximo à área dos olhos. Se o óleo tocar nos olhos, aplique uma gaze ou pano embebido com azeite de oliva ou gergelim cuidadosamente sobre a pálpebra fechada.

Os principais óleos essenciais usados para cuidados com a saúde são a lavanda (*Lavandula angustifolia*), a hortelã-pimenta (*Mentha x piperita L.*) e a laranja (*Citrus sinensis*).

A lavanda, também conhecida como alfazema verdadeira ou alfazema inglesa, é feita de flores com um método de destilação a vapor. Os constituintes primários da lavanda são o linalol (álcool monoterpênico) e o acetato de linalila (éster). Os álcoois monoterpênicos podem ter um efeito sedativo, aliviar o desconforto e apoiar a função imunológica. Ésteres têm propriedades que são antiespasmódicas, relaxantes e balanceadoras[3].

Pacientes com câncer frequentemente experimentam insônia, o que pode estar relacionado aos regimes de tratamento com esteroides, ao estresse inerente relacionado ao diagnóstico de câncer e a questões psicossociais relacionadas à família e ao trabalho. Uma revisão sistemática do efeito da lavanda no sono incluiu oito estudos de lavanda administrada por inalação. Os participantes do estudo incluíram idosos hospitalizados, outros pacientes do hospital, estudantes universitários, indivíduos saudáveis e mulheres. Embora a maioria desses estudos tenha sido pequena, as descobertas sugerem que o óleo de lavanda tenha um efeito benéfico pequeno a moderado sobre o sono[4].

A hortelã-pimenta é destilada ao vapor das folhas, caules e botões de flores. Os principais constituintes químicos são o mentol (álcool fenólico) e a mentona (cetona). Os álcoois fenólicos melhoram o sistema imunológico e fortalecem o sistema nervoso, e as cetonas auxiliam o corpo na regeneração celular e na liquefação do muco[3].

A náusea é relatada como o principal sintoma angustiante em pacientes submetidos à quimioterapia, apesar das melhorias significativas na medicação antiemética. Estima-se que 70% a 80% dos pacientes que recebam quimioterapia experimentam náuseas e vômitos. Um estudo[5] analisou a ingestão de óleos para ajudar com náuseas e vômitos induzidos por quimioterapia, em que a hortelã-pimenta (*Mentha x piperita L.*) foi administrada por via oral em cápsulas (cheias com duas gotas de óleo e açúcar) junto com um regime antiemético normal. As cápsulas de óleo essencial foram administradas 30 minutos antes do início da quimioterapia, 4 horas após a primeira cápsula e 4 horas depois em casa. Os pesquisadores concluíram que os pacientes que receberam cápsulas de hortelã-pimenta tiveram uma redução estatisticamente significativa ($p < 0,05$) de náuseas e vômitos nas primeiras 24 horas em comparação com o grupo de placebo, sem quaisquer efeitos adversos. Não existiam diferenças significativas entre os dois óleos no controle do vômito, e o custo relatado do tratamento foi significativamente menor do que o antiemético.

O óleo essencial de laranja é expresso a partir da casca, e seu principal constituinte é um monoterpeno denominado d-limoneno. Monoterpenos são encontrados em 90% dos óleos de casca de frutas cítricas e têm qualidades energizantes e efeitos de suporte imunológico[3].

Os transtornos do humor, como ansiedade, estresse e depressão, costumam ser vivenciados por pacientes em terapia contra o câncer. Estima-se que 24% a 59% dos pacientes com câncer experimentem sofrimento relacionado ao câncer, que pode ser causado por vários fatores. O efeito ansiolítico do aroma doce de laranja foi estudado em 40 homens saudáveis[6]. Foi realizado um teste provocativo de ansiedade nos voluntários, que os fizeram inalar a laranja doce (*Citrus sinensis*), *tea tree* (*Melaleuca alternifolia*) (controle aromático) ou água destilada (controle não aromático) antes do teste. Aqueles que inalaram laranja doce mostraram menos ansiedade medida em testes, ou seja, o óleo pode ser benéfico para indivíduos que sentem ansiedade.

OZÔNIO

Essa terapia se refere ao processo de administração do gás ozônio no corpo para tratar uma doença ou ferida. O ozônio é um gás incolor composto por três átomos de oxigênio (O_3), e algumas pesquisas[7] descobriram que ele pode ser usado para tratar condições médicas, estimulando o sistema imunológico. Também pode ser usado para desinfecção e tratamento de uma série de doenças.

O ozônio medicinal tem sido usado para desinfetar suprimentos médicos e tratar diferentes condições por mais de 100 anos. Também pode ajudar a prevenir infecções em feridas. De acordo com uma pesquisa de 2018[8], quando o ozônio entra em contato com os fluidos corporais, as reações resultantes formam mais proteínas e glóbulos vermelhos, o que aumenta o suprimento de oxigênio em seu corpo. Essa pesquisa mostrou que a terapia com ozônio pode ser efetiva contra bactérias, vírus, fungos e protozoários.

A terapia com ozônio pode ser usada para uma variedade de condições, desde distúrbios respiratórios até o controle da diabetes. Por sua infinidade de utilidades, a ozonoterapia acumula especialistas que a amam e especialistas que por ela brigam.

Minha visão é bastante consciente sobre a ozonoterapia. Por ser uma molécula que induz o corpo a promover uma resposta anti-inflamatória e antioxidante, essa pode ser um terapia adicional em vários tratamentos.

Existem muitas formas diferentes de receber terapia com ozônio – seu médico irá discutir as melhores opções para você e seu tratamento. As cinco formas principais de administração são:

Diretamente no tecido: se você for submetido à terapia com ozônio para um problema de ferida, o gás ozônio provavelmente será aplicado diretamente no tecido da parte afetada do corpo. O gás é administrado com uma cobertura protetora para não escapar ou infundido na água ou no óleo.

Por injeção subcutânea: feita para tratar dores locais como tendinites e inflamações musculares. Hoje, seus principais estudos confirmam a melhora do quadro com a aplicação local com agulha fina.

Por via retal: como o ozônio é um gás, pode ser usado através de insuflação por via retal. Parece um método desagradável, mas é realizado por um cateter muito fino, e sua efetividade se mostra muito alta para a absorção sistêmica do gás. É um dos métodos mais utilizados para uso sistêmico, pelo baixo risco de efeitos colaterais.

Por via intravenosa: para tratar doenças sistêmicas, o gás ozônio em geral é dissolvido no sangue retirado de você; então, o sangue com o gás dissolvido lhe é injetado de volta por meio de um material estéril. O uso intravenoso pode acarretar o risco de embolia por meio da formação de bolhas de ar, por isso deve ser sempre realizado em locais especializados e com equipe treinada. É chamada de hemoterapia maior.

Por via intramuscular: a terapia com ozônio também está disponível como injeção intramuscular. Para ela, o gás ozônio costuma ser misturado com o seu sangue antes da administração, em um volume que possa ser aplicado por via intramuscular. É chamada de hemoterapia menor.

● DISTÚRBIOS RESPIRATÓRIOS

Pessoas com distúrbios respiratórios podem ser bons candidatos à terapia com ozônio, embora sejam necessárias mais pesquisas. Ao aumentar os níveis de oxigênio no sangue, essa terapia pode ajudar a reduzir o estresse nos pulmões. Seus pulmões são responsáveis por fornecer oxigênio ao sangue. Um estudo de 2014 analisou a hemoterapia maior com ozônio intravenoso para o tratamento da doença pulmonar obstrutiva crônica (DPOC) e descobriu que a terapia melhorou a qualidade de vida e a capacidade de praticar exercícios em ex-fumantes com DPOC[9]. Porém, esteja ciente de que respirar ozônio diretamente pode irritar ou danificar os seus pulmões, especialmente em pessoas com doenças respiratórias.

● DIABETES

A terapia com ozônio também se mostra promissora na redução do risco de complicações do diabetes. As complicações em geral são causadas por estresse oxidativo no corpo, e o ozônio pode corrigir o estresse oxidativo, ativando os sistemas imunológico e antioxidante do corpo e reduzindo a inflamação. De acordo com estudos, a terapia com ozônio em pessoas com úlceras nos pés diabéticos ajudou a fechar a ferida e reduziu as chances de infecção[10].

● DOENÇAS IMUNOLÓGICAS

A terapia com ozônio pode trazer benefícios para pessoas com distúrbios imunológicos, pois parece ajudar a estimular o sistema imunológico. Um estudo de 2018 descobriu que o ozônio misturado com sangue e injetado em pessoas com HIV reduziu significativamente sua carga viral em um período de 2 anos[11].

Uma carga viral mais baixa significa que menos vírus está presente, o que pode melhorar a saúde em longo prazo. O estudo observou que mais pesquisas são necessárias sobre o uso da terapia com ozônio para o tratamento do HIV.

Vários ensaios clínicos de terapia com ozônio estão em andamento para condições que vão desde doenças cardíacas até artrite. Uma pesquisa de 2018 indicou que a terapia com ozônio pode ajudar na osteoartrite do joelho, melhorando a amplitude de movimento e retardando o declínio[12]. Pessoas com artrite reumatoide ou dor nas costas por hérnia de disco também podem se beneficiar da terapia, segundo a pesquisa. Porém, ainda não há estudos suficientes sobre essas condições.

O ozônio também foi usado e estudado em muitos aspectos da Odontologia. Pesquisas de 2019 indicaram que a água ozonizada pode ser eficaz como desinfetante durante os canais radiculares. Também pode ajudar a dessensibilizar a dentina exposta, entre outros usos.

Muitos produtos estão disponíveis para compra que afirmam fornecer terapia de ozônio, mas nenhum se mostrou eficaz. A terapia com ozônio deve ser conduzida por um profissional de saúde treinado. Hoje a Anvisa considera a ozonoterapia prática integrativa e complementar de baixo custo, segurança comprovada e reconhecida, com finalidade terapêutica, já utilizada em vários países, como Itália, Alemanha, Espanha, Portugal, Rússia, Cuba, China etc., há décadas[13].

● MEDITAÇÃO

É o processo habitual de treinar a mente para focar e redirecionar seus pensamentos. A popularidade da meditação está aumentando à medida que mais pessoas descobrem muitos dos seus benefícios à saúde. Você pode usá-lo para aumentar a consciência de si mesmo e do que está ao seu redor. Muitas pessoas pensam nisso como forma de reduzir o estresse e desenvolver a concentração.

As pessoas também usam a prática para desenvolver hábitos e sentimentos benéficos, como humor e perspectivas positivas, autodisciplina, padrões de sono saudáveis e até maior tolerância à dor. No emagrecimento da vida real, a meditação pode ser uma arma valiosa para quem quer mudar totalmente o estilo de vida. Os principais benefícios são:

Redução do estresse: uma revisão de estudos concluiu que a meditação faz jus à sua reputação de reduzir o estresse[14]. Normalmente, o estresse mental e físico causa níveis elevados do hormônio do cortisol. Isso produz muitos dos efeitos nocivos do estresse, como a liberação de substâncias químicas inflamatórias chamadas citocinas. Tais efeitos podem perturbar o sono, promover depressão e ansiedade, aumentar a pressão arterial e contribuir para a fadiga e o pensamento turvo.

Em um estudo de 8 semanas, um estilo de meditação chamado "meditação da atenção plena", ou *mindfulness*, reduziu a resposta à inflamação causada pelo estresse. Além disso, a pesquisa mostrou que a meditação também pode melhorar os sintomas de condições relacionadas ao estresse, incluindo SII, transtorno de estresse pós-traumático e fibromialgia[15].

Pode ser usada para o controle da ansiedade: uma meta-análise incluindo cerca de 1.300 adultos descobriu que a meditação pode diminuir a ansiedade. Notavelmente, esse efeito foi mais forte naqueles com os níveis mais altos de ansiedade[16]. Além disso, um estudo descobriu que 8 semanas de meditação *mindfulness* ajudaram a reduzir os sintomas de ansiedade em pessoas com transtorno de ansiedade generalizada, juntamente com o aumento de autoafirmações positivas e melhorando a reatividade ao estresse e enfrentamento[17].

Promove a saúde emocional: algumas formas de meditação podem levar a melhor autoimagem e a uma visão mais positiva da vida. Por exemplo, uma revisão de tratamentos administrados a mais de 3.500 adultos descobriu que a meditação *mindfulness* melhorou os sintomas de depressão[14]. Da mesma forma, uma revisão de 18 estudos mostrou que as pessoas que receberam terapias de meditação experimentaram sintomas reduzidos de depressão, em comparação com aqueles em um grupo de controle[18].

Aumenta a autoconsciência: algumas formas de meditação podem ajudá-lo a desenvolver uma compreensão mais forte de si mesmo, ajudando-o a crescer no seu melhor eu. Por exemplo, a meditação visa explicitamente ajudá-lo a desenvolver uma maior compreensão de si mesmo e de como você se relaciona com as pessoas ao seu redor. Outras formas ensinam você a reconhecer pensamentos que podem ser prejudiciais ou autodestrutivos. A ideia é que, à medida que ganha maior consciência de seus hábitos de pensamento, você pode direcioná-los para padrões mais construtivos[19].

Aumenta a capacidade de atenção: o *mindfulness* ajuda a aumentar a força e a resistência da sua atenção. Por exemplo, um estudo descobriu que as pessoas que ouviram uma fita de meditação obtiveram maior atenção e precisão ao completar uma tarefa, em comparação com as de um grupo de controle[20].

Pode reduzir a perda de memória relacionada à idade: melhorias na atenção e clareza de pensamento podem ajudar a manter sua mente jovem. Kirtan Kriya é um método de meditação que combina um mantra ou canto com movimentos repetitivos dos dedos para focar seus pensamentos. Estudos em pessoas com perda de memória relacionada à idade mostraram que melhora o desempenho em testes neuropsicológicos[21].

Pode torná-lo uma pessoa boa: alguns tipos de meditação podem aumentar particularmente sentimentos e ações positivas em relação a você e aos outros. Metta, um tipo de meditação também conhecido como meditação da bondade amorosa, começa com o desenvolvimento de pensamentos e sentimentos gentis em relação a você mesmo. Por meio da prática, as pessoas aprendem a estender essa bondade e perdão externamente, primeiro aos amigos, depois aos conhecidos e, por fim, aos inimigos. Uma meta-análise de 22 estudos sobre essa forma de meditação demonstrou sua capacidade de aumentar a compaixão das pessoas por si mesmas e pelos outros[22].

Pode ajudar a combater vícios: a disciplina mental que você pode desenvolver por meio da meditação pode ajudá-lo a quebrar dependências, aumentando seu autocontrole e consciência dos gatilhos para comportamentos de dependência[23].

Melhora o sono: um estudo comparou programas de meditação baseados em *mindfulness* e descobriu que as pessoas que meditaram permaneceram dormindo por mais tempo e melhoraram a gravidade da insônia, em comparação com aquelas que não o faziam.

Ajuda a controlar a dor: sua percepção da dor está ligada ao seu estado de espírito e pode ser elevada em condições estressantes. Algumas pesquisas sugerem que incorporar a meditação em sua rotina pode ser benéfico para controlar a dor. Por exemplo, uma revisão de 38 estudos concluiu que a meditação *mindfulness* pode reduzir a dor, melhorar a qualidade de vida e diminuir os sintomas de depressão em pessoas com dor crônica[24].

Pode diminuir a pressão arterial: a meditação também pode melhorar a saúde física, reduzindo a pressão sobre o coração. Uma meta-análise de 12 estudos envolvendo cerca de 1.000 participantes descobriu que a meditação ajudou a reduzir a pressão arterial. Ela foi mais eficaz entre voluntários mais velhos e aqueles que tinham pressão arterial mais alta antes do estudo[25].

O ponto principal da meditação é que ela está acessível em qualquer lugar. As pessoas praticam muitas formas diferentes de meditação, a maioria das quais não requer equipamento especializado ou espaço. Você pode praticá-la com apenas alguns minutos diários.

Se quiser começar a meditar, tente escolher uma forma de meditação com base no que deseja obter dela. Os dois estilos principais de meditação são:

Meditação de atenção focada: concentra a atenção em um único objeto, pensamento, som ou visualização. Enfatiza livrar a mente de distrações. A meditação pode se concentrar na respiração, um mantra ou som calmante.

Meditação de monitoramento aberto: incentiva uma consciência ampliada de todos os aspectos do seu ambiente, linha de pensamento e senso de identidade. Pode incluir tomar consciência de pensamentos, sentimentos ou impulsos reprimidos.

Como alternativa, considere acordar 5 minutos mais cedo para aproveitar o tempo de silêncio pela manhã. Isso pode ajudá-lo a desenvolver um hábito consistente e lhe permitir começar o dia de forma positiva.

REFERÊNCIAS

1. Alliance of International Aromathepists. Aromatherapy. Disponível em: <https://www.alliance-aromatherapists.org/aromatherapy>. Acesso em: 22 dez. 2020.
2. Reis D, Jones T.. Based on information from National Association for Holistic Aromatherapy, 2015; Pénöel & Pénöel, 1998; Smith, 2005.
3. Higley, C.; Higley, A. Reference guide for essential oils. 13. ed. Spanish Fork: Abundant Health; 2012.
4. Fismer, K. L.; Pilkington, K. (2012). Lavender and sleep: A systematic review of the evidence. European Journal of Integrative Medicine, v. 4, p. E436–E447, 2012.
5. Tayarani-Najaran, Z. et al. Antiemetic activity of volatile oil from Mentha spicata and Mentha x piperita in chemotherapy-induced nausea and vomiting. eCancerMedical-Science, v. 7, p. 290, 2013.
6. Goes, T. C. et al. Effect of sweet orange aroma on experimental anxiety in humans. Journal of Alternative and Complementary Medicine, v. 18, n. 8, p. 798-804, 2012.
7. Smith, N. L. et al. Ozone therapy: an overview of pharmacodynamics, current research, and clinical utility. Medical Gas Research, v. 7, n. 3, p. 212-9, 2017.
8. Seyam, O. et al. Clinical utility of ozone therapy for musculoskeletal disorders. Medical Gas Research, v. 8, n. 3, p. 103-10, 2018.
9. Borrelli, E.; Bocci, V. Oxygen ozone therapy in the treatment of chronic obstructive pulmonary disease: An integrative approach. American Journal of Clinical and Experimental Medicine, v. 2, n. 2, p. 9-13, 2014.
10. Izadi, M. et al. Efficacy of comprehensive ozone therapy in diabetic foot ulcer healing. Diabetes & Metabolic Syndrome: Clinical Research & Reviews, v. 13, n. 1, p. 825-5, 2019.
11. Cespedes-Suarez, J. et al. The immune response behavior in HIV-AIDS patients treated with Ozone therapy for two years. Journal of Ozone Therapy, v. 3, n. 2, 2019.
12. Seyam, O. et al. Clinical utility of ozone therapy for musculoskeletal disorders. Medical Gas Research, v. 8, n. 3, p. 103-10, 2018.
13. Brasil. Ministério da Saúde. Portaria nº 702, de 21 de março de 2018. Brasília, DF: Diário Oficial da União, 21 mar. 2018.
14. Goyal, M. et al. Meditation programs for psychological stress and well-being: a systematic review and meta-analysis. JAMA Internal Medicine, v. 174, n. 3, p. 357-68, 2014.
15. Aman, M. M. et al. Evidence-Based Non-Pharmacological Therapies for Fibromyalgia. Current Pain and Headache Reports, v. 22, n. 5, p. 33, 2018.
16. Orme-Johnson, D. W.; Barnes, V. A. Effects of the transcendental meditation technique on trait anxiety: a meta-analysis of randomized controlled

trials. Journal of Alternative and Complementary Medicine, v. 20, n. 5, p. 330-31, 2014.

17. Hoge, E. A. et al. Randomized controlled trial of mindfulness meditation for generalized anxiety disorder: effects on anxiety and stress reactivity. The Journal of Clinical Psychiatry, v. 74, n. 8, p. 786-92, 2013.

18. Jain, F. A. et al. Critical analysis of the efficacy of meditation therapies for acute and subacute phase treatment of depressive disorders: a systematic review. Psychosomatics, v. 56, n. 2, p. 140-52, 2015.

19. Dahl, C. J. et al. Reconstructing and deconstructing the self: cognitive mechanisms in meditation practice. Trends in Cognitive Sciences, v. 19, n. 9, p. 514-23, 2015.

20. Norris, C. J. et al. Brief Mindfulness Meditation Improves Attention in Novices: Evidence From ERPs and Moderation by Neuroticism [published correction appears in Front Hum Neurosci. 2018 Sep 05;12:342]. Frontiers in Human Neuroscience, v. 12, 2018.

21. Khalsa, D. S. Stress, Meditation, and Alzheimer's Disease Prevention: Where The Evidence Stands. Journal of Alzheimer's Disease, v. 8, n. 1, p. 1-12, 2015.

22. Galante, J. et al. Effect of kindness-based meditation on health and well--being: a systematic review and meta-analysis. Journal of Consulting and Clinical Psychology, v. 82, n. 6, p. 1101-14, 2014.

23. Garland, E. L.; Howard, M. O. Mindfulness-based treatment of addiction: current state of the field and envisioning the next wave of research. Addiction Science & Clinical Practice, v. 13, n. 1, p. 14, 2018.

24. Hilton, L. et al. Mindfulness Meditation for Chronic Pain: Systematic Review and Meta-analysis. Annals of Behavioral Medicine, v. 51, n. 2, p. 199-213, 2017.

25. Bai, Z. et al. Investigating the effect of transcendental meditation on blood pressure: a systematic review and meta-analysis. Journal of Human Hypertension, v. 29, n. 11, p. 653-62, 2015.

15 EMAGRECIMENTO ESTÉTICO

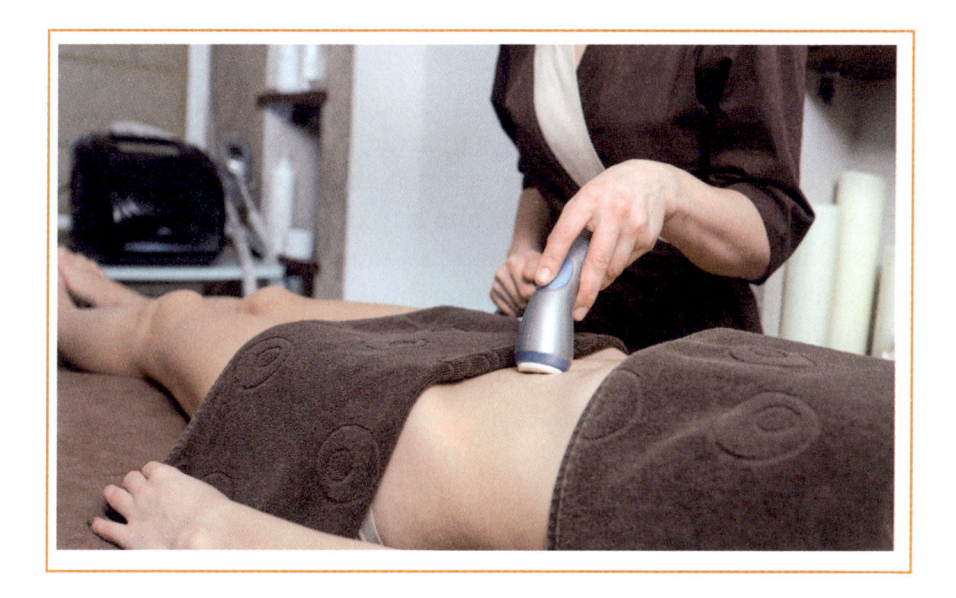

O culto à beleza vem desde os tempos mais remotos, e, atualmente, o crescimento contínuo do mercado dessa área nos deixa cada vez mais próximos de soluções para o bem-estar, para que consigamos tratar bem de nosso corpo e de nossa forma física e nos sintamos bem e saudáveis.

Novas tecnologias surgem a cada dia na área de estética e beleza, e mesmo a Medicina acena com soluções para os mais diversos casos. Podemos mexer em nosso rosto, podemos mudar partes de nosso corpo, podemos mudar nosso cabelo. Com tantas opções no mercado, vem uma grande dúvida: quais são os tratamentos estéticos para melhorar as curvas corporais mais efetivas? Qual tratamento deve ser usado em cada caso?

Quando falamos de culto à beleza, nos referimos ao fato de querermos estar bem, da possibilidade de recursos para ficarmos belos para nós mesmos, nos nossos critérios. E não no sentido de ficarmos neuróticos e em busca de soluções arriscadas e perigosas para a nossa saúde.

A boa forma física é um dos nossos mais desejados objetivos: ter um corpo estético está sempre presente no projeto de vida da maioria das pessoas. Além de conseguirmos isso através de alimentação saudável e prática de atividade física, há métodos auxiliares que são poderosos aliados na busca pela forma física: os tratamentos estéticos.

Existe uma grande variedade de tratamentos que ajudam na redução de medidas, e a cada dia surge um novo, o que geralmente dificulta a escolha. Fica-se sem saber o que escolher, sem que se consiga conhecer tudo o que está disponível no mercado. Mas sempre há os mais populares, os mais comentados, os que mais fazem sucesso. Alguns tratamentos estéticos promovem a perda de peso, pois atuam diretamente queimando, congelando ou quebrando as gorduras localizadas. Conheça alguns desses tratamentos mais populares.

● CRIOLIPÓLISE

A criolipólise é uma técnica de resfriamento não cirúrgica que usa temperaturas frias para congelar e destruir células de gordura. O procedimento foi criado para abordar áreas específicas de gordura chatas, que não respondem à dieta e aos exercícios. Os principais alvos são as células de gordura na parte interna e externa da coxa, abdômen, flancos, parte superior do braço e "papo".

A criolipólise foi aprovada pelo FDA em 2012, e o procedimento não é invasivo e não requer anestesia. Você pode sentir efeitos colaterais temporários, que devem desaparecer dentro de alguns dias após o tratamento. Esses efeitos podem incluir inchaço, hematomas e sensibilidade no local. A criolipólise não é indicada para quem tem histórico de doença de Raynaud ou sensibilidade a baixas temperaturas.

O procedimento dura de 1 a 3 horas por local, e você poderá retornar às suas atividades do dia a dia quase imediatamente após o procedimento. Além disso, está disponível por meio de um cirurgião plástico ou médico treinado em CoolSculpting®. O custo varia dependendo da área de tratamento e do tamanho da área a ser tratada.

Os resultados médios dependem da qualidade do aparelho utilizado, mas nos aparelhos de ponta a redução de gordura é de 20% a 80% após um único procedimento nas áreas tratadas[1]. Cerca de 82% das pessoas que realizaram o tratamento o recomendariam a um amigo[2].

Os resultados nas áreas tratadas podem ser notados dentro de 3 semanas do procedimento, porém os resultados desejados são alcançados após 2 ou 3 meses, e o processo de liberação de gordura continua por até 6 meses após o tratamento inicial. Certas pessoas e áreas do corpo podem exigir mais de um tratamento. De acordo com a pesquisa de mercado, quando usado um aparelho de ponta, mais de 3/4 das pessoas relataram diferença positiva na forma como suas roupas se encaixaram após o procedimento.

A criolipólise se destina a áreas específicas do corpo, portanto um tratamento adicional geralmente só é necessário se você quiser atingir uma área diferente. A criolipólise não trata a obesidade e não deve substituir um estilo de vida saudável. Continuar a se valer de uma dieta saudável e praticar exercícios regularmente é crucial para manter os resultados.

● RADIOFREQUÊNCIA

A terapia por radiofrequência (RF), também chamada de enrijecimento da pele por radiofrequência, é um método não cirúrgico para melhora da qualidade da pele. O procedimento envolve o uso de ondas de energia para aquecer a camada profunda da pele, conhecida como derme. Esse calor estimula a produção de colágeno.

O colágeno é a proteína mais comum em nosso corpo. Cria a estrutura da pele e dá-lhe firmeza. Conforme você envelhece, suas células produzem menos colágeno, o que leva à flacidez da pele e rugas. Essa flacidez ocorre por volta dos 35 a 40 anos, quando a quantidade e a qualidade do colágeno começam a diminuir.

A terapia de RF é usada desde 2001 para combater a flacidez da pele e os sinais de envelhecimento. Suas ondas aquecem a camada profunda da pele, e os estudos mostram que manter uma temperatura acima de 46°C por mais de 3 minutos faz com que seu corpo libere proteínas de choque térmico. Essas proteínas estimulam seu corpo a criar novas fibras de colágeno[3]. O procedimento normalmente leva menos de 1 hora e espera-se que seja quase indolor.

Os principais benefícios da terapia de RF são enrijecer a pele e eliminar as rugas. No entanto, também pode ajudar a combater os danos do sol, devido à sua capacidade de estimular a produção de colágeno. A exposição aos raios ultravioleta (UV) pode fazer com que as fibras de colágeno da pele se rompam e se tornem desorganizadas.

Um estudo de 2011 descobriu que 3 meses de tratamento de RF levaram a melhorias clinicamente significativas em um pequeno grupo de pessoas com sinais leves a moderados de danos causados pelo sol[4].

A terapia de RF também pode ajudar na flacidez, estimulando a produção de colágeno. Um estudo de 2017 descobriu que 24 das 25 pessoas que passaram por 5 a 8 sessões de terapia de RF viram melhora na forma do corpo. Vinte e três pessoas desse estudo ficaram felizes com seus resultados, o que resulta em um percentual maior que 95%[3].

O contorno facial também pode ser melhorado. Um pequeno estudo analisou o efeito da RF combinada com tratamento eletromagnético pulsado por 8 semanas. Os pesquisadores descobriram melhora significativa na flacidez da pele facial em todos os 11 participantes, e 73% deles tiveram melhorias no contorno facial[5].

Um estudo de 2018 da Trust Source analisou o efeito da terapia de RF nas rugas ao redor dos olhos de 70 mulheres de meia-idade. Os pesquisadores descobriram que três tratamentos ao longo de 6 semanas reduziram significativamente as rugas[6].

O tratamento de RF tem potencial para ser um método não cirúrgico de emagrecer o rosto. Um estudo de 2017 analisou o efeito do uso da terapia de RF para quebrar a gordura na parte inferior da face de 14 mulheres asiáticas de meia-idade. Após 5 semanas, mais de 90% das mulheres tiveram redução na gordura e 60% estavam satisfeitas ou muito satisfeitas com seus resultados.

O único efeito colateral observado foi vermelhidão leve várias horas após o procedimento.

● HIDROLIPOCLASIA ULTRASSÔNICA

A hidrolipoclasia não aspirativa ou hidrolipoclasia ultrassônica é um processo pouco invasivo que tem como objetivo proporcionar a quebra do tecido adiposo e diminuir a gordura localizada. O procedimento é feito através da injeção de soro fisiológico ou água destilada no tecido subcutâneo, e logo em seguida é utilizado o ultrassom, que tem seu efeito potencializado pela quantidade de líquido presente no local[7].

A hidrolipoclasia ultrassônica é diferente de outros tratamentos semelhantes, como a lipoaspiração por ultrassom, porque não requer incisões. Isso significa que a recuperação é mais fácil. Porém, isso também implica que os resultados podem ser menos perceptíveis.

Os candidatos ideais à hidrolipoclasia ultrassônica devem estar com boa saúde geral, não fumar, ter expectativas realistas e já estar próximos de seu peso ideal.

A hidrolipoclasia ultrassônica visa atingir pequenas áreas de gordura e ajudar a contornar o corpo. Não é um tratamento para pessoas que estão tentando perder muito peso. A utilização do ultrassom em tratamentos clínicos e estéticos é atual, e a sua aplicação geralmente se associa ao tratamento da lipodistrofia ginoide e da gordura localizada.

O procedimento é incômodo, mas não é nem de longe comparado com uma hidrolipo ou uma lipoaspiração. Sem cortes, sem canos, sem anestesias e sem pós-operatório. Porém, dizemos que é um procedimento minimamente invasivo porque acontecem as microinjeções da solução fisiológica nas regiões em que o ultrassom vai ser utilizado.

A dor, neste caso, é mais um desconforto e depende muito da sensibilidade de cada um. Além disso, é muito rápido e, se você procurar uma clínica especializada nesse tratamento, certamente será aplicado um anestésico.

Diferente de uma lipoaspiração, você sai da clínica sem nenhuma intercorrência e pode retomar suas atividades normalmente. O conselho é seguir uma alimentação balanceada e fazer atividade física após o procedimento, para eliminar de vez essa gordurinha. Porém, não realize atividades muitos forçadas após o procedimento. Reinicie exercícios leves sem pesos após 2 semanas.

Outra dica é usar cinta modeladora logo depois. E, caso queira desinchar mais rápido, pode fazer sessões de drenagem linfática manual só para reduzir a quantidade de líquido no corpo adquirido com a injeção de soro.

● ULTRACAVITAÇÃO

É um procedimento parecido com o anterior que usa ondas de ultrassom de baixa frequência para reduzir o tecido adiposo. Tecnicamente, a cavitação é o nome que se dá ao fenômeno físico de vaporização de um líquido, gerando a formação de bolhas de vapor. É um tratamento eficaz para eliminar gordura localizada na barriga, nos braços, glúteos ou nas coxas, por exemplo.

A cavitação ultrassônica, também chamada de lipólise ultrassônica, é um tratamento de contorno corporal usado para remover depósitos de gordura sob a pele. É uma alternativa mais segura às opções cirúrgicas, como a lipoaspiração. O tratamento usa ondas de rádio ultrassônicas para separar as células de gordura, que são então absorvidas pelo sistema linfático.

As ondas de ultrassom são enviadas para as camadas mais profundas da pele, causando uma vibração perturbadora. As células de gordura, então, se separam umas das outras e são desalojadas das camadas dérmicas. Após alguns dias, essas células são absorvidas pelo sistema linfático e drenadas como resíduos do corpo. É difícil dizer quão eficaz é esse tratamento, mas pesquisas recentes são promissoras.

Um pequeno estudo de 2019 testou a eficácia da cavitação ultrassônica em 50 mulheres consideradas clinicamente acima do peso[8]. Metade das mulheres seguia simplesmente uma dieta hipocalórica, enquanto a outra metade seguia a dieta hipocalórica com procedimentos de RF e ultrassom para contorno corporal. Após 5 semanas, as mulheres que receberam cavitação ultrassônica mostraram redução na massa de gordura corporal. Curiosamente, elas não perderam mais peso do que o outro grupo – simplesmente perderam gordura corporal.

Outro pequeno estudo, feito no início de 2007, acompanhou 30 indivíduos que receberam tratamento de contorno corporal por cavitação ultrassônica[9]. Todos os participantes viram redução na massa de gordura corporal após três sessões de tratamento. A área de gordura corporal tratada foi reduzida de 1 a 3 cm na conclusão do estudo. Esse estudo também mostrou que os participantes do estudo não perderam peso – apenas perderam gordura.

Por isso, não se engane. Não faça procedimentos estéticos pensando em emagrecer. Esses procedimentos são ótimos para melhorar contornos corporais e reduzir gorduras localizadas.

• ELETROLIPÓLISE

É um tratamento seguro e indolor usado no combate à celulite, especialmente recomendado para as áreas "rebeldes" do corpo ou para pessoas que têm dificuldade em se livrar da gordura localizada. É uma técnica não invasiva que atua no tecido, portanto nenhum anestésico é necessário.

Este tratamento é realizado para pessoas que apresentam gordura localizada de difícil remoção e para a eliminação da celulite. Não é recomendado a casos de obesidade ou pessoas com sobrepeso, pois só suaviza o aspecto da pele em áreas que não respondem à dieta convencional e aos planos de exercícios.

A eletrolipólise envolve a aplicação de microcorrentes elétricas controladas que ajudam a drenar as áreas onde a gordura tende a se acumular, em geral nas coxas, nádegas, quadris e abdome inferior. Esse é o caso das mulheres, que têm mais tecido adiposo e cujo metabolismo hormonal também aumenta o número de células de gordura. Porém, também pode ser aplicada em homens.

A eletrolipólise estimula a circulação nessas áreas, aumentando o fluxo sanguíneo, o que ajuda a desviar os depósitos de gordura estagnada, que são eliminados do corpo pela urina. As microcorrentes também promovem a produção dos hormônios envolvidos na eliminação das toxinas, facilitando o processo, principalmente se acompanhadas de alimentação saudável, exercícios e alta ingestão de líquidos.

Durante o tratamento de eletrolipólise, as correntes são introduzidas no corpo por meio de microagulhas inseridas na área afetada. Embora inicialmente possa causar leve desconforto, o procedimento geralmente é indolor e não requer anestesia. O nível de intensidade da microcorrente é aumentado gradualmente, garantindo o mínimo de desconforto. O tratamento é totalmente personalizado com base nas necessidades do indivíduo, e a corrente é intensificada apenas se necessário. O procedimento geralmente dura em torno de 1 hora, e o número de sessões necessárias vai depender da idade da pessoa, do tipo de celulite a ser tratada e das áreas afetadas.

● ELETROESTIMULAÇÃO

Essa técnica requer que os usuários usem um conjunto completo de eletrodos ligados a uma máquina. Celebridades como Heidi Klum, Elizabeth Hurley e Madonna são adeptas dessa tecnologia.

É uma máquina que envia ondas de impulsos elétricos através dos fios e eletrodos e para os músculos do corpo. Os eletrodos são colocados nos maiores grupos musculares, e os impulsos fazem com que os músculos se contraiam fortemente. Essas contrações repetidas equivalem ao trabalho muscular dos exercícios de alta intensidade.

Normalmente, os músculos se contraem em resposta à estimulação de nossas terminações nervosas, contudo o aparelho da estimulação elétrica muscular fornece esse estímulo a partir de uma máquina e eletrodos colocados na pele. Os impulsos que vêm do aparelho têm os mesmos potenciais de ação que vêm de nossos nervos, levando assim à contração muscular.

Existem poucos estudos sobre essa modalidade, no entanto a eletroestimulação parece ser uma modalidade segura, e, nos Estados Unidos, os dispositivos são regulamentados pelo FDA. Por mais que pareça mágica, a eletroestimulação não substitui o trabalho duro, exercícios e alimentação correta. Na verdade a contração repetitiva e resistida dos músculos, como levantamento de peso tradicional ou treinamento de peso corporal, continuam sendo os métodos testados e comprovados de construção muscular.

Pessoas com marca-passos e arritmias cardíacas não devem recorrer à eletroestimulação.

REFERÊNCIAS

1. Nelson, A. A. et al. Cryolipolysis for reduction of excess adipose tissue. Seminars in Cutaneous Medicine and Surgery, v. 28, n. 4, p. 244-9, 2009.
2. Dierickx, C. C. et al. Safety, tolerance, and patient satisfaction with noninvasive cryolipolysis. Dermatologic Surgery, v. 39, n. 8, p. 1209-16, 2013.
3. Rousseaux, I.; Robson, S. Body Contouring and Skin Tightening Using a Unique Novel Multisource Radiofrequency Energy Delivery Method. Journal of Clinical and Aesthetic Dermatology, v. 10, n. 4, p. 24-9, 2017.
4. el-Domyati, M. et al. Radiofrequency facial rejuvenation: evidence-based effect. Journal of the American Academy of Dermatology, v. 64, n. 3, p. 524-35, 2011.
5. de Oliveira, T. C. et al. Effects of Multipolar Radiofrequency and Pulsed Electromagnetic Field Treatment for Face and Neck Rejuvenation. Dermatology Research and Practice, 2017.
6. Han, S. H. et al. Usefulness of Monopolar Thermal Radiofrequency Treatment for Periorbital Wrinkles. Annals of Dermatology, v. 30, n. 3, p. 296-303, 2018.
7. Tilmann, G. Beleza e consciência. São Paulo: Matrix, 2016.
8. Arabpour-Dahoue, M. et al. Leptin level decreases after treatment with the combination of Radiofrequency and Ultrasound cavitation in response to the reduction in adiposity. Diabetes and Metabolic Syndrome, v. 13, n. 2, p. 1137-40, 2019.
10. Moreno-Moraga, J. et al. Body contouring by non-invasive transdermal focused ultrasound. Lasers in Surgery and Medicine, v. 39, n. 4, p. 315-23, 2007.

16 EMAGRECIMENTO FAMILIAR

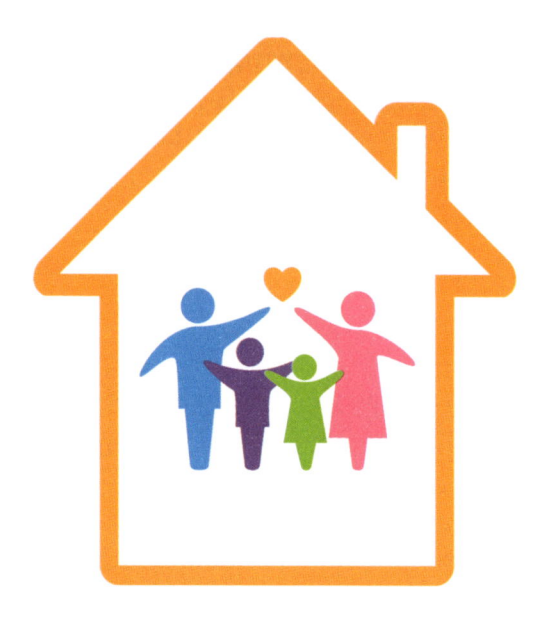

Antes que eu comece a explicar como você pode ajudar a sua família e como você fará com que ela o ajude, preciso dar uma informação que vai gerar em você duas possíveis reações.

A primeira é fechar o livro e ficar com raivinha de mim a partir de agora... Mas, já que chegou até aqui, acredito que essa seja a menos provável. A segunda reação é aceitar que você sozinho não chegará muito longe, e que nós, seres humanos, só evoluímos porque soubemos nos adaptar a uma coisa chamada comunidade.

Dou um exemplo para meus amigos de como isso faz sentido para mim, contando uma história de que gosto muito. Quando era novo, assisti a um desenho animado de basquete onde o personagem principal tinha uma habilidade especial chamada "zona".

A "zona" é um termo que se refere ao estado onde um jogador atinge seu potencial máximo. Seria algo similar ao foco extremo. As condições para entrar nesse estado podem variar de pessoa para pessoa, e estar na "zona" é como estar afundando na água. Mas, quando o usuário atinge o fundo, ele pode usar 100% de seu potencial, e nesse momento a pessoa se torna invencível. É quase como um superpoder. E é assim que vejo meus pacientes quando saem da minha consulta ou acabam uma mentoria *on-line*: com a sensação de que conseguirão fazer qualquer coisa para atingir os resultados desejados. Porém, o problema começa quando você entra na chamada por mim "zona da dieta", e fica tão focado que começa a se "desconectar" das pessoas que ama.

Existe uma saída. Tanto no desenho como na vida. Por isso este capítulo foi escrito.

No desenho, existe uma segunda "zona". Quando o protagonista mergulha profundamente no fundo do seu subconsciente, ou seja, no fundo da "zona", ele encontra uma porta que vai além da "zona comum", digamos assim. Quando essa porta é aberta, o usuário entra em um estado superior e ganha a habilidade de sincronizar os estilos de jogo dos seus companheiros de equipe, com o seu estado de "zona", e este é conhecido como a "verdadeira zona". Mesmo seus companheiros não tendo as habilidades necessárias para atingir esse estado, o protagonista consegue aumentar a habilidade de todos com a "zona".

Já que estamos chegando ao fim do nosso livro, acredito que você já tenha conhecimento suficiente para entrar e sair ao seu bel-prazer do que eu chamo de "zona da dieta". Porém, quero que vá além. Quero ajudá-lo a ir além. E, por isso, vou ajudá-lo a abrir a porta no fundo do seu subconsciente e fazer com que você alcance a "verdadeira zona". Com isso, você poderá ter consigo as pessoas que ama e elas serão uma das suas principais armas para se tornar uma pessoa melhor e mais saudável.

Vamos lá...

Seu peso está ligado aos seus genes e ao seu ambiente familiar, mas quais são essas ligações, exatamente? Quanto os seus genes podem influenciar seu peso e quanto o fator ambiente pode influenciá-lo?

Pesquisas sobre famílias e obesidade revelam que filhos de pais com excesso de peso têm 80% de chance de também estarem acima do peso[1]. Você pode ficar tentado a pensar que a maior parte disso se deve à predisposição genética da família, mas os pesquisadores mostraram que a ligação entre sua genética e seu peso é responsável por apenas uma pequena parte dessa chance de 80%. O que parece mais importante é o seu ambiente familiar[2].

Acredita-se que a dinâmica familiar e o ambiente doméstico tenham um efeito ainda maior sobre o peso do que a genética. Mas, se você tem genes que facilitam o ganho, existe uma solução. Você precisa criar um ambiente doméstico que modele boas práticas de nutrição e condicionamento físico para superar a predisposição genética à obesidade. O ambiente familiar inclui comportamentos e hábitos praticados e modelados pela família, e o controle de peso é apenas um desses pilares.

Vou mostrar para você o que está no fundo do meu coração, para que eu consiga fazê-lo enxergar, como eu, como seu ambiente é importante para o seu emagrecimento. Eu acredito em Cristo, acredito nas escrituras de Deus, e acredito que nossa sociedade foi baseada nos princípios do patriarcado. Com isso, porém, não digo que o homem é mais importante que a mulher; nem de longe, quem me conhece sabe que a coisa mais importante da minha vida é minha esposa. Porém, a verdade biológica não pode ser mudada. Na maioria das vezes, um homem é mais forte fisicamente que uma mulher, e uma mulher é mais sábia que um homem. Chamo isso de sexto sentido feminino.

Na palavra de Deus temos isso confirmado em vários versículos:

"A mulher bondosa conquista o respeito, mas os homens cruéis só conquistam riquezas." (Provérbios 11:16)

"A mulher virtuosa é a coroa do seu marido, mas a que o envergonha é como podridão nos seus ossos." (Provérbios 12:4)

"A mulher sábia edifica a sua casa, mas com as próprias mãos a insensata derruba a sua." (Provérbios 14:1)

"Casas e riquezas herdam-se dos pais, mas a esposa prudente vem do Senhor." (Provérbios 19:14)

O que vejo nos dias de hoje é que a falta do pai no ambiente familiar, seja por separação conjugal, abandono ou falta de conscientização do homem, pode acarretar, em certos casos, a dificuldade de relacionamento tanto com pessoas como com a comida, podendo afetar até mesmo o bem-estar e a saúde psíquica da criança ou do adolescente[3]. Um ambiente como esse vai gerar um desarranjo em todo o grupo familiar, influenciando a todos negativamente.

Em minha prática clínica, vejo que, na maioria das vezes em que temos um problema para nos relacionarmos com outras pessoas e até mesmo com a comida, essa insegurança foi configurada com base nos problemas com nosso **pai** e, em segundo lugar, com nossa **mãe**.

Entenda: as inseguranças do seu pai e da sua mãe foram passadas para você, e, de tanto falarem, você acaba sendo configurado de forma a gerar bloqueios em sua autoimagem (emagrecimento emocional). As pessoas em quem confiamos não pedem passagem para entrar em nosso cérebro, por isso, na grande maioria das vezes, são as que mais nos magoam.

Se uma pessoa desconhecida, por exemplo, um mendigo na rua, falar que você está gordo(a), com certeza ele irá receber ou um "dedo" ou um "vai à merda". Mas, se for uma pessoa amada, deixará uma marca, uma cicatriz, e quanto mais novo você for mais profunda ficará essa marca.

Agora, você precisa entender que, querendo ou não, a maior parte dos problemas que carrega hoje foram gerados na sua infância, e se nada for mudado não conseguirá quebrar essa corrente. Assim, poderá acabar passando, mesmo que involuntariamente, esse comportamento para seus filhos e/ou entes queridos.

Por isso, nesse momento, você, que quer de uma vez por todas mudar e ser capaz de com isso mudar tudo ao seu redor, entenda um conceito. Quando nós, seres humanos, nos deparamos com uma situação de perigo (ameaça), o nosso coração dispara, a respiração acelera, a pupila se dilata e mais glicose é liberada no corpo, para nos prepararmos para lutar ou para fugir. Essa é uma resposta conhecida como **luta ou fuga**.

Tal resposta aguda ao estresse é um processo fisiológico fortemente enraizado na evolução do ser humano que visa manter ou restaurar o nosso ambiente interno ao encarar um perigo imediato. Porém, um perigo que, na época dos homens das cavernas, representava um tigre-dente-de-sabre ou uma tribo rival, hoje em dia ocorre ao ficarmos parados em um coletivo em um trânsito de 3 horas, em um trabalho que precisa ser entregue em 2 dias, um metrô lotado, uma fatura de cartão de crédito, e a que, para mim, é a pior de todas: a falta de um propósito claro na vida.

Hoje, muitos dos meus pacientes, ao serem perguntados sobre seu propósito de vida, parecem que estão tendo um AVC. Os olhos desfocam, o rosto entorta, um dos ombros enfraquece, e depois de alguns segundos de silêncio vem a resposta, que geralmente é vaga e sem peso – daquele tipo que você tem certeza de que, na primeira adversidade, aquela pessoa irá desistir.

É muito importante entender que este capítulo tem a função de transformar você em uma pessoa melhor, e não somente em ensiná-lo a comer. Pois só sendo uma pessoa melhor você terá a capacidade de transformar o seu mundo e o mundo das pessoas ao seu redor. Lembre-se: vou fazê-lo entrar na "verdadeira zona", e para isso precisaremos mais uma vez ligar o seu mecanismo de **luta e fuga**. Só que, agora, preciso que esse mecanismo ligue para o modo **luta**, e não para o modo **fuga** mais uma vez.

Preciso que você pare de dizer "está tudo bem". Preciso que você pare de aceitar a "zona de conforto" que se instalou em sua vida. Preciso que você entenda que nada mudará se você não mudar. E isso só começará a acontecer quando você começar a lutar pelo que é seu de direito.

Então disse Deus: "Façamos o homem à nossa imagem, conforme a nossa semelhança. Domine ele sobre os peixes do mar, sobre as aves do céu, sobre os grandes animais de toda a terra e sobre todos os pequenos animais que se movem rente ao chão." (Gênesis 1:26)

Você precisa entender que você nasceu para dominar, e não para ser dominado. Você não pode permitir que os seus medos, seu passado e o que as pessoas falaram de você continuem a dominá-lo. Você precisa atingir a "verdadeira zona", e a chave para abrir essa porta é ser livre.

Passos para atingir a verdadeira zona:

1 – Descubra de onde ou de quem surgiu o seu problema-base.

2 – Humildemente, vá resolver esse problema. Peça desculpas, desculpe, perdoe, seja perdoado. Quem é realmente livre não deve satisfação a ninguém. Desejo que você atinja essa "zona", pois conseguirá uma força sobrenatural. A força de amar e ser amado com 100% das suas células independe do que o outro faça com você.

"Quando os caminhos de um homem são agradáveis ao Senhor, ele faz que até os seus inimigos vivam em paz com ele." (Provérbios 16:7)

3 – Pare de viver de aceitação e comece a viver de decisão. Tudo o que fizer, que seja feito de todo o coração.

Vamos emagrecer agora.

● EMAGRECENDO OS CASAIS

Por que casais engordam juntos e como podem emagrecer unidos

As pessoas dizem que felicidade engorda. É claro que isso não é uma verdade, mas não podemos negar que o início de um relacionamento é regado de encontros e passeios repletos de "sabores"

A rotina...

O tempo passa, e a correria do dia a dia também pesa nas escolhas alimentares. Aquilo que era para ser tratado como o momento "sagrado" do relacionamento, o momento das conversas à mesa, torna-se um lanche rápido pedido por aplicativos, e com isso a facilidade entra na rotina; aquilo que era uma "vez ou outra" se torna a realidade diária, tomando conta do comportamento alimentar do casal, emendando os finais de semana de encontro com amigos com dias de semana pós-trabalho estressante.

Como quebrar esse ciclo?

Em primeiro lugar, tomando a consciência do que está acontecendo e tomar para si a responsabilidade da mudança. A partir daí, tornar-se um referencial de influência para salvar os que estão à sua volta, pois não se trata mais de emagrecimento, mas de longevidade, saúde e cuidado conosco e com quem amamos.

Comece na cozinha

Considere fazer uma reforma saudável na sua cozinha. Comece avaliando se as frutas e vegetais são facilmente acessíveis em sua casa. Você guarda na geladeira frutas e vegetais lavados, cortados e prontos para comer? Quanto mais alimentos de baixa caloria e ricos em nutrientes e fibras houver em casa, maior será a probabilidade de seus familiares comê-los. E, se você quiser que seu cônjuge coma mais frutas e vegetais, certifique-se de que você também os coma.

O próximo passo é avaliar a despensa, a geladeira e os armários em busca de alimentos com alto teor de gordura e açúcar que possam estar disponíveis. Substitua esses alimentos por amêndoas, frutas, vegetais, nozes e sementes crus, feijões e lentilhas, biscoitos e bolachas integrais.

Depois disso, é hora de planejar as refeições. Comer em casa ou levar comida para o trabalho é uma decisão sábia em relação ao peso e à saúde. A qualidade da dieta demonstrou ter uma correlação positiva com a frequência de famílias sentadas para jantar juntas[4].

Em relação aos filhos

Antes de tudo, precisamos entender que o fator genético é responsável por muito pouco dos casos de obesidade infantil, como dito anteriormente. Portanto, embora a genética possa desempenhar um papel no desenvolvimento da obesidade, não é a causa do aumento dramático da obesidade infantil que vivemos.

O objetivo dos pais não deve ser uma educação de quartel, com crianças marchando enfileiradas, mas também não podemos deixar que a hierarquia da casa seja quebrada. Elas precisam entender quem está no comando; porém, quando entendem que o pai e a mãe latem mas não mordem, logo pararão de obedecer e a autoridade vai por ralo abaixo.

Vejo muitos pais e mães dizerem a seguinte frase:

— Eu como mal, mas meu filho come bem.

Isso é um ultraje. Você está usando a ignorância do seu filho para tentar subjugá-lo. Pense bem... quando ele puder escolher, o que você acha que ele irá fazer? Escolherá brócolis ou *pizza*? Maçã ou sorvete? É importante entender que seu filho vai passar por um momento (todos passam) que tentará desafiá-lo, denominado aborrescência – mas uma coisa eu afirmo: ele pode até desafiá-lo, mas tudo o que aprendeu com você até o momento da criação da consciência plena ele irá imitar. Por isso, seja um exemplo, e não um carrasco.

Uma revisão da literatura médica investigou os principais fatores por trás da dieta inadequada e ofereceu vários *insights* sobre como os fatores parentais podem impactar a obesidade em crianças. Eles observaram que as crianças aprendem modelando as preferências dos pais e colegas e a vontade de experimentar novos alimentos.

A facilidade e a presença repetida de alimentos saudáveis na mesa são essenciais para o desenvolvimento de preferências. Se associarmos isso a horários fixos para as refeições, as evidências sugerem que a família que come reunida tende a consumir mais alimentos saudáveis.

Além disso, comer fora, mexer no celular ou assistir à TV enquanto se alimenta está associado a maior consumo de gorduras. Os autores descobriram que liberar alguns alimentos, permitir que a criança escolha e fornecer opções saudáveis se associam a emoções positivas e à ingestão de alimentos saudáveis. Curiosamente, a restrição de *fast food* está associada ao aumento do desejo por alimentos não saudáveis e maior ganho de peso[5]. Por isso, não tente proibir, tente inspirar.

● AMIGOS DO TRABALHO

Essa é uma parte bem complicada... por isso, é importante entender o seguinte...

Eu não consigo aceitar que uma pessoa beba álcool constantemente ou vá a vários *happy hours* na semana e seja saudável e tenha o corpo perfeito. Sinto muitíssimo, mas ainda não consigo fazer isso. Falha minha. E, antes que você diga alguma coisa, sei que você tem um amigo que come de tudo, bebe de tudo e é magro. Eu também tenho; todos temos. E eu tenho quase certeza de que essas pessoas são alienígenas, porque não é possível uns sofrerem tanto e outros nadica.

Para entender como é significativa a amizade no quesito ganho de peso, um estudo mostrou que as chances de uma pessoa se tornar obesa aumentam em 57% se ele ou ela tiverem um amigo que se tornou obeso em determinado período[6]. O estudo foi além: os amigos não precisavam estar morando perto para gerar essa "indução"; podiam ser amigos virtuais, que a influência também ocorria.

Brincadeiras à parte, vamos lá, que vou lhe mostrar uma coisa engraçada. Vou lhe mostrar como essa influência ocorre.

Imagine que todos os seus amigos queiram ir à Europa passar as férias e você aos Estados Unidos. Quais opções você tem?

> 1 – Ir para a Europa contra a sua vontade...
> 2 – Ir para os Estados Unidos sozinho.
> 3 – Convencê-los a irem para os Estados Unidos com você.

Agora, vamos fazer um exercício. Troque a palavra "Europa" por "festas, comilança ou cachaçada" e as palavras "Estados Unidos" por "vida saudável, emagrecimento ou produtividade" e repita as frases.

Imagine que todos os seus amigos queiram ir a (festas, comilança ou cachaçada) e você quer (vida saudável, emagrecimento ou produtividade). Agora consegue ver o problema em sua totalidade. A maioria das pessoas se afasta dos amigos, emagrece e volta a se juntar às pessoas antigas. Resultado: voltam os hábitos, voltam os quilos.

> Você precisa entender que não conseguirá mudar todo mundo, mas pode influenciar, encantar e até inspirar quem está e quer ficar ao seu lado. Essa é a sua função no emagrecimento da vida real. A frase que define esse momento é: "quem ensina aprende duas vezes". Por isso, foque em demonstrar às pessoas que você ama um novo mundo, onde a saúde e o bem-estar venham em primeiro lugar. E não sofra quando olhar para trás e ver quantas pessoas ficaram pelo caminho. Elas terão as mais variadas desculpas para não o acompanhar nessa caminhada. Conecte-se com quem quer o que você deseja, e não com aquelas que não dão conta sequer de entender o que está acontecendo em sua vida.

REFERÊNCIAS

1. Boyse, K. Guide to Obesity and Overweight. Disponível em: <www.med.umich.edu/yourchild/topics/obesity.htm>. Acesso em: 24 maio 2010.
2. Martinez, J. A. et al. Genetics of obesity. Public Health Nutrition, v. 12, n. 1, p. 136, 2009.
3. Trapp, E. H. H.; Andrade, RS. As consequências da ausência paterna na vida emocional dos filhos. Revista Ciência Contemporânea, v. 2, n. 1, p. 45-53, jun./dez. 2017.
4. Woodruff, S. J. et al. Healthy eating index-C is positively associated with family dinner frequency among students in grades 6-8 from Southern Ontario, Canada. European Journal of Clinical Nutrition, v. 64, n. 5, p. 454-60, 2010.
5. Sahoo, K. et al. Childhood obesity: causes and consequences. Journal of Family Medicine and Primary Care, v. 4, n. 2, p. 187-92, 2015.
6. Christakis, N.; Fowler, J. The spread of obesity in a large social network over 32 years. New England Journal of Medicine, v. 357, n. 4, p. 370-9, 2007.

AGRADECIMENTOS

Primeiramente a Deus. Por Ele eu respiro e por Ele eu tenho energia para ir além.

À minha família. Minha esposa Camila, incansável guerreira, me dando 100% de suporte em todas as minhas acelerações da vida. Meu filho, Enzo, minha inspiração diária, meu foco para melhorar sempre. Minha mãe Cristina. Minha irmã Flórice. Meu pai Márcio. Espero ser mais que um exemplo, mas tento ser um legado para a nossa família.

E a você. Por ser a pessoa certa, no lugar certo, pelo motivo certo de querer me instigar a ser melhor. Espero ter contribuído com informação, e que você possa utilizar esse conhecimento para melhorar sua saúde, ter mais qualidade de vida e ser feliz, o que, afinal, é o que todos nós almejamos.

Muito obrigado e continue cobrando de mim, pois, quanto mais cobrado, mais busco ser melhor. Pense e resuma este livro assim, quando lhe perguntarem se está fazendo dieta. Responda:

"Vá cagar".
"Vá dormir".
"Vá correr"
"Vá malhar".
"Vá comer bem".
"Vá produzir".
"Vá suplementar".
"Vá meditar"

Vá ser feliz... é isso que o Doc lhe deseja.

GLOSSÁRIO

Antes de começarmos, vou lhe ensinar o significado de alguns termos científicos que você talvez até já tenha ouvido falar, mas não sabe exatamente o que são.

— Ah, não, Márcio, muito chato. Não quero saber.

Calma, gafanhoto! Como posso ensiná-lo a fazer um gol de bicicleta, se você não sabe nem chutar uma bola em pé?

Se você já é um profissional da área de saúde, melhor ainda. Esse pequeno glossário se torna ainda mais importante.

E não apenas isso. Vou mostrar como eu transmito esse conhecimento para meus pacientes, de uma forma que eles entendam.

Quer uma dica?

Marque esta parte do livro e retorne quantas vezes forem necessárias para entender bem. Os termos vão aparecer várias vezes durante o livro, e você deve voltar aqui quantas vezes achar necessário.

DRI (*dietary reference intakes*) — É a referência de consumo diário para cada nutriente. Divide-se em quatro subgrupos.

EAR (*estimated average requirement*) — É o consumo médio diário de nutrientes que deveriam ser consumidos por indivíduos saudáveis, dividido por faixa etária e gênero.

RDA (*recommended dietary allowance*) — É o consumo médio diário de nutrientes, para atender às necessidades nutricionais de mais de 97% dos indivíduos saudáveis e um determinado gênero e faixa etária.

AI (*adequate intake*) — Quando não podemos usar o RDA, por falta de estudos em determinados nutrientes, usamos o AI. Seria uma estimativa ou aproximação por observação de algum nutriente em um grupo de indivíduos aparentemente saudáveis.

UL (*tolerable upper intake level*) — Seria o consumo máximo de segurança de determinados nutrientes, sem, provavelmente, gerar nenhum risco. Doses acima do UL podem gerar efeitos colaterais e devem ser indicadas somente quando houver necessidade.

Insulina — É o hormônio responsável pela redução da glicose no sangue, quando há a entrada dela nas células. É essencial no metabolismo dos açúcares, na síntese de proteínas e no armazenamento de gordura. É produzida nas células beta do pâncreas.

Carboidratos — Biomoléculas formadas por átomos de carbono, oxigênio e hidrogênio, utilizadas pelas células para a produção de ATP, fornecendo energia para a realização das atividades celulares, cérebro, medula óssea, nervos e glóbulos vermelhos.

Proteínas — Moléculas formadas por aminoácidos que têm papel importante no desenvolvimento de células, tecidos e hormônios, além da construção e manutenção de todos os nossos órgãos e tecidos.

Gorduras — Principais fontes de energia do organismo. Ajudam a compor as estruturas das células, proteger os órgãos internos e transportar alguns tipos de vitaminas.

Lipídios — São moléculas nas quais se incluem gorduras, ceras, esteróis, vitaminas lipossolúveis (como as vitaminas A, D, E e K), fosfolipídios, entre outros.

Aminoácidos — São compostos de carbono (C), hidrogênio (H), oxigênio (O) e nitrogênio (N). Existem 20 aminoácidos principais, nove ditos essenciais: isoleucina, leucina, valina, fenilalanina, metionina, treonina, triptofano, lisina e histidina. O organismo humano não é capaz de produzi-los, por isso é necessária a ingestão deles por meio dos alimentos, para evitar a sua deficiência no organismo. Os demais são denominados não essenciais, devido à possibilidade de formação no organismo a partir de outros compostos.

Peptídeos — São moléculas formadas pela ligação de dois ou mais aminoácidos, por meio de ligações peptídicas.

Leptina — É um peptídeo que desempenha importante papel na regulação da ingestão alimentar e no gasto energético, gerando um aumento na queima de energia e diminuindo a ingestão alimentar.

Grelina — Conhecida como o "hormônio da fome", é um peptídeo produzido principalmente pelas células épsilon do pâncreas e do estômago, quando este está vazio. Atua no hipotálamo lateral e no núcleo arqueado, gerando a sensação de fome.

Colecistocinina ou colecistoquinina — É um hormônio gastrintestinal que estimula a contração da vesícula biliar e a secreção de enzimas do pâncreas para a digestão de carboidratos, gorduras e proteínas. Está relacionada com a digestão e com a sensação de saciedade.

Barreira hematoencefálica — É uma estrutura que protege o sistema nervoso central de substâncias potencialmente neurotóxicas presentes no sangue, sendo essencial para a função metabólica normal do cérebro.

Glicocorticoides — São hormônios esteroides, caracterizados pela habilidade de se ligar com o receptor do cortisol e desencadear efeitos similares, como anti-inflamação.

Citocinas — São moléculas produzidas quando ocorre uma agressão em um tecido corporal, promovendo um processo inflamatório e garantindo que as reações ocorram e a lesão inicial seja eliminada.

ATP (trifosfato de adenosina) — É uma importante molécula, que é a principal fonte de energia para a célula realizar seus processos de funcionamento.

Antioxidantes — Substâncias capazes de atrasar ou inibir a oxidação de um substrato. Seu papel é proteger as células sadias do organismo contra a ação oxidante dos radicais livres.

Radicais livres — São moléculas liberadas pelo metabolismo do corpo com elétrons altamente instáveis e reativos, que, em excesso, podem causar doenças degenerativas de envelhecimento e morte celular.

> A inflamação crônica subclínica é caracterizada pelas agressões cotidianas às quais nosso organismo é exposto. Estresse, má alimentação, poluentes presentes no ar e na água, sono irregular, entre outros fatores tóxicos, são os responsáveis por gerar esse processo.

Micronutrientes — São nutrientes necessários para a manutenção do organismo, como vitaminas e minerais essenciais. Devem consumidos diariamente.

Macronutrientes — São minerais que são necessários em grandes quantidades. Por exemplo: carboidratos, proteínas e gorduras.

Vitaminas — São compostos químicos orgânicos que o organismo não consegue sintetizar em quantidades suficientes e que devem ser obtidos através da dieta. Existem 13 vitaminas, quatro lipossolúveis (A, D, E e K), ou solúveis em gordura, e nove hidrossolúveis (as oito vitaminas B e a vitamina C), ou solúveis em água (A, B, B1, B2, B3, B5, B6, B7, B9, B12, C, D, E e K).

Cálcio — Mineral essencial para o corpo humano, envolvido em importantes processos metabólicos, como coagulação sanguínea, excitabilidade muscular, transmissão dos impulsos nervosos, contração muscular, ativação enzimática e secreção hormonal.

Ferro — Um dos principais componentes da hemoglobina, pigmento das células vermelhas do sangue. A falta do mineral faz com que o organismo produza menos células vermelhas, o que caracteriza o quadro de anemia.

Zinco — Mineral necessário para o funcionamento adequado do sistema imunológico. Não é produzido pelo corpo humano, por isso são necessárias fontes externas para o seu suprimento.

Magnésio — Mineral utilizado na síntese de proteínas e no transporte de energia. Contribui para o funcionamento de algumas enzimas essenciais (todas as que necessitam de vitamina B1), para o equilíbrio do cálcio, potássio e sódio, e ajuda no bom funcionamento celular e na atividade hormonal.

Fósforo — Mineral presente em todas as membranas celulares. Integra a estrutura dos ossos e dentes, dando-lhes solidez, e participa do metabolismo dos glicídios e da contração muscular.

Mitocôndria (do grego *mitos* [fio/linha] + *chondrion* [grânulo]. É uma das organelas celulares mais importantes, extremamente relevante para a respiração celular. É responsável pela conversão da glicose em energia sob a forma de ATP. As mitocôndrias estão presentes em grande quantidade nas células do sistema nervoso (na extremidade dos axônios), do coração e do sistema muscular, uma vez que estas apresentam uma necessidade maior de energia.

**INFORMAÇÕES SOBRE NOSSAS PUBLICAÇÕES
E ÚLTIMOS LANÇAMENTOS**

- editorapandorga.com.br
- /editorapandorga
- pandorgaeditora
- editorapandorga

- vitaleditora.com.br
- /selovital
- vitaleditora

PandorgA

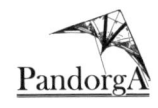

VITAL